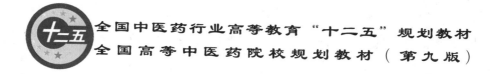

全国中医药行业高等教育"十二五"规划教材
全国高等中医药院校规划教材（第九版）

急救护理学

（新世纪第二版）

（供护理学专业用）

主　编　万长秀（湖北中医药大学附属医院）
副主编　（以姓氏笔画为序）
　　　　王佳琳（成都中医药大学）
　　　　吕　静（长春中医药大学）
　　　　宋　洁（山东中医药大学）
　　　　潘晓彦（湖南中医药大学）

U0307825

中国中医药出版社
·北　京·

图书在版编目（CIP）数据

急救护理学/万长秀主编. —2 版. —北京：中国中医药出版社，2012.7（2016.3 重印）
全国中医药行业高等教育"十二五"规划教材
ISBN 978 - 7 - 5132 - 1000 - 3

Ⅰ. ①急… Ⅱ. ①万… Ⅲ. ①急救 - 护理 - 中医药院校 - 教材 Ⅳ. ①R247. 2

中国版本图书馆 CIP 数据核字（2012）第 121991 号

中 国 中 医 药 出 版 社 出 版
北京市朝阳区北三环东路 28 号易亨大厦 16 层
邮政编码 100013
传真 010 64405750
河北欣航测绘院印刷厂印刷
各地新华书店经销

*

开本 787×1092 1/16 印张 17.5 字数 387 千字
2012 年 7 月第 2 版 2016 年 3 月第 4 次印刷
书 号 ISBN 978 - 7 - 5132 - 1000 - 3

*

定价 28.00 元
网址 www.cptcm.com

全国中医药行业高等教育"十二五"规划教材
全国高等中医药院校规划教材（第九版）
专家指导委员会

名誉主任委员　王国强（国家卫生和计划生育委员会副主任
　　　　　　　　　　　　国家中医药管理局局长）

　　　　　　　　邓铁涛（广州中医药大学教授　国医大师）

主 任 委 员　王志勇（国家中医药管理局副局长）

副主任委员　王永炎（中国中医科学院名誉院长　教授　中国工程院院士）

　　　　　　　　张伯礼（中国中医科学院院长　天津中医药大学校长　教授
　　　　　　　　　　　　中国工程院院士）

　　　　　　　　洪　净（国家中医药管理局人事教育司巡视员）

委　　　　员　（以姓氏笔画为序）

　　　　　　　　王　华（湖北中医药大学校长　教授）

　　　　　　　　王　键（安徽中医药大学校长　教授）

　　　　　　　　王之虹（长春中医药大学校长　教授）

　　　　　　　　王国辰（国家中医药管理局教材办公室主任
　　　　　　　　　　　　全国中医药高等教育学会教材建设研究会秘书长
　　　　　　　　　　　　中国中医药出版社社长）

　　　　　　　　王省良（广州中医药大学校长　教授）

　　　　　　　　车念聪（首都医科大学中医药学院院长　教授）

　　　　　　　　孔祥骊（河北中医学院院长　教授）

　　　　　　　　石学敏（天津中医药大学教授　中国工程院院士）

　　　　　　　　匡海学（黑龙江中医药大学校长　教授）

　　　　　　　　刘振民（全国中医药高等教育学会顾问　北京中医药大学教授）

　　　　　　　　孙秋华（浙江中医药大学党委书记　教授）

　　　　　　　　严世芸（上海中医药大学教授）

　　　　　　　　杨　柱（贵阳中医学院院长　教授）

　　　　　　　　杨关林（辽宁中医药大学校长　教授）

　　　　　　　　李大鹏（中国工程院院士）

　　　　　　　　李亚宁（国家中医药管理局中医师资格认证中心）

　　　　　　　　李玛琳（云南中医学院院长　教授）

李连达（中国中医科学院研究员　中国工程院院士）
李金田（甘肃中医学院院长　教授）
吴以岭（中国工程院院士）
吴咸中（天津中西医结合医院主任医师　中国工程院院士）
吴勉华（南京中医药大学校长　教授）
肖培根（中国医学科学院研究员　中国工程院院士）
陈可冀（中国中医科学院研究员　中国科学院院士）
陈立典（福建中医药大学校长　教授）
陈明人（江西中医药大学校长　教授）
范永升（浙江中医药大学校长　教授）
欧阳兵（山东中医药大学校长　教授）
周　然（山西中医学院院长　教授）
周永学（陕西中医学院院长　教授）
周仲瑛（南京中医药大学教授　国医大师）
郑玉玲（河南中医学院院长　教授）
胡之璧（上海中医药大学教授　中国工程院院士）
耿　直（新疆医科大学副校长　教授）
徐安龙（北京中医药大学校长　教授）
唐　农（广西中医药大学校长　教授）
梁繁荣（成都中医药大学校长　教授）
程莘农（中国中医科学院研究员　中国工程院院士）
谢建群（上海中医药大学常务副校长　教授）
路志正（中国中医科学院研究员　国医大师）
廖端芳（湖南中医药大学校长　教授）
颜德馨（上海铁路医院主任医师　国医大师）

秘 书 长 王　键（安徽中医药大学校长　教授）
洪　净（国家中医药管理局人事教育司巡视员）
王国辰（国家中医药管理局教材办公室主任
　　　　全国中医药高等教育学会教材建设研究会秘书长
　　　　中国中医药出版社社长）

办公室主任 周　杰（国家中医药管理局科技司　副司长）
林超岱（国家中医药管理局教材办公室副主任
　　　　中国中医药出版社副社长）
李秀明（中国中医药出版社副社长）

办公室副主任 王淑珍（全国中医药高等教育学会教材建设研究会副秘书长
　　　　中国中医药出版社教材编辑部主任）

全国中医药行业高等教育"十二五"规划教材
全国高等中医药院校规划教材（第九版）

《急救护理学》编委会

前　言

"全国中医药行业高等教育'十二五'规划教材"（以下简称："十二五"行规教材）是为贯彻落实《国家中长期教育改革和发展规划纲要（2010—2020）》《教育部关于"十二五"普通高等教育本科教材建设的若干意见》和《中医药事业发展"十二五"规划》的精神，依据行业人才培养和需求，以及全国各高等中医药院校教育教学改革新发展，在国家中医药管理局人事教育司的主持下，由国家中医药管理局教材办公室、全国中医药高等教育学会教材建设研究会，采用"政府指导，学会主办，院校联办，出版社协办"的运作机制，在总结历版中医药行业教材的成功经验，特别是新世纪全国高等中医药院校规划教材成功经验的基础上，统一规划、统一设计、全国公开招标、专家委员会严格遴选主编、各院校专家积极参与编写的行业规划教材。鉴于由中医药行业主管部门主持编写的"全国高等中医药院校教材"（六版以前称"统编教材"），进入2000年后，已陆续出版第七版、第八版行规教材，故本套"十二五"行规教材为第九版。

本套教材坚持以育人为本，重视发挥教材在人才培养中的基础性作用，充分展现我国中医药教育、医疗、保健、科研、产业、文化等方面取得的新成就，力争成为符合教育规律和中医药人才成长规律，并具有科学性、先进性、适用性的优秀教材。

本套教材具有以下主要特色：

1. 坚持采用"政府指导，学会主办，院校联办，出版社协办"的运作机制

2001年，在规划全国中医药行业高等教育"十五"规划教材时，国家中医药管理局制定了"政府指导，学会主办，院校联办，出版社协办"的运作机制。经过两版教材的实践，证明该运作机制科学、合理、高效，符合新时期教育部关于高等教育教材建设的精神，是适应新形势下高水平中医药人才培养的教材建设机制，能够有效解决中医药事业人才培养日益紧迫的需求。因此，本套教材坚持采用这个运作机制。

2. 整体规划，优化结构，强化特色

"'十二五'行规教材"，对高等中医药院校3个层次（研究生、七年制、五年制）、多个专业（全覆盖目前各中医药院校所设置专业）的必修课程进行了全面规划。在数量上较"十五"（第七版）、"十一五"（第八版）明显增加，专业门类齐全，能满足各院校教学需求。特别是在"十五""十一五"优秀教材基础上，进一步优化教材结构，强化特色，重点建设主干基础课程、专业核心课程，增加实验实践类教材，推出部分数字化教材。

3. 公开招标，专家评议，健全主编遴选制度

本套教材坚持公开招标、公平竞争、公正遴选主编的原则。国家中医药管理局教材办公室和全国中医药高等教育学会教材建设研究会，制订了主编遴选评分标准，排除各种可能影响公正的因素。经过专家评审委员会严格评议，遴选出一批教学名师、教学一线资深教师担任主编。实行主编负责制，强化主编在教材中的责任感和使命感，为教材质量提供保证。

4. 进一步发挥高等中医药院校在教材建设中的主体作用

各高等中医药院校既是教材编写的主体，又是教材的主要使用单位。"'十二五'行规教材"，得到各院校积极支持，教学名师、优秀学科带头人、一线优秀教师积极参加，凡被选中参编的教师都以高涨的热情、高度负责、严肃认真的态度完成了本套教材的编写任务。

5. 继续发挥教材在执业医师和职称考试中的标杆作用

我国实行中医、中西医结合执业医师资格考试认证准入制度，以及全国中医药行业职称考试制度。2004 年，国家中医药管理局组织全国专家，对"十五"（第七版）中医药行业规划教材，进行了严格的审议、评估和论证，认为"十五"行业规划教材，较历版教材的质量都有显著提高，与时俱进，故决定以此作为中医、中西医结合执业医师考试和职称考试的蓝本教材。"十五"（第七版）行规教材、"十一五"（第八版）行规教材，均在 2004 年以后的历年上述考试中发挥了权威标杆作用。"十二五"（第九版）行业规划教材，已经并继续在行业的各种考试中发挥标杆作用。

6. 分批进行，注重质量

为保证教材质量，"十二五"行规教材采取分批启动方式。第一批于 2011 年 4 月，启动了中医学、中药学、针灸推拿学、中西医临床医学、护理学、针刀医学 6 个本科专业 112 种规划教材，于 2012 年陆续出版，已全面进入各院校教学中。2013 年 11 月，启动了第二批"'十二五'行规教材"，包括：研究生教材、中医学专业骨伤方向教材（七年制、五年制共用）、卫生事业管理类专业教材、中西医临床医学专业基础类教材、非计算机专业用计算机教材，共 64 种。

7. 锤炼精品，改革创新

"'十二五'行规教材"着力提高教材质量，锤炼精品，在继承与发扬、传统与现代、理论与实践的结合上体现了中医药教材的特色；学科定位更准确，理论阐述更系统，概念表述更为规范，结构设计更为合理；教材的科学性、继承性、先进性、启发性、教学适应性较前八版有不同程度提高。同时紧密结合学科专业发展和教育教学改革，更新内容，丰富形式，不断完善，将各学科的新知识、新技术、新成果写入教材，形成"十二五"期间反映时代特点、与时俱进的教材体系，确保优质教材进课堂。为提高中医药高等教育教学质量和人才培养质量提供有力保障。同时，"十二五"行规教材还特别注重教材内容在传授知识的同时，传授获取知识和创造知识的方法。

综上所述，"十二五"行规教材由国家中医药管理局宏观指导，全国中医药高等教育学会教材建设研究会倾力主办，全国各高等中医药院校高水平专家联合编写，中国中医药出版社积极协办，整个运作机制协调有序，环环紧扣，为整套教材质量的提高提供了保障，打造"十二五"期间全国高等中医药教育的主流教材，使其成为提高中医药高等教育教学质量和人才培养质量最权威的教材体系。

"十二五"行规教材在继承的基础上进行了改革和创新，但在探索的过程中，难免有不足之处，敬请各教学单位、教学人员及广大学生在使用中发现问题及时提出，以便在重印或再版时予以修正，使教材质量不断提升。

国家中医药管理局教材办公室

全国中医药高等教育学会教材建设研究会

中国中医药出版社

2014 年 12 月

编写说明

《急救护理学》为全国中医药行业高等教育"十二五"规划教材之一，在国家中医药管理局统一规划、宏观指导下，由国家中医药管理局教材办公室、全国中医药高等教育学会教材建设研究会组织湖北中医药大学等14所中医药院校专家、教授编写。本教材供全国高等中医药院校护理学专业本科、大专及成人教育中的本科、大专学生使用，也可作为从事急救护理工作的在职人员继续教育的教材和专业参考书。

急救护理学是护理学的重要组成部分，是高等院校护理学专业的一门专业核心课程，旨在通过以实际工作任务引领的方式，培养学生初步具备急救护理的基本理论、基本知识、基本技能，形成急诊救护思维，努力适应我国高等中医药教育、培养高素质创新人才的需要。

本教材以第一版高等中医药院校《急救护理学》教材为基础，结合当前国内外本学科最新进展和编者丰富的临床经验，从教学和临床工作的实际出发，遵循急危重症的疾病演变规律和急诊救护规律进行编写。

全书分总论和各论两部分，总论分为五章，重点介绍院前急救、心跳呼吸骤停与心肺脑复苏和重症监护；各论分为七章，分述临床常见中西医急危重症的救护，对常用的中西医救护技术也作了详细介绍。第一章绪论、第四章心跳呼吸骤停与心肺脑复苏、第八章急性中毒由万长秀、梁海莉、徐建宁编写；第六章休克、第七章创伤由吕静、许瑞编写；第二章院前急救、第五章重症监护、第十二章常用中西医救护技术由宋洁、葛新茹、王惠峰、韩炜、徐建宁编写；第三章医院急诊救护、第九章环境及物理因素损伤、第十章脏器功能衰竭由潘晓彦、赵丹宁、张杰编写；第十一章常见中西医急症由王佳琳、张传英、李霞编写。

本教材作为全国高等中医药院校护理学专业的规划教材，其特点在于：在教材的编排、内容的构建上力争以适应实际工作需要为目标，以"必需、够用"为度，做到新颖、系统、实用。

本教材由主编单位湖北中医药大学负责统稿审核修订，在编写、审定和出版过程中，得到湖北中医药大学、湖北省中医院和各参编院校以及中国中医药出版社的领导、编辑的热情指导和悉心帮助，在此深表谢意！限于编者水平有限，时间紧迫，参编人员较多，在教材的编排、内容方面难免有疏漏和不当之处，恳请各中医药院校护理界的师生和广大读者在使用过程中，提出宝贵意见，以便进一步修订和完善。

《急救护理学》编委会
2012 年 6 月

目 录

总 论

各　论

总　论

第一章　绪　论

急救护理学是以挽救患者生命、提高抢救成功率、促进康复、减少伤残率、提高生命质量为目的，以现代医学科学、护理学专业理论为基础，研究急危重症患者抢救、护理和科学管理的一门综合性应用学科。

急救护理学属于生命科学的范畴，它既是护理学的重要组成部分，又是急诊医学和危重病医学的组成部分。急救护理学是随急诊医学、危重病医学的发展以及现代科技的不断进步、新兴医学与护理学理论的不断形成而发展起来的，同时，也吸取了祖国医学的成果，其研究的范畴日趋扩大，内容更加丰富。

第一节　急救护理学的范畴

急救护理学是护理学科的一个分支学科，在其任务、功能和职责方面具有独立性、综合性与协作性。急救护理学的研究范畴主要包括：院前急救、院内急救、灾难救护、战地救护、中毒急救、急救护理管理等几个方面。

一、院前急救

院前急救又称院外急救，是指急危重症患者进入医院前的医疗救护，属于急救医疗服务体系（Emergency Medical Service System，EMSS）的第一步。包括患者发生伤病现场对医疗救护的呼救、现场救护、途中监护和运送等环节。及时有效的院前急救，对维持患者的生命、防止再损伤、减轻患者痛苦，提高抢救成功率，减少致残率，为进一步诊治创造条件均具有极其重要的意义。

现场急救是院前急救的先导。实际上，现场急救的第一个救护者应是伤患者和第一目击者。伤患者在可能的情况下首先要自救，或者第一目击者、现场人员应该立即参与互救，并及时向急救部门呼救，这样就会为拯救患者生命、减少伤残赢得最宝贵的时间。因此，院前急救应实行非医务人员和医务人员救护相结合，应大力开展急救知识和初级急救技能训练的普及工作，提高现场第一目击者的救治水平。

院前急救是一项服务于大众的公益事业，需要政府和社会各界的重视、支持和帮助。尤其是大型灾害事故和战地医疗救护，需要动员社会各界的力量，有领导、有组织的协调行动，在最短的时间内争取最佳的抢救效果。

院前急救的研究范围十分广泛，从宏观上讲，是研究院前急救与社会的关系，院前急救的社会地位和功能，以及与通讯、运输、信息、行政管理部门的协调与配合等。

从护理工作的实际出发，院前急救的研究范围应侧重于以下几个方面：

1. 开展对危急重症患者评估方法、标准和检伤分类的研究；
2. 开展现场救护技术的研究；
3. 开展院前急救护理仪器、设备开发利用的研究；
4. 开展院前救护的理论研究；
5. 开展对全民急救知识与技能培训的研究。

二、院内急救

医院内急救包括急诊科抢救和危重病救护。

（一）急诊科抢救

急诊科救护是院前救护的延续，是 EMSS 的第二个重要环节，是医院医疗护理服务的窗口。急诊科是医院内主持急救工作的重要专业部门。应根据医院的规模、所属区域内居民的就医需求，除配备急诊独立小区和合格的装备外，要具有足够、固定编制及高素质的医护人员，具有急诊抢救的水平及应变能力。急诊科的工作特点是急诊患者就诊时间、数量、病种及危重程度的随机性都很大，且疾病谱广泛，大多具有病情复杂、疑难及危重的特点，常需要多个科室和医护人员之间的高度协作，才能救治成功。

鉴于急诊工作的特点，院内急诊科救护的研究范围主要应包括以下几方面：

1. 开展多方位的急救护理理论和临床应用的研究；
2. 开展提高护理技术水平和手段的研究；
3. 开展急救护理管理的研究。

（二）危重病救护

是指受过专门培训的医护人员在具有先进监护设备和救治设备的重症监护病房（Intensive Care Unit，ICU），对急危重症患者进行全面监护、抢救治疗和护理，从而使患者能渡过危险期，为康复奠定基础，提高危重患者的抢救成功率和治愈率。

ICU 不仅拥有先进的医疗监护仪器设备，还拥有技术力量雄厚的医护人员。它已经成为衡量一个现代化综合医院医疗水平高低的主要标志。它是 EMSS 的第三个环节。在规模较大的综合医院内，除建立综合的 ICU 外，有的医院还设有专科 ICU，如心脏监护治疗病房（CCU）、呼吸监护治疗病房（RCU）、神经疾病监护治疗病房（NCU）等。

危重病救护的研究范围主要有：

1. ICU 人员、设备的配备与管理；

2. ICU 的技术与设备的应用技术；

3. 危重患者的监护、治疗和抢救护理等。

三、灾难救护

灾难救护是研究自然灾害（地震、洪水、台风、雪崩、泥石流、虫害等）和人为灾害（交通事故、化学中毒、放射性污染、环境剧变、流行病等）所造成后果的医疗救治。主要研究的范围有：

1. 现场寻找患者；

2. 检伤分类，便于优先处理危重患者；

3. 现场急救，尽量保全患者的生命和肢体的残端；

4. 急救运输和疏散患者；

5. 急救网络建设和完善。

突发性的批量的人员伤亡是灾难性事件的共同特征，一旦灾难发生，应立即组织各类救灾人员赶赴现场，公安、消防、运输和医务等部门人员的协调管理，统一调配，以及灾害发生前的预防准备工作也是灾难救护研究的重要内容。

四、战地救护

由于军事科技的发展，现代战争与传统的战争模式比较已发生巨大变化。高科技战争武器装备的应用，使战地伤员多表现为多发伤、复合伤、群体伤和应急伤等。战地救护主要研究战地伤员的特点以及在野外情况下，对大批战地伤员实施紧急救护的组织措施、救护原则及救护技术和方法等，以提高战地救护的质量和水平，保全战士的生命，降低伤残率和死亡率，保证战斗力。

五、中毒急救

有毒物质进入人体，达到中毒量而产生损害的全身性疾病称为中毒。若短时间内吸收大量毒物，发病急，症状严重者称为急性中毒。研究各种中毒的原理及救护是急救护理学研究的重要内容之一。

六、急救护理管理学

急救护理管理学研究的主要内容包括：急救医疗服务体系（EMSS）的建立与完善、急救护理人才的培训及岗位管理、急救护理科学研究及学术交流工作、急救护理经济学的研究、急救护理教育学研究等。

第二节　急救护理学的发展

一、急救护理学的起源

人类在自然界生存，就会遇到自然灾害、意外伤害、瘟疫和疾病等各种危及生命和健康的情况。前人在自身生存和与疾病斗争的过程中积累、总结了许多经验，形成理论后再经过反复实践，逐渐发展成为急诊医学。急诊医学在其形成和发展的过程中始终涵盖着护理学的内容，也就开始了急救护理的实践。当时医护没有明确分工，在许多古代医学文献中有不少名医治疗、护理的记载。中国古代对急症最早的和最为突出的论述可见于春秋战国时期的《黄帝内经》及汉代的《神农本草经》。《黄帝内经》奠定了中医急诊学的理论基础，该书中详细论述了相关急症的疾病病名、临床表现、病因病机、诊治要点，同时对中医急诊学临床辨证思维有了纲领性的认识。《神农本草经》收载中药365 种，将药物分为上、中、下三品，并将药物分为寒、热、温、凉四性，酸、苦、甘、辛、咸五味，奠定了中医急诊药物学的理论基础。东汉张仲景所著的《伤寒杂病论》开创了急诊辨证论治的先河，并创造性地提出应用人工呼吸的方法抢救自缢患者。晋朝著名医家葛洪所著的《肘后备急方》是第一部中医急诊手册，该书收集了魏晋南北朝时期治疗急症的经验，包括内、外、妇、儿、五官各科，尤其在治疗抢救方面，提出了"急则治本，因证而异，针药摩熨"综合治疗的学术思想，首次记载了蜡疗、烧灼止血、放腹水，小夹板固定等急救技术。此外唐朝孙思邈的《备急千金要方》、元朝危亦林的《世医得效方》，都记载了多种急症的医方和救治方法。历史上这些丰富的医学遗产，体现了中医药学在急诊理论和急救方法上的独特见解和经验，为祖国急诊医学和急救护理学的发展奠定了基础。

近代急救护理的起源可追溯到 19 世纪中叶，国际护理事业的先驱弗罗伦斯·南丁格尔（Florence Nightingale，1820～1910 年）在 1854～1856 年克里米亚战争期间，率领38 名护理人员到前线医院对英国患者进行救护，在短短 6 个月的时间内收治了 6 万余名患者，并且使患者的死亡率由 50% 下降到 2.2%。1863 年，南丁格尔根据自己的工作体会，提出要在手术间附近设一个房间，以便于随时观察病情，使手术后的患者在此得以恢复，这就是"监护病房"的雏形。南丁格尔是护理学的创始人，也为急救护理学的发展奠定了基础。

二、急救护理学的发展与现状

急救护理学的发展是随着急诊医学和危重病医学的发展以及医学模式的转变而发展起来的。急诊医学在国际上正式独立为一门学科已有近 40 年。

现代急诊急救事业起步于 20 世纪 50 年代。20 世纪 60 年代以来，由于科学技术的进步，特别是急诊医学的发展，对许多急危重症的病理机制有了进一步的认识；高科技电子监护仪的使用、电除颤器、呼吸机、血液透析机、内镜技术的广泛应用、影像诊断技术如电子计算机 X 线体层成像、磁共振成像、超声诊断技术等的发展与应用，极大地提高了急危重症患者的诊断水平和抢救成功率。急救医疗服务体系（EMSS）的建立、重症监护病房的建设与管理、危重症远程护理、动静脉通路的建立与输液泵的应用技术、吸氧与高压氧的应用、输血及辅助循环与护理、机械辅助呼吸与护理等，使急救护理技术得到了系统发展。

在我国，党和政府十分重视急诊医学和急救护理学的发展，主要表现在一定规模的综合医院都有一支固定的、训练有素的护理队伍，在院外或院内的急救护理工作中发挥了积极的作用。20 世纪 80 年代以来，我国急救护理事业加快了前进的步伐。随着现代急诊医学科学技术的进步和电子科学的突飞猛进，急救护理水平和质量有了极大的提高，为急救护理学科的发展增加了高科技含量。医疗仪器、设备的不断更新和完善，使各种危急重症患者的紧急救治水平和诊疗技术显著提高，这对于改善急诊患者的就诊条件，加快抢救速度、缩短诊治时间、保障患者生命安全、提高生命质量起了至关重要的作用。由于急救医疗护理水平的不断加强和提高，在许多重大灾害救援中急诊医护人员发挥了不可替代的作用。目前，我国急救医疗服务体系、急救网络的逐步形成，全民急救意识和要求的普遍提高，社区服务和家庭护理的出现，都使急救护理学的内容和工作范畴不断扩展，急救护理学在急救医疗服务体系中已经显现出举足轻重的地位和作用。

我国急救医学与急救护理学的发展，以及一支高素质的优秀急救医护队伍的建设，正是在通晓各种危重病症的治疗与护理方法，熟悉各种危重症监护的技术操作，掌握各种现代化监测与治疗设备的使用方法中成长的。特别是中西医结合急救理论着眼于人的整体性，研究患者生理、心理、病理、社会、精神的需求，急救护理以整体的人的健康为中心将现代急救护理观、急救护理技术由医院内扩展到社会，更是一大进步。中西医结合的急救医学、急救护理学在用现代的科技思想整理研究中医学中取得新的进步。主要表现在中医与现代医学的接轨，如既有中医理论、中医特色在临床中进行诊疗和护理标准规范化的制定，又在辨证与辨病相结合方面达到序列化。作为中西医结合急救学更在抢救手段上出现了多样化，如：①保持中医的理法特色，具有中医理论和经验提供的处方依据；②采用临床验证观察分析方法，参考现代诊断检查数据；③经临床验证产生了一批可靠的有效急救方药；④有按现代制剂的先进工艺技术程序进行试制并进行相应的药理实验，取得安全有效的实验结果的现代中成药制剂。使各种急救中药新药达 40 多种，剂型有注射液、吸入剂、舌下给药薄膜、含片、结肠灌注剂、栓剂等，大大丰富了急症的救治手段。中西医结合使急救理论不断创新，如"热毒学说"、"毒损理论"等，更强调了"辨证施护"与"整体护理"的结合。中医急症的核心"辨证施护"、中医饮食护理的特色、中医观察病情重视环境时辰变化，以及中医急症护理许多特色都不断被现代护理学所吸取。

第三节　急救医疗服务体系

急救医疗服务体系（EMSS）是集院前急救、院内急诊科诊治、重症监护病房（ICU）救治和各专科的"生命绿色通道"为一体的急救网络，即院前急救负责现场急救和途中救护，急诊科和 ICU 负责院内救护，它既适合于平时的急诊医疗工作，也适合于大型灾害或意外事故的急救。一个完整的急救医疗服务体系应包括完善的通讯指挥系统、现场救护、有监测和急救装置的运输工具以及高水平的医院急诊服务和强化治疗。该系统的组成部分既有各自的工作职责和任务，又相互密切联系，是一个有严密组织和统一指挥的急救网络。目前 EMSS 已成为一个以急救医疗组织为主体、全社会参与的结构严密的急救网。

德国是急救工作开展最有成效的国家之一。德国的 EMSS 有先进的、立体式的通讯指挥系统，急救中心的医护人员可随救护车或直升机出诊、抢救和转运患者，现代化的设施使急诊急救工作的效率大大提高。

美国是急诊医学发展最快的国家之一。美国已建立了一套完整的 EMSS，包括院前急救、急诊室救治、危重患者监护治疗及康复工作，并有相应的法律保障。美国还成立了空中救护站，提供飞行医疗急救服务。美国的 EMSS 具有"安全、畅通、规范、高效"的特点。总之，EMSS 愈来愈受到世界各国的重视，并得以迅速发展。我国 EMSS 也在建设中不断完善。

一、建立健全急救组织，形成急救网

城乡医疗救护网是在城市各级卫生行政部门和所在单位直接统一领导下，实施急救的专业组织。医疗救护网承担现场急救和途中护送，以及包括医院急诊抢救的全过程的工作。城乡应逐步建立健全急救站、医院急诊科（室），并与街道、乡镇卫生院等基层卫生组织相结合，组成医疗急救网。

（一）急救中心（站）的主要任务

1. 急救中心（站）在卫生行政部门直接领导下，统一指挥日常急救工作；急救分站在中心急救站的领导下，担负一定范围内的抢救任务。

2. 以医疗急救为中心，负责对各科急危重症患者及意外灾害事故受伤人员的现场和转送途中的抢救治疗。

3. 在基层卫生组织和群众中宣传、普及急救知识。有条件的急救站可承担一定的科研、教学任务。

4. 接受上级领导指派的临时救护任务。

（二）医院急诊科（室）的任务

1. 承担急救站转送的和来诊的急危重症患者的诊治、抢救和留院观察工作。

2. 有些城市的医院急诊室同时承担急救站的任务。

（三）街道、乡镇卫生院、红十字卫生站等组织的主要任务

1. 在急救专业机构的指导下，学习和掌握现场救护的基本知识及技术操作。
2. 负责所在地段单位的战伤救护、防火、防毒等知识的宣传教育工作。
3. 一旦出现急危重症患者或意外灾害事故时，在急救专业人员到达前，及时、正确地组织群众开展现场自救、互救工作。

二、急救医疗服务体系（EMSS）管理

（一）急救医疗服务的组织体系

1. 扩大社会急救队伍和急救站，使患者能得到及时有效的院前救治。
2. 科学地管理急诊科工作，对急诊科人员进行急救技术培训。
3. 对突发性的重大事故，组织及时抢救。
4. 战地救护，如通气、外伤止血、包扎、固定、转运等。

（二）急救医疗服务体系的主要参与人员

1. **第一目击者**　是参与实施初步急救，并能正确进行呼救的人员。
2. **急救医护人员**　一般情况下，救护车上应配备 1～2 名合格的急救人员，参加随救护车在现场和运送途中的救护工作。
3. **医院急诊科的医护人员**　患者送到医院，由急诊科医护人员进行确定性治疗。

（三）建立急救医疗服务通讯网络

现代化急救医疗服务通讯网络，可以说是急救医疗服务体系的灵魂。救护站、救护车与医院急诊科应配备无线通讯，有条件的城市应逐步建立救护车派遣中心和急救呼叫专线电话。建立通讯网络，有利于急救工作的顺利开展。

（四）改善城市救护站的条件，改变救护车只作运送工具的状况

每一城市都要建立救护站，大城市应设立一个救护中心站和若干分站。救护站要建立必要的通讯设施，要配备一定数量车况良好、具有必要的救护装备的救护车。要有足够数量的急救医护人员编制，要有 1～2 名急救医护人员随车出发，以便进行及时有效的现场救护和运送途中的救护。必须彻底改变救护车仅作为运送工具的状况。急救医护人员在现场进行急救的同时，还可以用无线通讯工具和就近的医院急诊科取得联系，以便及时得到急诊科医师的指导，并通报患者即将到达，使急诊科作好必要的准备。

（五）加强医院急诊科的建设，提高急诊科的应急能力

城乡医院急诊科应有独立的"小区"，要有专门的医护人员编制，要有一定规模的装备，还要有对内对外的通讯联系设施。加强急诊科室的业务管理，应从以下几方面入

手：①提高急诊科医务人员的急救意识和群体素质。通过有计划有组织的业务目标训练，培养急诊专业护理队伍；组织考核、演练，使训练计划落到实处。②建立、健全急诊科、抢救室的各项规章制度。③推行急诊工作标准化管理。总之，要提高急诊科的应急能力。为了随时准备救治严重创伤患者，医院还应组织创伤急救小组，并每日将该小组值班人员的名单公布于急诊科，遇有严重创伤患者来院，该小组成员应迅速到位。这样可使伤员得到及时、正确的救治，将耽搁和延误减少到最低限度。急危重患者及时在现场得到正确、有效的初步急救极为重要，这样可使患者在生命体征尽可能稳定的情况下被送到医院进行确定性治疗。"时间就是生命"，EMSS 有效的运行，正是使患者在最短的时间内获得救治的保证。因此，制订我国 EMSS 的条例，乃当务之急。我国各地应立即着手建立和逐步完善 EMSS，使我国的急诊医学，尤其是院前急救达到一个新的水准，以造福于所有急症患者。

第四节　急救分级护理的要求

急危重症患者应实行分级护理。根据随时有可能发生生命危险的病情特点和生活自理能力缺陷的程度，分为特级护理和一级护理。2009 年 5 月卫生部印发《综合医院分级护理指导原则》（试行）对分级护理的对象及内容做出规定如下：

一、特级护理

特级护理是指病情危重，随时有可能发生生命危险的患者以及大手术后的患者，需要安排专人 24 小时守护，简称特护。

（一）护理对象（具备以下情况之一的患者，可以确定为特级护理）

1. 病情危重，随时可能发生病情变化需要进行抢救的患者；

2. 重症监护患者；

3. 各种复杂或者大手术后的患者；

4. 严重创伤或大面积烧伤的患者；

5. 使用呼吸机辅助呼吸，并需要严密监护病情的患者；

6. 实施连续性肾脏替代治疗（CRRT），并需要严密监护生命体征的患者；

7. 其他有生命危险，需要严密监护生命体征的患者。

（二）护理内容

1. 严密观察患者病情变化，监测生命体征；

2. 根据医嘱，正确实施治疗、给药措施；

3. 根据医嘱，准确测量出入量；

4. 根据患者病情，正确实施基础护理和专科护理，如口腔护理、压疮护理、气道护理及管路护理等，实施安全措施；

5. 保持患者的舒适和功能体位；
6. 实施床旁交接班。

二、一级护理

一级护理是指病情危重需绝对卧床休息的患者。

（一）护理对象（具备以下情况之一的患者，可以确定为一级护理）

1. 病情趋向稳定的重症患者；
2. 手术后或者治疗期间需要严格卧床的患者；
3. 生活完全不能自理且病情不稳定的患者；
4. 生活部分自理，病情随时可能发生变化的患者。

（二）护理内容

1. 每小时巡视患者，观察患者病情变化；
2. 根据患者病情，测量生命体征；
3. 根据医嘱，正确实施治疗、给药措施；
4. 根据患者病情，正确实施基础护理和专科护理，如口腔护理、压疮护理、气道护理及管路护理等，实施安全措施；
5. 提供护理相关的健康指导。

第五节 急诊科护理工作特点及急救护理人员的素质

一、急诊科护理工作特点

（一）随机性大、突发性强

急诊科担负急危重症患者的抢救工作和各种突发事件的应急处理，急危重症患者发病时间、就诊方式及病种和病情危急程度事前难以估计。发生自然灾害、交通事故、农药中毒、食物中毒等，往往大批患者同时就诊，部分患者尚需带救护车前往或现场救治。由于这些患者的不可预知性，抢救时间的紧迫性，导致急诊调度随机性大。

（二）急诊患者病种多、心态复杂

急诊患者病种多、病程不同，病情各异，加上患者社会背景、家庭环境、文化程度、经济条件等不同，在接受诊疗护理过程中心态复杂多样，对治疗护理工作提出了更高的要求。

（三）专业性强、知识面广

急诊患者起病急、疾病谱广，病情严重而复杂，常牵涉多个脏器，因此需要掌握全面的护理知识和急救技能，才能挽救患者的生命和促进康复。

（四）风险大、责任重

急诊科是医院的窗口部门，经常要应对成批伤员的救治以及各种突发事件，而且，急诊医疗也是患者最需要、家属最关切、舆论最敏感的医疗，在对急危重症患者抢救和治疗护理中稍有不慎，就可给患者带来不可弥补的损失，甚至会危及生命。

二、急救护理人员的素质

（一）具有良好的思想素质

急救护士要热爱本职工作，自觉运用护理伦理学来规范自己的言行和实践，牢固树立时间就是生命、抢救就是命令、急患者之所急、想患者之所想的观念；做到争分夺秒，全力以赴抢救急危重症患者，尽量缩短从接诊到抢救的时间；要有慎独精神，在任何情况下都必须忠实于患者的利益，让患者满意。

（二）具有扎实的业务素质

急救护理工作范围跨度大，涉及多学科，要求急救护士具有内、外、妇、儿等学科的知识技能及良好的专业素质，要熟练掌握急救技能、急救程序、心肺脑复苏技术、心电监护、呼吸机、除颤器、输液泵的使用与气管内插管等操作。急救强调的是"急"，在任何急救护理操作中都必须准确地配合、及时观察病情、预见潜在危险与突发变化。因此，急救护士必须刻苦学习急救医学、急救护理学的知识，具备丰富的理论知识、娴熟的操作技能、细致的观察能力和敏锐的判断能力。

（三）具备健康的身体素质

急救护理工作的节奏快、任务重、随时性强、应变性高。面对突发性紧急事件多、伤员多，急救护理人员必须无条件地投身于抢救之中，其工作负荷骤然增大和日夜操劳，要求必须具有健康的体魄、有能吃苦的精神和经得起磨练的身体。

（四）具有稳定的心理素质

面对具有复杂心态的危急重症患者和家属，护理人员既要有坦诚豁达的气度、又要有严于律己、奋发向上的精神；既要有坚定的正义感和法律意识，又要有较强的适应能力和良好的忍耐力及自我控制力；既要有饱满的精神状态和强烈的进取心，又能保持稳定乐观的心情。急救护士应养成对急救工作的特殊敏感性，思维敏捷，沉着冷静，具有稳定的心理素质和良好的应变能力。

（五）具有较强的协作精神

一个好的急救护士除具备较强的个人工作能力外，还要有良好的与他人协作的精神。在抢救工作中，护士与护士之间既要有分工，又要协作，忙而不乱。护士与医生的配合应默契，准确熟练。护士与其他医务人员也存在着广泛的联系，彼此之间应相互尊重、理解支持和密切协作，要具备较强的协作精神。

急救护士不仅要具有良好的职业道德，敏锐的思维，冷静的头脑，娴熟的技术，还要有健康的体魄及稳定的心理素质，能掌握护理新信息，不断总结经验，这样才能做到快速、尽职、准确，有利于提高急救护理水平及抢救成功率，推动急救护理和相关学科的发展。

【思考题】

1. 简述急救护理学的研究范畴。
2. 如何对急诊患者进行分级护理？
3. 急救护理人员应具备哪些素质？

第二章　院前急救

第一节　概　述

院前急救（Pre - hospital Emergency Medical Care，PEMC）又称院外急救（Out - hospital Emergency Medical Care），是急救医疗服务体系（Emergency Medical Service System，EMSS）的首要环节，也是整个城市和地区应急防御体系的重要组成部分。一个快速、有效的院前急救体系可以最大限度地缩短急危重症患者的无治疗期，有效降低伤患者的死亡率。

院前急救是指急危重症患者进入医院前的医疗救护，包括患者发生伤病现场对医疗救护的呼救、现场救护、途中监护和运送等环节。院前急救有广义、狭义之分，其主要区别在于是否有公众参加。广义的院前急救是指患者在发病或受伤时，由医护人员或目击者进行必要的急救医疗活动的总称，它既可以指医疗单位的救护活动，也可以指司机、警察、消防员及其他人员的救护活动。狭义的院前急救指专业急救机构在患者到达医院前实施现场救治和途中监护的医疗活动。

一、院前急救的特点及任务

（一）院前急救的特点

急救事件常发生在医院以外，且大多具有突发性，需要及时的院前急救。院前急救在急救的对象、环境、条件以及患者对医疗的要求等方面具有以下特点：

1. 社会性及随机性强　院前急救承担在日常情况下和重大灾害事故救援时的急救任务，院前急救活动常涉及社会的诸多方面，这就使院前急救跨越了纯粹的医学领域，表现出社会性强的特点。院前急救活动发生的时间、地点往往不可预知，急救地点可以分散在区域内每个角落，患者流向可以是区域内每一家综合性医院，如遇有突发灾害事故发生，也可能超越行政医疗区域分管范围，到邻近省、市、县救护，表现出随机性强的特点。因此，平时要向广大公众普及救护知识和技能，相关部门要有预案，一旦发生突发事件，能及时进行自救、呼救和专业救援。

2. 时间紧急　无论是危重患者还是急诊患者，在院前急救过程中必须充分体现

"时间就是生命"的急救理念，一有"呼救"必须立即出车，一到现场必须迅速抢救，在短时间内对患者做出紧急处理，最大限度地挽救患者生命。

3. 急救环境条件差 现场急救多在非医疗条件或不理想的环境下进行，恶劣的急救环境往往使院前急救活动难以正常实施。如地方狭窄难以操作，光线暗淡不易分辨；马路街头的围观人群拥挤、嘈杂；事故现场的险情未排除，如现场的火势、化学毒气、倒塌物、爆炸物等可能造成人员再损伤；运送途中，救护车震动和马达声常使听诊困难，触诊和问诊也受到影响。

4. 医学专业性强 院前急救患者病种复杂多样，涉及多专科的损伤或病变，要求救护人员在短时间内快速评估、判断病情、检伤分类，并采取紧急救护措施，表现出其医学专业性强的特点。因此院前急救人员必须具备全面的医学急救知识和技能以及独立分析问题、解决问题的能力。

5. 以对症治疗为主 院前急救因缺乏充足的时间和良好的医疗环境，医护人员难以准确进行鉴别诊断，因此，院前急救多以对症治疗为主。

（二）院前急救的任务

急救中心站承担院前急救的任务，其主要任务是合理运用急救技术，采取各种有效的急救措施，最大限度地减少患者的痛苦，降低致残率和死亡率，为进一步实施医院内抢救奠定基础。

1. 对平时呼救患者的院前急救 这是院前急救主要的和经常性的任务。呼救患者通常分两类：一类是危重或急救患者，即患者短时间内存在生命危险，如急性心肌梗死、窒息、淹溺、猝死、大出血、休克等。此类患者约占呼救患者的10%～15%，应采取的现场急救措施包括畅通气道、止血、建立静脉通道等，以维持患者生命体征，挽救生命。其中病情特别危重需要就地心肺复苏抢救的患者<5%。另一类是急诊患者，患者病情紧急但短时间内尚无生命危险，如骨折、急腹症、支气管哮喘发作等。此类患者约占呼救患者的85%～90%，现场处理的目的是稳定病情、减轻痛苦、避免并发症发生。

2. 突发公共事件或战争时的院前急救 突发公共事件是指突然发生的造成或可能造成重大人员伤亡、财产损失、环境破坏和社会危害，危及公共安全的紧急事件。突发公共事件分为自然灾害（地震、洪水及台风等）、灾难事故（交通事故、化学事故等）、公共卫生事件（食物中毒、传染病等）、社会安全事件（恐怖事件、踩踏事件等）四类。遇到突发公共事件或战争时，应结合具体情况执行有关抢救预案。无预案时应加强现场的调度，做好现场伤患者分类、现场救护和合理分流运送。应注意与其他救灾专业队伍如消防、公安、交通等部门密切配合，同时注意自身的安全防护。

3. 特殊任务时的救护值班 特殊任务是指当地的大型集会、重要会议、国际赛事、外国元首来访等救护值班。执行该任务时应加强责任心，坚守工作岗位，严阵以待。

4. 通讯网络中心的枢纽任务 通讯网络通常由三部分组成：一是急救中心（站）与市民的联络；二是急救中心（站）与所属分中心（站）、救护车、急救医院的联络；

三是中心（站）与上级领导、卫生行政部门和其他救灾系统的联络。急救中心（站）在通讯网络中承担着上传下达、互通信息的枢纽任务。

5. 急救知识的普及 院前急救的成功率与公众的急救意识、自救和互救能力紧密相关。平时应通过广播、电视、报刊等对公众普及急救知识，开展有关现场急救及心肺复苏的教育，提高公众的自救和互救能力，使更多的公众能够成为开展现场救护的"第一目击者"，从而赢得抢救时间，达到"挽救生命，减轻伤残"的目的。

二、院前急救的原则

（一）先排险后施救

实施现场救护前首先评估周围环境，必要时，排除险情后再实施救治。如触电现场，先切断电源；有害气体中毒现场，先脱离险区。

（二）先复苏后固定

现场遇有心搏、呼吸骤停同时合并骨折的患者，应首先实施心肺复苏，使患者心搏、呼吸恢复后，再进行骨折的处理。

（三）先止血后包扎

遇有大出血又有创口的伤患者时，应根据伤情，采用适当的方法止血后再进行伤口的包扎。常用的止血方法包括指压法、加压包扎法和止血带止血法等。指压法适用于中等或较大动脉的出血，以及较大范围的静脉和毛细血管出血；加压包扎法适用于体表及四肢伤导致的小动脉、小静脉出血；止血带止血法适用于四肢较大动脉的出血等。

（四）先重伤后轻伤

遇有大批伤患者时，遵循"先重后轻"的原则，优先抢救危重伤患者，后抢救病情较轻伤患者；在时间、人力、物力条件有限的情况下，还应重点抢救有可能存活的危重伤患者。

（五）先施救后转运

在现场医疗条件良好的情况下先进行初步的紧急处理后，再实施转运。运送途中，密切观察患者的生命体征等病情变化，必要时采取相应的紧急救护措施，如电除颤、气管插管、心肺脑复苏等。

（六）急救与呼救并重

遇有批量患者，又有多名救护人员在现场时，要密切分工合作，急救和呼救同时进行，以尽快争取到外援。只有一名救护者在现场时，应先施救，后电话呼救。

三、院前急救的组织体系

（一）国外的院前急救组织体系

目前世界上主要的院前急救组织体系形式有两种模式，分别是美英模式和欧陆模式。这两种模式对于急救人才的要求各不相同，各有其优缺点。

1. 美英模式 美英模式的显著特征是"将患者带回医院"。每个地区应急调度中心集消防、警察和医疗急救为一体，一般采用统一的电话号码。急救理念是重视医院内处理，即先在现场对伤患者进行简单处理，然后送往附近医院。救护车上的医疗急救人员是经过相关培训的急救士（Emergency Medical Technician，EMT），一般由消防人员或警察组成。无医师参与，现场处理时间一般不超过半小时，多采取对症治疗，较少使用药物，救护车上配备标准的医疗器械。采用美英模式的主要国家和地区有美国、英国、澳大利亚、日本、韩国、菲律宾、中国香港、中国台湾等。

2. 欧陆模式 欧陆模式的显著特征是"将医院带给患者"。急救理念是重视现场及途中处置，即把最好的急救医生送至现场，先稳定伤患者的病情，在患者到达医院前就提供高水平的医疗救护。由急救机构的值班调度人员汇报伤患者的诊断情况，由调度人员根据病情将患者分配到相关医院。救护车上的医疗急救人员包括医生或助理医生、护士和驾驶员。现场处理时间大多超过半小时，不限于简单的对症治疗，使用药物较多，救护车上配备较高规格的医疗器械。采用欧陆模式的主要国家有法国、德国、俄罗斯、瑞典、瑞士、奥地利、比利时、芬兰、挪威、波兰、葡萄牙等。

（二）我国城市的院前急救组织体系

我国院前急救模式总体上介于上述两种模式之间，院前急救随车人员普遍是具有执业资格的医护人员，但院前急救的现场治疗深度却又逊于欧陆模式。我国城市的院前急救组织体系有多种形式，按其与医院的隶属关系大致分为以下几种模式。

1. 指挥型（广州模式） 由急救指挥中心负责全市急救工作的总调度，以若干医院急诊科为区域，按医院专科性质分科负责急救的模式。其特点是：急救指挥中心与各医院没有行政上的隶属关系，但拥有全市急救工作的调度指挥权。其流程为：患者通过急救电话向市急救指挥中心呼救，指挥中心接到呼救后，立即通知该区域承担院前急救任务的医院急诊科，由值班护士告知有关医生、护士及驾驶员赶赴现场抢救，并监护运送伤患者回本院治疗。广州、珠海、汕头等南方城市实行此模式。

2. 依附型（重庆模式） 急救中心依托于一所医院为主的模式，院外救护机构实质上是医院的一个部门。其特点是：急救中心附属于一家综合医院，患者经院外处理后可收入自己医院或送到附近医院。其流程为：伤患者向市县救护中心呼救，救护中心的院前急救部派人派车赴现场，并监护运送患者回救护中心继续救治。此种模式多见于中小城市和县中心医院兼急救中心。海南、深圳、云南等城市和地区也实行此模式。

3. 单纯型（上海模式） 由市医疗救护中心站及其所属分站与该市若干医院紧密协作的急救模式。其特点是：全市设有一个急救中心站，各县、区设有分站，分站可设在协作医院内或附近，协作医院大多是区、县中心医院。其流程为：伤患者向救护中心呼救，中心站调度室派就近分站出车出人到现场急救，后监护运送患者到协作医院继续救治。上海市采用此种模式，也是目前我国大多数城市采用的模式。

4. 独立型（北京模式）　由院前急救科、院内急诊室和重症监护室构成，实行院前、院内急救一体化的模式。院前急救由医生、护士协作承担，部分患者经院外抢救处理后转送中心监护室继续治疗，多数患者则被转运到其他医院。北京、沈阳实行此模式。

5. 附属消防型（香港模式）　负责院前急救的组织隶属消防机构，由消防队监管，并与警察部门密切协作，共同使用一个报警电话"999"。香港实行此模式。

上述各城市院前急救组织体系各有不同特点，其工作效率也有一定差异。其共性如下：具有现代化灵敏的通信网络；装备齐全和完好的运输工具；急救网络基本健全，使急救半径缩短到 5km 左右；给患者提供快速、高效的院外救治护理，平均反应时间不超过 15min，伤残率、死亡率低。

四、院前急救的设置与管理

（一）院前急救中心（站）设置原则

1. 数量　一个拥有 30 万以上人口的区域应该设置一个院前急救中心站。可以设在某一个医院内，也可设在医院外，应该有独立的"120"急救专用电话和其他基础设施。院前急救中心站的设立有利于专业院前急救队伍的发展，专用呼救电话有利于协调急救力量。

2. 地点　急救中心站地点设置应符合以下条件：在区域中心地带；交通便利，有利于车辆出入；可设在医院内，设在医院外时最好靠近大医院，便于形成 EMSS，创造良好的急救条件。

3. 基本建筑设置　基本建筑面积大小应根据区域实际情况决定，一般每辆急救车占地面积为 $100 \sim 200 \text{m}^2$。基本建筑包括行政业务建筑、教学科研建筑和后勤保障建筑。各类建筑尽量独立，如果条件受限只能合并在一起时，应尽量减少相互干扰。

4. 急救车辆　急救车辆配置标准，原则上每 5 万人口配 1 辆急救车，经济力量较强区域、灾害多发区域可增加车辆比例，每辆急救车配备抢救设备和药品，至少有 1 辆急救指挥车。

（二）院前急救分中心（站）设置原则

1. 数量　根据社区需要设立。

2. 地点　人口较密集地带；特殊需要地带如旅游点、大企业附近等；交通比较便捷；在医院内或与医院相毗邻；按城市医院规划点分布相对均匀。

3. 基本建设设置　建筑面积依据区域实际情况确定，一般每辆急救车占地 $50 \sim 100 \text{m}^2$。基本建筑设置包括值班室、生活室、活动室和车库等。

4. 通讯　开通急救专线电话。

（三）急救车与医护人员、驾驶员配编比例

每辆急救车与医师及护士配编比例为1：5，每辆急救车应配5名驾驶员。

（四）急救半径与反应时间要求

急救半径和平均反应时间是反映院前急救质量最为重要的指标。急救半径是指急救单元执行院前急救服务区域的半径，即院前急救的服务范围的最长直线辐射距离。我国规定城市急救半径应≤5km，农村急救半径≤15km。反应时间是指急救单元接到呼救电话开始，至急救车到达现场所需时间。平均反应时间指区域内每次反应时间的平均值。我国市区要求15分钟以内，郊区要求不超过30分钟。

第二节　院前急救护理

在院前急救工作中，护士将配合医生共同完成救护任务。主要护理工作包括现场病情评估、大批患者的检伤分类、现场急救护理、转运和途中监护等。

一、现场病情评估

（一）快速评估造成事故、伤害或发病的原因

救护人员赶赴现场后，应快速评估现场是否存在对救护者、患者继续造成伤害的危险因素，迅速撤离危险环境。如对触电者实施现场救护前，必须切断电源；如为有毒环境，应采取防毒防护措施等。

（二）快速评估危及患者生命的病情

主要评估患者的意识、气道、呼吸、循环等病情。

1. 意识　先判断患者神志是否清醒。如呼唤患者、轻拍面颊或推动肩部，观察患者是否有睁眼或肢体运动等反应；拍打婴儿足跟或捏掐其上臂，观察其是否出现哭泣。如患者对上述刺激无反应，表明意识丧失。同时观察其瞳孔是否等大等圆，瞳孔对光反射、压眶反射、角膜反射是否存在。

2. 气道　如果患者出现咳嗽、呼吸困难等，可能存在气道梗阻，应分析原因并及时解除。

3. 呼吸　通过观察患者胸、腹部的起伏，侧头用耳尽量接近患者的口鼻，听有无呼气声，用面颊感觉有无气流呼出，以判断患者是否有自主呼吸。并评估呼吸频率、深度及节律，判断患者有无呼吸困难、紫绀或三凹征等。呼吸停止者立即行人工呼吸。

4. 循环　成人常规触桡动脉，若未触及，再触摸颈动脉或股动脉。婴儿应常规触摸肱动脉。也可通过触摸患者肢体皮肤，了解皮肤温度、有无湿冷等，判断末梢血液循环情况。

二、现场检伤分类

检伤分类是院前急救工作的重要组成部分。对于批量患者，护士在进行病情评估的同时，还应协助医生进行患者的现场检伤分类，以掌握救治重点，确定救治运送顺序，充分发挥人力、物力的作用，提高患者的存活率，降低死亡率。

（一）分类要求

1. **边抢救边分类**　分类工作是在特殊而紧急情况下进行的，不能耽误抢救。
2. **专人承担分类**　应由经过训练、经验丰富、有组织能力的技术人员承担分类工作。
3. **分类先后有序**　分类应遵循先危后重、再轻后小（伤势小）的原则。
4. 分类应做到快速、准确、无误。

（二）检伤方法

在完成现场危重病情评估后，应针对患者的具体情况，进行全身或重点检查伤病情。检伤的原则是：尽量减少移动或不移动患者；听清患者或目击者的主诉以及与发病或创伤有关的细节；重点检查患者的生命体征、受伤与病变的主要部位。

1. **头部体征**
（1）口　口唇有无外伤、发绀，口腔内有无呕吐物、血液、食物或脱落牙齿。经口呼吸者，观察呼吸的频率、幅度、有无呼吸困难。呼气有无异味等。
（2）鼻　有无血液或脑脊液自鼻孔流出，鼻骨是否完整或变形，有无呼吸气流。
（3）眼　眼球表面及晶状体有无出血、充血，视物是否清楚。
（4）耳　耳道中有无异物，有无血性或清亮液体流出，耳廓是否完整，听力如何。
（5）面部及头颅骨　面色是否苍白或潮红，有无大汗；头颅骨是否完整，有无血肿或凹陷等。
2. **颈部体征**　轻柔地检查颈前部有无损伤、出血、血肿，颈后部有无压痛点。触摸有无颈动脉的搏动，检查有无颈椎损伤。
3. **脊柱体征**　在怀疑存在脊髓损伤时，切不可盲目移动患者身体。检查时，手平伸向患者后背，自上向下触摸，检查有无肿胀或形状异常等。
4. **胸部体征**　检查锁骨有无异常隆起或变形，在其上稍施压力，观察有无压痛，以确定有无骨折并定位。检查胸部有无创伤、出血或畸形，吸气时两侧胸廓有无扩张、是否对称；双手在胸部轻施压力，检查两侧有无肋骨骨折等。
5. **腹部体征**　观察腹壁有无创伤或出血，腹部有无肌紧张、压痛和反跳痛，确定可能损伤的脏器及范围。
6. **骨盆体征**　两手分别放在患者髋部两侧，轻施压力，检查有无疼痛或骨折存在。观察外生殖器有无明显损伤。
7. **四肢体征**　检查上臂、前臂及手部有无异常形态、肿胀或压痛。意识清楚者，可嘱其活动手指及前臂，检查推力和皮肤感觉，并观察肢端、甲床末梢循环状况。同时检查患者双下肢，有无变形或肿胀，两侧相互对照，但不要抬起患者下肢。检查有无足背动脉搏动等。

（三）分类标记

检伤分类后，给患者挂上相应的病情分类卡，以便参加抢救的医护人员按分类卡进行相应处理。分类卡上的项目包括：患者的姓名或编号、初步诊断、是否需要现场紧急处理等。分类卡统一挂在伤员左胸的衣服上。患者病情轻重程度通常用不同颜色的卡片来区分：

1. **重度**　标记为红色。此类患者病情危重、危及生命，需立即进行抢救。如窒息，昏迷，严重出血，严重头、颈、胸、腹部创伤，严重烧伤，异物深嵌重要器官等。

2. **中度**　标记为黄色。此类患者病情较严重、未危及生命，短时间内可以等待治疗，不会导致生命危险或永久性损伤或致残。如脑外伤、腹部损伤、骨折、大面积软组织损伤、严重挤压伤等。

3. **轻度**　标记为蓝（绿）色。此类患者伤情较轻、可行走。如软组织损伤，轻度烧伤，扭伤，关节脱臼等。

4. **死亡**　标记为黑色。此类患者意识丧失，大动脉搏动消失，心跳、呼吸停止，瞳孔散大。

分类卡由急救系统统一印制，也可临时用硬纸片自制。柏思（Perth）分类标签是当今国际上日益得到认可的一种分类新标签。该卡片可以按任何所需顺序折叠出标有优先顺序颜色的卡片，在患者病情发生变化时可以及时转换分类级别，无论卡片前面标有何种颜色，背面都有人体略图（图2-1）。

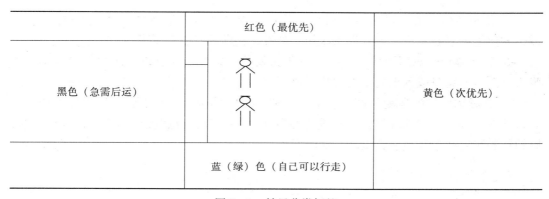

图2-1　柏思分类标签

（四）现场急救区的划分

现场存在成批患者时，最简单、有效的急救区应划分为四个区域（图2-2），以便有条不紊地进行急救。

1. **收容区**　患者集中区。在此区给患者挂上分类卡，并对有生命危险者提供必要的紧急复苏等抢救工作。

2. 急救区　接受红色和黄色标志的危重患者，并提供进一步的抢救，如对休克者建立静脉通道，补充血容量；对心跳呼吸骤停者进行心肺复苏等。

3. 后送区　接受能行走或病情较轻的患者。

4. 太平区　停放死亡者。

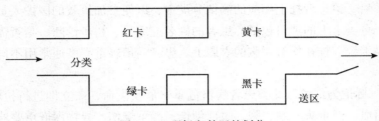

图 2 - 2　现场急救区的划分

（五）分流

根据现场检伤分类，重度伤患者经现场急救处理、生命体征基本平稳后可分流至附近医院或专科医院；中度伤患者经对症处理后可分流至附近的医院；轻度伤患者经一般处理后可分流至住处、暂住点或社区卫生服务中心；死亡者做好遗体处理和善后工作。

三、现场急救护理

在现场初步检伤后，护士应协助医生对伤患者进行相应的急救处理，如安置体位、维持呼吸及循环功能、建立静脉通路、为伤患者松解衣服等。

（一）安置体位

1. 复苏体位　心跳呼吸骤停者，将其置于复苏体位即仰卧位，并放在硬地面上，或在软垫上放置硬木板，解开衣领纽扣、裤带，立即进行心肺复苏。

2. 恢复体位　意识不清者，将其置于恢复体位即侧卧位，以避免分泌物、呕吐物吸入气道引起窒息或舌根后坠引起呼吸道堵塞。

3. 合理体位　根据受伤性质、部位采取合理的体位。大咯血者，取患侧卧位，以防血液流入健侧支气管和肺内，加重呼吸困难；腹痛者，取屈膝半卧位，以放松腹肌；脚扭伤肿胀者，抬高患肢，以利于血液回流、减轻肿胀。

（二）维持呼吸功能

及时清除口、咽和气管内的异物及痰液，保持呼吸道畅通。对呼吸停止者，建立人工气道如行环甲膜穿刺术或气管插管术，应用简易人工呼吸器等。昏迷者采用口咽通气管或用舌钳拉出舌头固定，以防止舌后坠。呼吸困难患者及时给予氧气吸入。

（三）维持循环功能

对心跳呼吸骤停者，立即行胸外心脏按压，建立人工循环。有条件者及时进行心电监护、电除颤。快速建立静脉通道，按医嘱给予药物。在抢救创伤出血、休克等危重伤患者时，静脉输液时尽量选用静脉留置针，并妥善固定。静脉留置针可有效保障伤患者在躁动或体位改变时和转运中的输液安全。

（四）松解或去除患者衣服

在现场处理猝死、创伤、烧伤等患者时，需要适当地脱去某些衣服、鞋、帽，以便于抢救和治疗。尤其对创伤、烧伤等患者，衣服易掩盖创口或出血，且对创面有污染作用。松解患者衣服，需要掌握一定的技巧，操作不当会加重伤情。

1. 脱上衣法　解开衣扣，将衣服尽量推向肩部，背部衣服向上平拉。脱衣袖时，先健侧后患侧，先使健侧手臂屈曲，将肘关节、前臂及手，从腋窝位拉出，脱下一侧衣服，将扣子包在里面，将衣服从颈后平推至对侧。拉起衣袖，使衣袖从另一侧上臂脱出。如患者生命垂危、情况紧急，或穿有套头式衣服较难脱去时，可直接用剪刀剪开衣袖。

2. 脱长裤法　患者取平卧位，解开腰带及裤扣，从腰部将长裤推至髋下，保持双下肢平直，不可随意抬高或屈曲，将长裤拉下脱出。如确知患者无下肢骨折，可抬高小腿，将长裤拉下。

3. 脱鞋袜法　托起并固定住患者踝部，解开鞋带，向下、向前顺足趾方向脱下鞋袜。

4. 脱除头盔法　患者有头部创伤且因头盔妨碍呼吸时，应及时脱去头盔。一人支撑住患者颈部、托住下颌，保持头和脊柱在一条直线；另一人在患者头侧，解开或切断头盔带，用力将头盔两边向外侧扳开，解除夹头的压力，再小心向上、向后移动头盔，即可使头盔脱离患者头部。动作应稳妥、轻柔，以免加重伤情。

（五）配合医生进行现场急救

进一步配合医生做出初步处理，如清创、加压包扎和止血等。一旦病情允许，迅速将患者送往就近的医院或专科医院接受继续治疗。

四、转运和途中监护

患者经过现场急救后，应尽快转运至医院，使其尽早得到专科的治疗和护理。主要使用担架、救护车等转运工具。

（一）常用的转运工具与特点

一般可根据患者不同的病情，结合运输工具的特点与现场实际情况选用合适的转运工具。

1. 担架转运　是灾难急救转运患者最常用的工具，结构简单、轻便耐用，一般不受道路、地形的影响。担架有铲式担架、板式担架、四轮担架、帆布担架等，也可现场用木板、树枝等制作。缺点是转运速度慢、人力消耗大，且易受到气候条件影响。

2. 汽车转运 转运速度快，受气候条件影响小。但易颠簸，易引起患者晕车，出现恶心、呕吐，甚至加重病情，也可影响途中救护工作。

3. 轮船、汽艇转运 轮船转运平稳，但速度慢，易颠簸，引起晕船。汽艇一般作为洪涝灾害时的运输工具。

4. 飞机转运 转运速度快、效率高、平稳，不受道路、地形的影响。但随飞机飞行高度的上升，空气中氧含量减少，氧分压下降，对肺部病变、肺功能不全等患者不利。随着飞机的升降，高空中气压发生变化，会使开放性气胸患者的纵隔摆动，加重呼吸困难；腹部手术的患者可引起或加重腹部胀气、疼痛，缝合的伤口裂开；高空湿度低、气压低对气管切开患者不利等；飞机的噪声、震动、颠簸也可引起患者晕机、烦躁、恶心和呕吐等。

（二）转运中的注意事项

1. 合理安置患者体位 根据不同的运输工具和病情安置患者体位。一般取平卧位；恶心、呕吐者，取侧卧位，以防呕吐物吸入气管引起窒息；昏迷者，将头偏向一侧，以防舌后坠或分泌物阻塞咽喉与气道，必要时将舌牵出；胸、肺部损伤者，可用支架或被褥将背部垫起或取半卧位，以减轻呼吸困难；心脏病患者出现心力衰竭、呼吸困难时可采取坐位，以保持呼吸通畅；下肢损伤者，抬高下肢，以减轻肿胀；颅脑损伤、高血压脑出血患者，可适当垫高头部，以降低颅内压力。

2. 保障担架转运安全 担架行进时，患者头部在后，下肢在前，以便随时观察患者面色、表情，有无呼吸困难，有无缺氧等症状。行进途中，担架员的步调力求协调一致、平稳。最好在担架上固定两条保险带，将伤员胸部和下肢与担架固定在一起，注意松紧适宜。上下楼梯时保持担架平衡，尤其是狭窄楼道拐弯处，防止伤员摔伤。

3. 保障飞机转运安全 高空中温度、湿度较地面低，飞机转运时要注意加强患者呼吸道的湿化，如气管插管患者应配备雾化器，防止气道分泌物黏稠结痂，阻塞气道。气管导管气囊注气量要适当减少，以避免高空中气压降低，导致气囊膨胀，压迫气管黏膜壁引起缺血坏死。在飞机转运时，一般患者横放，休克患者头朝向机尾，以免飞行中引起脑缺血；颅脑外伤致颅内高压者应在骨片摘除减压后再空运；脑脊液外漏的患者应用多层无菌纱布加以保护，以免空中气压低引起脑脊液外漏，导致逆行感染；腹部外伤患者行胃肠减压术后再空运。

4. 保障特殊患者转运安全 疑有脊柱损伤者，搬运时保持脊柱轴线稳定，将其身体固定在硬板担架床上，随时观察生命体征变化。怀疑有颈椎损伤者，根据患者颈围的大小、颌底部至胸骨顶的距离选择合适尺寸的颈托或头部两侧固定沙袋，并加以制动保护，运送途中尽量避免颠簸。怀疑胸腰椎损伤者，应由 3～4 人完成搬运，使患者脊柱保持平直，严防躯干前屈或扭转，并将患者安置在硬担架床上。

（三）途中监护

1. 监测和观察病情 密切观察患者的意识、体温、脉搏、呼吸、血压，必要时使用便携式多功能监护仪监测患者的生命体征、血氧饱和度及心电活动。

2. 合理应用救治设备　根据患者病情，合理应用简易人工呼吸器、呼吸机、除颤仪等救治设备。

3. 做好各种管道的护理　保持输液管、导尿管、胸腔及腹腔引流管等管道通畅，防止因途中颠簸或患者烦躁发生管道脱出。

4. 配合医生实施各种急救技术　根据患者情况，及时给予心肺复苏、电除颤、气管插管、静脉穿刺、胸腔穿刺引流等。

患者转送至医院后，要与急诊科的医护人员做好交接班工作。对病史、已采取的急救措施、所用药物、各种留置管道以及目前病情等详细交班，保证患者治疗护理的连续性。

附：电话呼救的技巧

电话呼救是求救于附近急救站、医疗单位、有关领导机关等，是急救中的重要措施之一。我国统一的医疗急救电话号码是"120"。若在场目击者只有一人，患者呼吸、心跳停止，先心肺复苏1~2分钟再尽快拨打电话呼救；若现场有多人，呼救及急救同时进行。电话呼救时应掌握以下技巧：

1. 牢记急救电话"120"。必要时查询附近医疗单位的电话号码，以获得紧急外援。

2. 清楚说明呼救人电话号码、姓名，伤患者姓名、性别、年龄和联系电话。如病伤者为儿童，还应将其家长姓名、电话告诉接线员。

3. 详细说明伤患者的确切地点，尽可能清楚说明现场周围明显标记和通往出事地点的最佳通路等。

4. 告诉接线员目前伤患者最紧急的情况，如昏迷、大出血、呼吸困难等。

5. 说明灾害事故或突发事件造成伤害的原因、性质、程度、受伤人数等，现场已采取的救护措施。

6. 如病伤者为独自一人，神志清楚时，拨通"120"后，同样把详细地址、姓名、病情等告诉对方，或呼救邻居速来协助。

【思考题】

1. 院前急救的概念及原则是什么？

2. 现场如何快速评估危及患者生命的病情？

第三章　医院急诊救护

第一节　急诊科的任务与设置

急诊科是急救医疗服务体系（EMSS）的重要组成部分，是重症患者最集中、病种最多、抢救和管理任务最重的科室，是所有急诊患者入院治疗的必经之路。综合医院急诊科设有内、外、妇、儿、五官等专科诊室。因此，急诊科的工作可以说是医院总体工作的缩影，直接反映了医院的急救医疗、护理工作质量和人员素质水平。

20 世纪 90 年代的急诊科突出了科室的特色和融入了重症监护的优势，因而在现代急救医疗体系中占有重要地位。21 世纪现代急诊医学科已发展为集急诊、急救与重症监护三位一体的大型的急救医疗技术中心和急诊医学科学研究中心，可以对急危重症患者实行一站式无中转急救医疗服务，被喻为现代医学的标志和人类生命健康的守护神。

一、急诊科的任务

（一）急诊

急诊科首要且主要的任务是对就诊的患者进行及时有效的诊疗、处置和护理，要求 24 小时随时应诊，急诊护士负责接收、分诊、参与救治和护理。

（二）急救

对危及生命的急危重症患者，进行及时有效的抢救；承担灾害、突发公共卫生事件患者的现场抢救、安全转运等急救任务；制定常见急症的抢救流程和处置预案。

（三）培训

加强急诊科教学管理，合理安排实习、进修、带教计划，申报继续教育项目，举办学习班，对急救专业医护人员进行专业培训，强化急救专业人才的培养。

（四）科研

开展急诊救护的科学研究工作。针对各种急症病因、发病机制、病程、诊断、抢救、护理及管理等方面开展科学研究，进一步提高急诊救护质量。

二、急诊科的设置

（一）专业设置

急诊专业设置应根据医院所处的地理位置、医院技术专长和卫生行政任务等确定。一般综合性医院应设立内、外、妇、儿科、五官等专科诊室，实行 24 小时应诊制。有条件的医院根据具体需要可增设神经内科、神经外科、骨伤科等，成立集急诊、急救与重症监护三位一体的大型急救医疗技术中心。

（二）人员组成

急诊科需依据本地区、本单位急诊工作任务、特点和规律等配备医护人员，具体考虑到每日就诊人次、病种和急诊科医疗和教学功能等。卫生部关于印发（卫医政（2009）50 号）《急诊科建设与管理指南（试行）》中，对急诊科人员配备提出具体要求：医护人员要有足够数量，且受过专门训练，能掌握急诊医学的基本理论、基础知识和基本技能，具备独立工作的能力。急诊科根据需要配备适量卫生员、担架员、安全保卫人员及相关医技人员等。

1. 急诊科人员组成　急诊科为独立科室，直接隶属院长领导，实行科主任负责制。

（1）管理人员　三级综合医院急诊科主任应由具备急诊医学副高以上专业技术职务任职资格的医师担任。二级综合医院的急诊科主任应当由具备急诊医学中级以上专业技术职务任职资格的医师担任。急诊科主任负责本科的医疗、教学、科研、预防和行政管理工作，是急诊科诊疗质量、患者安全管理和学科建设的第一责任人。三级综合医院急诊科护士长应当由具备主管护师以上任职资格和 2 年以上急诊临床护理工作经验的护士担任。二级综合医院急诊科护士长应当由具备护师以上任职资格和 1 年以上急诊临床护理工作经验的护士担任。护士长负责本科的护理管理工作，是护理质量的第一责任人。

（2）急诊医师　应有固定的急诊医师，且不少于在岗医师的75%，医师梯队结构合理。除正在接受住院医师规范化培训的医师外，急诊医师应当具有 3 年以上临床工作经验，具备独立处理常见急诊病症的基本能力，熟练掌握心肺复苏、气管插管、深静脉穿刺、动脉穿刺、电复律、呼吸机、血液净化及创伤急救等基本技能，并定期接受急救技能的再培训，再培训间隔时间原则上不超过 2 年。

（3）护理人员　急诊科应当有固定的急诊护士，且不少于在岗护士的75%，护士结构梯队合理。急诊护士应当具有 3 年以上临床护理工作经验，经规范化培训合格，掌握急诊、危重症患者的急救护理技能，常见急救操作技术的配合及急诊护理工作内涵与流程，并定期接受急救技能的再培训，再培训间隔时间原则上不超过 2 年。

2. 急诊室　规模不大的医院设立急诊室，实行业务副院长负责制，由门诊部指派 1 名副主任主管急诊工作。急诊室护理人员相对固定，各临床科室要选派专人负责急诊工作和急诊值班，要由有临床经验的医师定期轮流值班，以保证急诊急救的工作质量。

3. 急诊科护理人员编制　一般情况急诊抢救护理人员与全院病床之比为 1：100～1.5：100，急诊观察室护理人员与观察床之比为 1：2～1：3，EICU 护理人员数与床位数之比为 2.5：1～4：1。

（三）位置与布局

急诊科应独立或相对独立成区，位于医院的前部或一侧。位置与布局从应急出发，以方便急诊患者就诊，快捷、安全，利于预防和控制医院感染为原则。路标和标志必须醒目，日间有指路标志、夜间有指示灯指明，以方便和引导患者就诊。急诊科入口应当通畅，设有无障碍通道，方便轮椅、平车出入，并设有救护车专用通道和停靠处。有条件的可分设普通急诊患者、危重伤患者和救护车出入通道。

1. 急救绿色通道　即急救绿色生命安全通道，指对急危重症患者实行优先抢救、优先检查、优先办理住院的原则，先行急救处理再补办手续。

急诊科应有专门与手术室、重症医学科等相连接的院内紧急救治绿色通道，标识应清楚明显。

2. 辅助设施布局　急诊科各项设施配备齐全，才能保证运行通畅。在设置布局时，可采用门、急诊共用较大的辅助科室，使资源充分利用，一般急诊系统中应设有挂号室、收费室、急诊药房、住院处、急诊超声室、急诊影像科、心电图室、检验科等辅助部门。

3. 基础设置与布局　急诊科接诊的患者多是突发性急危重症，一切医疗护理活动过程均以"急"为中心，各种设施与布局以方便急救为原则。

（1）分诊室（大厅）　或称预检室，是急诊患者就诊候诊的第一站，应标志清楚、宽敞，利于患者或家属短暂停留或候诊。备有诊台、常用医疗器械及各种急诊登记表格等，设有一定数量的候诊椅、电话传呼系统、信号灯、洗手设施等，有条件的分诊台与各诊室间设有遥控对讲、电脑系统等装置，以便及时与应诊医生联系及组织急救。

（2）诊室　综合性医院设有内科、外科、妇产科、儿科、五官科等专科诊室。儿科诊室要与成人诊室隔离分开，避免交叉感染。

（3）抢救室　要求空间宽敞，照明充足。室内根据各专科特点配备抢救所需的器械、药品及物品，并处于完好备用状态。抢救床最好是可移动、可升降的多功能抢救床，每床配有隔帘、氧气、中心吸引等装置。

（4）治疗室　设在各诊室的中心部位。室内设有诊察床、治疗车等治疗用物，设有空气消毒及照明等设备。

（5）清创室或急诊手术室　应与抢救室、外科诊室相邻，内设诊查床、清创台或手术床，清创或手术物品准备齐全，如各种消毒液、清创缝合包、敷料、无影灯等。外伤患者视病情轻重进行清创处理或急救手术处理。

（6）隔离诊室　有条件的医院应设置隔离诊室，并配有专用厕所。遇到传染病或疑似传染病患者时，护士应及时通知专科医师到隔离室诊治患者，凡确诊为传染病者应及时转送到传染科或传染病医院诊治，必要时进行隔离治疗。

（7）观察室 急诊科应根据急诊患者流量和专业特点设置观察床，收住需要临时留院观察的患者，观察床数量根据医院承担的医疗任务和急诊患者量确定，一般可按照医院总床位数的 5% 设置。观察室的管理及设备基本与普通病房相同。

（8）急诊重症监护室（Emergency Intensive Care Unit，EICU） 有条件的医院应设置急诊重症监护室，接收急诊科诊断不明、生命体征不稳定、暂时不能转运等危重患者。最好与急诊抢救室毗邻，以便资源充分利用，床位数设置一般根据医院的急诊量、危重患者数以及医院其他科室有无相关 ICU 等决定。一般以 4 ~ 6 张床为宜，每床使用面积不少于 $15m^2$，床间距大于 1 米；最少配备一个单间病房，使用面积不少于 18 m^2，用于收治隔离患者。布局、人员及监护治疗等设置与重症医学科一致。

（四）器材与药品

1. 仪器设备 急诊科需配备各种抢救、监护设备、辅助检查设备、手术设备、出诊救护车设备等急救仪器设备。

2. 抢救室急救药品 心脏复苏药物；呼吸兴奋药；血管活性药、利尿及脱水药；抗心律失常药；镇静药；止痛、解热药；止血药；常见中毒的解毒药、平喘药、纠正水电解质酸碱失衡类药、各种静脉补液液体、局部麻醉药、激素类药物等。

第二节 急诊护理工作制度与工作流程

一、工作制度

急诊科应结合工作实际制定适合本部门的制度及切实可行的抢救流程和处置预案、急救技术操作规程、质量标准等。医院应制定急诊工作制度、首诊负责制度、预检分诊制度、急诊抢救制度、急诊留观制度、急诊监护室工作制度、急诊值班制度、急诊查房制度、疑难与死亡病例讨论制度、消毒隔离制度、医疗设备仪器管理制度、出诊抢救制度和重大突发事件呈报制度等，使工作规范，有章可循。

二、工作流程

急诊护理工作流程分为接诊、分诊及处理三部分（图 3 - 1）。

（一）接诊

患者到达急诊科后，护士应立即查看病情。一般急诊患者可坐着候诊，对救护车等运输工具送来或危重急症患者，应立即主动到急诊科门口接应，根据病情安置患者到不同就诊区域。就诊过程中，护士要主动热情，密切观察病情变化。

（二）分诊

病情评估是急诊分诊工作的重中之重，快速评估一般需在 2 ~ 5 分钟内完成。评估原则：重点突出、紧急评估及快速分类。护士要熟练运用诊断检查（望、闻、问、切等）方法，尽可能多的收集有关病情的资料，不要忽视潜在危险因素。

1. 分诊评估的手段与技巧

（1）分析患者主诉　分诊护士要对患者强调的症状和体征进行分析，但不做诊断。除耐心听取主诉外，通过问诊了解患者主诉及症状表现的程度，通过望诊观察患者面色有无苍白、发绀，有无颈静脉怒张等；通过触诊去了解皮肤温度及疼痛部位、疼痛程度等；通过触诊去摸脉搏、了解心率、心律变化；通过闻诊去闻患者有无异常气味，如酒精味、伤口气味等。

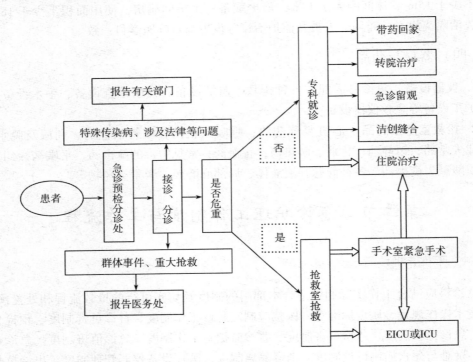

注明：　➡　需要护理人员护送交接

图 3-1　急诊预检分诊流程

（2）SOAP 公式的应用　Larry Weed 的 SOAP 公式是四个英文单词第一个字母组成的缩写，公式易记，适用于评估患者病情，制定护理计划。

S（Subjective，主观感受）：收集患者的主观感受资料，即主诉及伴随症状。

O（Objective，客观现象）：收集患者的客观资料，即阳性体征。

A（Assess，估计）：将收集的资料进行综合评估、分析，得出初步判断。

P（Plan，计划）：根据判断结果，进行专科分诊，按轻、重、缓、急有计划的安排就诊。

（3）PQRST 公式应用　PQRST 公式是五个英文单词的第一个字母组成的缩写，适用于疼痛的患者。

P（Provokes，诱因）：疼痛发生的诱因及加重与缓解的因素。

Q（Quality，性质）：疼痛的性质如绞痛、钝痛、刀割样痛、针刺样痛、灼烧样痛等。

R（Radiates，放射）：有无放射痛，向哪些部位放射。

S（Severity，程度）：疼痛的程度如何，若把无痛到不能忍受的疼痛用 1～10 的数字来比喻，相当于那个数的程度。

T（Time，时间）：疼痛开始、持续、缓解、终止的时间。

（4）清醒程度评估法 分诊时清醒程度包括患者的意识水平、瞳孔大小和反应性。

AVPU 方法是一种描述意识的简单方法，更适合对急危重症患者进行评估：A. 警觉（Alert）；V. 对声音刺激的反应（Responds vocal stimuli）；P. 只对疼痛有反应（Responds only painful stimuli））；U. 无反应（Unresponsive）。

（5）创伤评估法 对患者的评估包括初步评估和进一步评估。①初步评估：A. 颈椎制动和气道维持（Airway）；B. 检查呼吸和通气（Breathing）；C. 检查循环、控制出血、建立循环（Circulation）；D. 神经系统状况（Disability）；E. 暴露和环境控制（Exposure/environment control）。②进一步评估：从头到脚评估步骤。

2. 分诊评估的内容

（1）一般情况评估 生命体征；意识状态；皮肤情况等。

（2）不同患者的评估重点 ①头部外伤或脑血管意外患者评估有无颅内高压症状、意识及瞳孔变化；②外伤患者应评估头、颈、胸腹、脊柱、骨盆、四肢情况及有无出血；③急腹症患者应评估腹痛的性质、部位、持续时间及有无伴随症状；④疼痛患者按照 PQRST 评估，鉴别一般疼痛与心绞痛和心肌梗死；⑤昏迷患者要详细询问现病史、既往史，评估是否为脑血管意外、中毒、肝性脑病、低血糖昏迷等。

（三）处理

对急诊患者经评估、分诊后，根据病种和病情，给予及时、合理的处置。

1. 一般患者的处理 视病情分别将患者收住专科病房、急诊观察室或离院。

2. 急危重症患者处理 病情危急的患者立即实施抢救，或进入急诊重症监护病室（EICU）进行监护。

3. 传染患者处理 对疑似传染病患者进行隔离，确诊后及时转入相应病区或转传染病医院进一步处理，同时做好传染病报告工作及消毒隔离措施。

4. 批量患者处理 遇到批量患者就诊时，立即启动相关应急预案，护士应积极参与配合抢救。

5. 特殊患者处理 因交通事故、吸毒、自杀等涉及法律问题者，给予相应处理的同时应立即通知有关部门；无家属的患者应先处理，同时报告医院相关部门，设法找到其家属或单位。

6. 患者转运处理 病重者需辅助检查、急诊住院、转 ICU、急诊手术或转院等途中均须由医护人员陪送、监护，备常规急救物品，并做好交接工作。

7. 终末消毒处理 按规定要求做好用物、场地、空间的清洁消毒工作以及排泄物的处理。

8. 做好记录 在急诊患者的处理中应及时做好各项记录，执行口头医嘱时，应复述两次，经 2 人核对正确无误后方可用药。护理文书撰写要求规范、清楚，并在 6 小时内补写完毕，做好交接工作。

9. 危重患者的交班 护士应对急危重症患者进行床边交接班，详细交接病情、治疗、护理，还应交接有关抢救设备仪器的完好情况，如呼吸机、心电监护仪及除颤器等。

第三节　急救仪器设备的配置、维护与管理

一、基本配置

1. 抢救、监护设备 心电图机、起搏/除颤仪、心脏复苏机、简易呼吸器、呼吸机、多参数多功能监护仪、负压吸引设备、供氧设备、洗胃机，血压计、输液泵、护理用具（充气式床垫、升降温机、输液治疗车）等，有条件的医院可配备血液净化设备和快速床旁检验设备。

2. 手术设备 心电监护除颤仪、麻醉机、多功能手术床、无影灯、双极电凝器，显微镜、CO_2 激光刀等急救手术器械。

3. 辅助检查设备 血气分析仪、B 超机、快速血糖仪、三级综合医院还应配备便携式超声仪和床旁 X 线机。

4. 出诊救护车设备 便携式监护仪、车载除颤仪、车载呼吸机、氧气装置、吸引器、出诊箱（内放各类急救药品、物品等）。

二、维护与管理

1. 医院医疗器械维修处（或医工科）对急诊科医疗设备设立仪器总账目，急诊科应设有分账，要求账目清楚、账物相符。

2. 专人保管，妥善使用。一般由一位护士负责管理，按不同仪器管理要求进行每日、每周或每月一次清点，并检查仪器运转情况，使之处于完好备用状态。

3. 所有贵重仪器设备均应制定仪器操作流程，将流程图连同使用登记本挂在仪器旁，便于正确使用及记录。新购进仪器需进行调试合格后方可投入使用，并由设备处（或医工科）与急诊科共同提出"三定标准"（定使用寿命、定收费标准、定使用效率）。

4. 每次使用前先检查仪器运转是否正常，操作中严格执行各项仪器操作规程。操作后要切断仪器电源，擦拭干净，并进行必要的消毒处理，保持备用状态，并明确标识。

5. 急诊科护理人员应熟练掌握抢救仪器的性能、适应证、使用方法和注意事项等，

未经训练的人员不得随意使用仪器。

6. 医疗设备管理人员要定期检修，尤其是贵重、精密仪器，要及时调试不常使用的设备。

7. 各类仪器要求定位放置。保养要做到防潮、防震、防热、防尘、防腐蚀、定期保养，如有腐蚀性溶液粘附在机器上应立即擦拭干净。

【思考题】

1. 某综合型医院急诊科的护士值班时，接到急救电话，在高速路上出现了车祸，有 4 名伤员将转入急诊科救治，如何进行接诊、分诊及评估处理？

2. 某综合型医院编制床位 300 张，需要成立急诊科，你认为如何完善急诊科的建设与管理？

第四章　心跳呼吸骤停与心肺脑复苏

心跳呼吸骤停是指患者的心脏正常或无重大病变的情况下，受到严重的打击，致使心跳呼吸突然停止，有效循环功能立即丧失，大动脉搏动与心音消失，全身重要器官特别是脑的严重缺血与缺氧，出现意识丧失、瞳孔散大等系列症状，此时患者处于"临床死亡"期。如心肺脑复苏（Cardio – Pulmonary – Cerebral Resuscitation，CPCR）措施及时、有效，其存活率高达70%～80%。

慢性病患者在终末期，多数也表现为心脏停搏，少数为呼吸先停止，这类死亡属于生命的自然终止，是"生物学死亡"而无法挽救。

心肺脑复苏（CPCR）的目的在于保护脑、心和肺等重要脏器不致达到不可逆的损伤程度，并尽快恢复自主呼吸和循环功能。标准的 CPCR 包括基础生命支持、进一步生命支持和延续生命支持。关于心跳呼吸骤停后机体的病理生理改变的研究已取得重大进展，心肺脑复苏（CPCR）的最终目的是使脑的功能及生命力恢复。心跳呼吸骤停与中医的"猝死"相类似。

第一节　概　述

【心跳呼吸骤停的原因】

导致心跳呼吸骤停的原因可分为两大类，心源性原因和非心源性原因。

1. 心源性原因　因心脏本身的病变所致，是导致心跳呼吸骤停最常见最重要的原因，其中以冠心病最为常见，约占80%，其余20%是由其他心血管疾病所引起。

（1）**冠状动脉粥样硬化性心脏病**　急性冠状动脉供血不足或急性心肌梗死常引发室颤或心室停顿，是成人猝死的主要原因，由冠心病所致的猝死，男女比例为 3～4：1，大多发生在急性症状发作 1 小时内。

（2）**心肌病变**　急性病毒性心肌炎及原发性心肌病常并发室性心动过速或严重的房室传导阻滞，易导致心跳呼吸骤停。

（3）**主动脉疾病**　主动脉瘤破裂、夹层动脉瘤、主动脉发育异常，如 Marfan 综合征，先天性主动脉瓣狭窄等。

（4）**其他**　Brugada 综合征、高血压心脏病、肺动脉栓塞、心包疾病、Q–T 间期

延长综合征等

2. 非心源性原因　因其他疾患或因素影响到心脏所致。

（1）严重的电解质紊乱与酸碱平衡失调　严重的钾代谢紊乱易导致心律失常的发生而引起心跳呼吸骤停。高血钾时可引起心室内传导阻滞、心室自主心律或缓慢的心室颤动而致心跳呼吸骤停；严重低血钾可引起多元性室性期前收缩，反复发作的短阵性心动过速、心室扑动和颤动，均可导致心跳呼吸骤停。血钠过低和血钙过低可加重高血钾的影响，酸中毒时细胞内钾外移，减弱心肌收缩力，又使血钾增高，低血镁可加重低钾血症的表现。严重的高血钙可致传导阻滞、室性心律失常甚至发生室颤，严重的高血镁可引起心脏停搏。

（2）呼吸停止　如气管异物，烧伤或烟雾吸入致气道组织水肿；溺水和窒息等所致的气道阻塞；脑卒中、巴比妥类等药物过量及头部外伤等均可导致呼吸停止。此时气体交换中断，心肌和全身器官组织严重缺氧，引起心跳呼吸骤停。

（3）药物中毒或过敏　锑剂、氯喹、洋地黄类、奎尼丁等药物的毒性反应可致严重心律失常引起心跳呼吸骤停。

（4）电击、雷击或溺水　电击伤可因强电流通过心脏引起心搏骤停。强电流通过头部，可引起生命中枢功能障碍，导致呼吸和心跳停止。溺水多因氧气不能进入体内进行正常气体交换导致窒息。

（5）麻醉和手术意外　呼吸道管理不当、麻醉剂量过大、硬膜外麻醉药物误入蛛网膜下隙、肌肉松弛剂使用不当、低温麻醉温度过低、心脏手术等，可引起心跳呼吸骤停。

（6）其他　某些诊断性操作如血管造影、心导管检查，某些疾病如急性坏死性胰腺炎、脑血管病变等，也可能引起心跳呼吸骤停。

【分型】

根据心脏活动情况及心电图表现，心搏骤停可表现为心室颤动、心室静止和心电－机械分离等心电图类型。

1. 心室颤动（Ventricular Fibrillation，VF）　又称室颤。心肌发生不协调、快速而紊乱的连续颤动。心电图表现为 QRS 波群消失，代以连续而快慢不规则、振幅不一的心室颤动波，频率为 200～400 次/分。在心跳骤停中，心室颤动最为多见，约占 90%。若张力强，振幅大者为"粗颤"，电复律的成功率高；若张力弱，振幅小者为"细颤"，则电复律的可能性小，多为心室静止的前兆。（图 4-1）。

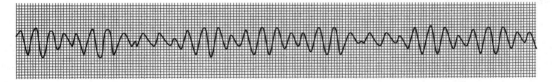

图 4-1　心室颤动

2. **心室静止（Ventricular Standstill，VS）或心室停搏** 心肌完全失去电活动能力，心电图呈等电位或仅见房性 P 波。常发生在室上速进行颈动脉按压或行直流电击后，也可发生于心室搏动、心室颤动和严重逸搏后。（图 4 - 2）。

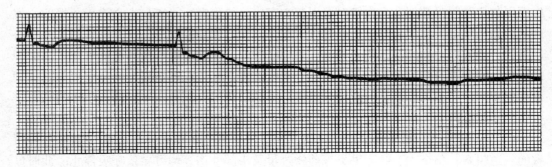

图 4 - 2 心室静止

3. **心电 - 机械分离（Electro - Mechanical Dissociation，EMD）** 心脏处于"极度泵衰竭"状态，无心搏出量。心电图呈正常或宽大畸形、振幅较低的 QRS 波群，频率多在 30 次/分以下。血压及心音均测不到，是死亡率极高的一种心电图表现。（图 4 - 3）。

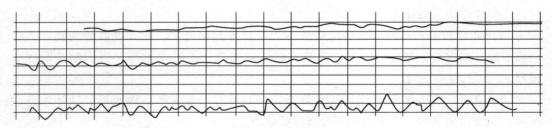

图 4 - 3 心电 - 机械分离

【病情评估】

1. 临床表现

心搏骤停后，血液循环立即停止，由于脑组织对缺氧最敏感，因此，临床上以神经和循环系统的症状最为明显，具体表现为：

（1）意识突然丧失或伴有短阵抽搐，面色苍白，兼有青紫。

（2）颈动脉搏动消失。

（3）双侧瞳孔散大，对光反射消失。

（4）心音消失。

（5）血压测不出。

（6）呼吸断续，呈叹息样，后即停止。

（7）大小便失禁。

2. 病情判断

可靠且出现较早的临床征象是意识丧失伴大动脉搏动消失，大动脉一般选择颈动脉，切勿依靠听诊器反复听，更不应用心电监护仪来判断而延误时间。只要意识丧失和大动脉搏动消失这两个征象存在，心搏骤停的诊断即可成立，应立即进行急救。

其他表现如瞳孔散大也是重要的表征，但有其他影响因素，如吞服大量有机磷农药，虽已心搏骤停，但瞳孔并不立即散大；相反如已用了大量阿托品抢救，心脏并未停搏，瞳孔却可以散大。心搏骤停后，由于中脑部分尚存有含氧血液，可以短时间刺激呼吸中枢，因此，尚能维持数秒、甚至数十秒的呼吸。

【心跳呼吸骤停后的病理生理特点】

1. 体内主要器官对无氧缺血的耐受力

正常体温时，心肌和肾小管不可逆的无氧缺血损伤阈值约为 30 分钟。肝细胞可以支持无氧缺血状态约 1 ~ 2 小时。肺组织由于氧可以从肺弥散至肺循环血液中，所以肺能够维持较长时间的代谢。脑组织各部分的无氧缺血耐受力不同，其中大脑为 4 ~ 6 分钟，小脑 10 ~ 15 分钟，延髓 20 ~ 30 分钟。

2. 无氧缺血时细胞损伤的进程

（1）心搏骤停后，循环停止，如果立即采取抢救措施，使组织灌流量能够维持在正常血供的 25% ~ 30%，大多数组织细胞和器官，包括神经细胞均能通过低氧葡萄糖分解获得最低需要量的 ATP。心脏搏动恢复性很大，脑功能也不会受到永久性损伤。

（2）如果血供量只达到 15% ~ 25%，组织细胞的葡萄糖供应受到限制，氧也缺乏，ATP 合成受到严重影响，含量降低。如果心脏搏动未能恢复，组织灌流量也未能增加，ATP 就会耗竭，正常细胞内环境稳定被严重破坏。此时如果再加大组织灌流，反而会加剧组织细胞的损伤，即"再灌注损伤"。

（3）如果组织灌注只维持在正常血供的 10% 以下，ATP 会迅速耗竭，合成和分解代谢全部停顿。此时蛋白质和细胞膜变性，线粒体和细胞核破坏，胞浆空泡化，溶酶体大量释出，细胞坏死。

第二节　心肺脑复苏的起源与发展

【心肺脑复苏概念的形成】

对处于濒死阶段的危重患者实施抢救性医疗措施称为复苏术。针对心搏骤停的抢救，人们在 20 世纪 50 年代和 60 年代期间逐步形成现代心肺复苏方法，它的出现挽救了众多呼吸、心跳骤停的人们的生命。1956 年首次记载除颤器的应用，电除颤重新转复心脏的正常节律掀开了医学史上崭新的一章。1958 年，研究者提出了对心搏骤停患者实行口对口人工呼吸的方法。1960 年 Kouwenhoven 首先创立并倡导"不开胸心脏按压术"，开创了以胸外心脏按压为基础的心肺复苏术（Cardio - Pulmonary Resuscitation，CPR）。此后各国先后制定了内容大致相同的成人心肺复苏术标准和指南。1979 和 1985 年又制定和完善了小儿心肺复苏术。但接受现场 CPR 且存活者中约 10% ~ 40% 遗留明显的永久性脑损害。这一事实引起人们对脑保护及脑复苏的重视，推动了脑复苏的研究和实施，将 CPR 扩展为 CPCR，包括心、肺、脑复苏 3 个主要环节。完整的心肺脑复苏是指对心搏骤停患者采取的使其恢复自主循环和呼吸，并尽早加强脑保护的紧急医疗救治措施。

【心肺脑复苏理论的发展】

医学专业人员学习 CPCR 和实践已有 40 多年的历史。美国心脏协会（AHA）1974年制定了心肺复苏指南，并在医学发展的进程中逐步完善 CPCR 的内容，将其应用于 CPCR 主要机构和高等急救培训教程，为救助者和急救人员提供了有效、科学的救治建议，指导挽救了众多的心血管急症患者。

目前的 CPCR 理论，以三阶段九步骤法最具代表性。

1. 三阶段九步骤法

这一复苏程序和方法认为无论何种原因引起的心搏、呼吸骤停，其处理原则大致相同。首要的任务是尽快建立有效循环，提高心输出量。为便于讲述及记忆，将心肺脑复苏过程分为三阶段九步骤；

（1）基础生命支持（Basic Life Support，BLS）：是指紧急供氧期，包括：C - Circulation，循环支持；A - Air way，开放气道；B - Breathing，呼吸支持。

（2）进一步生命支持（Advanced Life Support，ALS）：也称高级生命支持，是指恢复自主循环和稳定心肺系统期，包括：D - drug，给药；E - Electrocardiograph，心电图；F - Fibrillation treatment，除颤。

（3）长期生命支持（Prolonged Life Support，PLS）：也称持续生命支持，是指长期复苏的复苏后强化护理，包括：G - Gauging，估计可治性、判断死因；H - Human mentation，保持和恢复人的智能活动；I - Intensive care，强化监护。

现场即刻开始实施 C、A、B 复苏措施是心肺脑复苏能否成功的关键，因而把第一期 C、A、B 三个步骤归为现场心肺复苏术（CPR 技术）。

2. CAB 顺序 在三阶段九步骤法的基础上，AHA 在 2010 年公布了最新心肺复苏指南，此指南调整了 CPR 传统的三个步骤，从原来的 A - B - C 改为 C - A - B。2010 心肺复苏指南强调，复苏时首先进行循环支持，理由是：

（1）绝大多数心搏骤停发生在成人，而在各年龄段的患者中发现心脏骤停者 CPR 存活率最高均属被目击的室颤或无脉搏性室性心动过速（VT）患者。这些患者 CPR 早期最关键要素是胸外按压和电除颤。

（2）在 A - B - C 程序中，当施救者开放气道进行口对口人工呼吸、寻找防护装置或者收集并装配通气设备的过程中，胸外按压往往会被延误。改为 C - A - B 程序可以尽快胸外按压，同时能尽量缩短因通气延误时间。

（3）目前认为，影响现场参与心肺复苏的一个障碍是 A - B - C 程序，该程序的第一步，即开放气道并进行人工呼吸被施救者认为是最困难的步骤，如果先进行胸外按压，可能会鼓励更多施救者立即开始实施心肺复苏。

3. **生存链**（Chain of Survival）　1990 年 AHA 介绍了一种心搏骤停患者的治疗模式，称为"生存链"，包括四个部分。2010 年该协会将"生存链"在原来的基础上增加了一个，包含以下五个部分（图 4 - 4）：

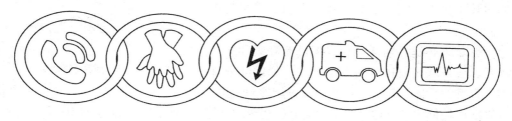

图 4 - 4　生存链五环

（1）立即识别心脏骤停并启动急救系统。

（2）尽早进行心肺复苏，着重于胸外按压。

（3）快速除颤。

（4）有效的高级生命支持，包括尽早提供呼吸支持、血管活性药物使用及生命监护等医疗支持。

（5）综合的心脏骤停后治疗，强调采用多学科的程序，主要包括优化血流动力、神经系统和代谢功能（包括低温治疗）。

第三节　心肺脑复苏的一般程序和方法

【基础生命支持】

基础生命支持（BIS）又称初期复苏处理或现场急救。其主要目标是向心、脑及全身重要器官供氧，包括：C（Circulation）建立有效循环；A（Airway）开放气道；B（Breathing）人工呼吸。

1. 判断、启动急救医疗服务系统

（1）**判断患者反应**　在判定事发地点易于就地抢救后，急救人员在患者身旁快速判断有无反应。可轻拍或摇动患者，并大声呼叫。摇动肩部不可用力过重，以防加重骨折等损伤。如果患者有头颈部创伤或怀疑有颈部损伤，切勿轻易搬动，以免加重损伤。同时应快速检查是否呼吸消失（包括喘息）。

（2）**检查循环**　检查颈动脉搏动。方法是患者头部后仰，急救人员一手按住前额，用另一手的食、中指找到气管，两指下滑到气管与颈侧肌肉之间的沟内即可触及颈动脉。

（3）**启动急救医疗服务系统**　一旦判定患者意识丧失、无循环（10 秒钟内），急救人员应立即呼救，呼喊附近的人参与急救或帮助拨打当地的急救电话启动急救医疗服务系统，同时立即实施心肺复苏。急救者应位于患者一侧，或两人分为两侧，便于急救时人工通气和胸外按压。

2. 患者体位

（1）复苏体位　患者平卧于平地或硬板上，如患者面朝下，应将其整体翻转，注意头、肩、躯干应同时转动，避免躯干扭曲，将双上肢放置于身体两侧。

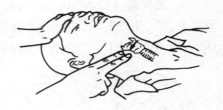

图4-5　触摸颈动脉

（2）恢复体位　对无反应，但已有呼吸和循环的患者，应采取恢复体位，即侧卧位。如继续取仰卧位，患者的舌体、黏液、呕吐物有可能梗阻气道。

采取何种体位，可遵循以下原则：①患者尽量取正侧位，头部侧位便于引流；②体位应该稳定；③避免胸部受压，影响呼吸；④侧向易检查到颈部脊髓损伤并易使患者恢复到仰卧位；⑤应易于观察通气情况和气道管理；⑥体位本身不应造成患者进一步损伤。如患者有创伤或怀疑其有创伤，只有在气道难以维持通畅时，才转动患者体位开放气道。对肢端血流受损的患者，要密切监护，若患者恢复体位超过30分钟，要将身体转动到另一侧，以免造成肢体压伤。

3. 胸外心脏按压

人体的胸廓有一定弹性，胸骨和肋软骨交界处可因受压而下陷。因此当按压胸骨时，对位于胸骨和脊柱间的心脏产生直接压力，引起心室内压力的增加和瓣膜的关闭，主动脉瓣、肺动脉瓣开放，使血液流向肺动脉和主动脉，在按压松弛期，静脉血回流至右心房，二尖瓣开放，左心室充盈，此为"心泵机制"。而"胸泵机制"认为：胸外心脏按压时，胸廓下陷，容量缩小，使胸膜腔内压增高并平均地传至胸廓内所有大血管，由于动脉不萎陷，动脉压的升高全部用以促使动脉血由胸腔内向周围流动，而静脉血管由于两侧肋骨和肋软骨的支持，回复原来位置，胸廓容量增大，胸膜腔内压减小，当胸膜腔内压低于静脉压时，静脉血回流至心脏，心室得到充盈。如此反复，可建立有效的人工循环。研究表明，CPR的时间长短可影响血流产生的机制，短时间的CPR，血流更多的是直接按压心脏产生，心脏停搏时间较长或胸外按压时间较长时，心脏顺应性减低，胸泵机制则占优势，胸外按压产生的心排血量明显减少。

（1）用物　如患者睡在软床上，应备与床等宽的心脏按压板1块、踏脚凳1只。

（2）方法　使患者仰卧于硬板床或地上，睡在软床的患者，则用心脏按压板垫于其肩背下，头后仰10°左右，解开上衣，松开裤带；救护者紧靠患者一侧，为确保按压力垂直作用于患者胸骨，救护者应根据个人身高及患者位置高低，采用踏脚凳或跪式等不同体位。抢救者以食指及中指沿患者肋弓处向中间移滑，在两侧肋弓交点处找到胸骨下切迹，该切迹上方2横指处即为按压区，或采用两乳头连线中点处即为按压区。定位后，抢救者两手掌根重叠，两

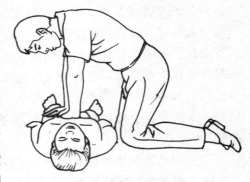

图4-6　按压区

手手指交叉抬起，以掌根压在按压区上（图4-6）。按压时，抢救者双臂应伸直，肘部

不弯曲，利用上半身体重量垂直向下用力按压，按压深度为至少 5cm（图 4 - 7），频率至少 100 次/分。对儿童，用单手掌根按压，两乳头连线中点处即为按压区，按压深度至少为胸部前后径的 1/3，大约为 5cm。对婴儿，用示指和中指按压，按压点在其两乳头连线与胸骨交界处下方大约 1 横指处，按压深度至少为胸部前后径的 1/3，大约为 4cm。儿童、婴儿按压频率均为至少 100 次/分。

（3）注意事项

①按压部位要准确。如部位太低，可能损伤腹部脏器或引起胃内容物反流；部位太高可伤及大血管；若部位不在中线，则可能引起肋骨骨折、肋骨与肋软骨脱离等并发症。

②按压力度要均匀适度。过轻达不到效果，过重易造成损伤。

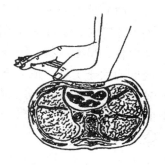

图 4 - 7　按压方法

③按压手法要正确。注意肘关节伸直，双肩位于双手的正上方，手指不应加压于患者胸部，在按压间隙的放松期，操作者不加任何压力，但手掌根仍置于按压区，不离开胸壁，以免按压位置移动。

④患者头部应适当放低以避免按压时呕吐物反流至气管，也可防止因头部高于心脏水平影响脑血流灌注。

⑤尽可能减少对胸外按压的干扰与中断，如必须中断，尽可能将中断控制在 5 秒钟以内；避免冲击或猛压，下压和放松的时间应相等，使按压节奏尽可能均匀，提高按压效果。

⑥按压期间，密切观察病情，判断效果。胸外心脏按压有效的指标是按压时可触及颈动脉搏动；有知觉反射、呻吟或出现自主呼吸。

4. 开放气道

患者无意识时，肌张力下降，舌体和会厌松弛，使咽喉部阻塞；此外，呕吐物或黏液有可能堵塞气道而影响通气。应将患者仰卧位，头侧向一边，清除口中污物及呕吐物，取出假牙，然后开放气道，具体方法有。

（1）仰头抬颏法　救护者一只手放在患者前额，用手掌把额头用力向后推，使头部向后仰，另一只手的手指放在下颏骨处，将颏部向上抬。勿用力压迫下颌部软组织，否则有可能造成气道梗阻（图4 - 8）。

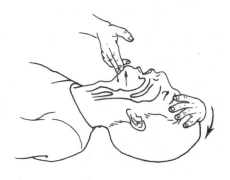

图 4 - 8　仰头抬颏法

（2）托下颌法　把手放置在患者头部两侧，肘部支撑在患者躺的平面上，握紧下颌角，用力向上托下颌。如患者紧闭双唇，可用拇指把口唇分开。如果需要行口对口呼吸，则将下颌持续上托，用面颊贴紧患者的鼻孔。此法效果肯定，但费力，有一定技术难度。对于怀疑有头、颈部创伤患者，此法更安全，不会因颈部动作而加重颈部损伤

（图 4-9）。

5. 呼吸支持

心肺复苏时常用的呼吸支持方法包括口对口人工呼吸、口对鼻人工呼吸、口对气管套管呼吸、简易呼吸器通气等。借外力来推动肺、膈肌或胸廓的活动，使气体被动进入或排出肺，以保证机体氧的供给和二氧化碳排出。

（1）口对口人工呼吸（图 4-10）　口对口人工呼吸是一种快捷有效的通气方法。人工呼吸时，要确保气道通畅，捏住患者的鼻孔，防止漏气，急救者用口唇把患者的口全罩住，呈密封状，缓慢吹气，然后松开患者鼻孔，让患者被动地呼出气体。每次吹气时间应大于 1 秒，成人每次吹气量应在 6~7ml/kg（500~600ml），以胸廓上抬为准，速度应在 8~10 次/分左右。吹气速度和压力均不宜过大，以防咽部气体压力超过食管内压造成胃扩张。通气良好的标志是有胸部的扩张和听到呼气的声音。

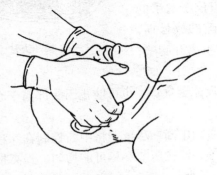

图 4-9　托下颌法

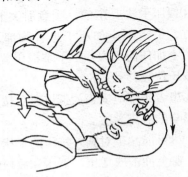

图 4-10　口对口人工呼吸

（2）口对鼻人工呼吸　口对口人工呼吸难以实施者（如牙关紧闭不能开口、口唇创伤）可采用口对鼻人工呼吸。救治溺水者最好应用口对鼻人工呼吸法，只要患者头一露出水面即可行口对鼻人工呼吸。将一只手置于患者前额后推，另一只手抬下颏，使口唇紧闭。用嘴封罩住患者鼻，深吹气后口离开鼻，让呼气自动排出。必要时，间断使患者口开放，或用拇指分开口唇，这对鼻腔阻塞的患者呼气非常重要。

（3）简易呼吸器通气法　如患者在医院内发生心搏、呼吸骤停或抢救现场有简易呼吸器，抢救者可利用简易呼吸器，通过面罩、气管插管或气管切开后的气管内套管进行加压人工呼吸。这样不仅能保证呼吸道通畅和足够的通气量，且便于转送患者到达医院或在医院内使用呼吸机，有利于减少不可逆性损害的发生几率。

6. 注意事项

（1）心脏按压必须同时配合人工呼吸。成人无论是单人或是双人 CPR，按压通气比均要求 30∶2，即按压胸部 30 次，吹气 2 次。儿童单人 CPR 按 30∶2 比例，双人 CPR 按 15∶2 的比例操作。

（2）双人 CPR 时，一人实施胸外心脏按压；另一人进行人工通气，保持气道通畅，并监测颈动脉搏动，评价按压效果。当按压者疲劳时，二人可相互对换，交换可在完成一组按压、通气的间隙中进行。

（3）在 CPR 同时，应尽早获取除颤仪，并对有除颤指征患者进行除颤。

（4）5个循环后评估脉搏、呼吸；如复苏有效，患者可表现为：大动脉有搏动、瞳孔缩小、紫绀转红润、有知觉反射、出现自主呼吸等，患者可转入下一阶段救护。如无脉搏、呼吸恢复迹象，则继续行心肺复苏术。

【高级生命支持】

ALS主要是在BLS基础上应用辅助设备及特殊技术，建立和维持有效的通气和血液循环，识别及治疗心律失常，建立有效的静脉通路，改善并保持心肺功能及治疗原发疾病。是心搏骤停后的第二个处理阶段，一般在医疗单位中进行。包括建立静脉输液通道、药物治疗、电除颤、气管插管、机械通气等一系列维持和监测心肺功能的措施。如条件具备，BLS与ALS同时进行，可取得较好的疗效。

1. 明确诊断　尽可能迅速地进行心电监护和必要的血流动力学监测，明确引起心搏骤停的原因和心律失常，以便及时采取相应的救治措施。

2. 控制气道　心肺复苏时急救人员可采用口咽气道、鼻咽气道及其他可选择的辅助气道保证人工呼吸（详见第十二章第二节）。

（1）口咽通气管　口咽通气管主要应用于浅昏迷而不需要气管插管的患者，但应注意其在口腔中的位置，因为不正确的操作会将舌推至下咽部而引起呼吸道梗阻。清醒患者用口咽通气管可引起恶心、呕吐，或由呕吐物引起喉痉挛。

（2）鼻咽通气管　鼻咽通气管用于牙关紧闭、咬伤、颞颌关节紧闭、妨碍口咽通气管置入的颌面部创伤患者。在浅昏迷患者，鼻咽通气管比口咽通气管的耐受性更好。但鼻咽通气管置入可引起鼻黏膜的损伤而致出血，如果导管过长，可刺激声门反射引起喉痉挛、恶心及呕吐。

（3）食道气管导管（Esophageal Tracheal Catheter，ETC）　ETC有两个腔及气囊，将其盲插置入声门，确定远端开口的位置，患者即可通过近端开口通气。其构造是一个腔在下咽部侧孔进行通气，远端为封闭的盲端；另一个腔的远端开口类似气管导管。当咽部的气囊在舌与软腭间膨起，ETC滑入预定位置，从舌咽部进入下咽部。因为导管的硬度、弧度、形状以及咽部的结构，导管一般首先进入食道。当导管上的刻度位于牙齿之间时插管完成，然后使咽部与远端的球囊膨胀，使其位于在口咽部上面和食管下面的球囊之间。与气管插管相比，使用ETC同样具有隔离气道、降低误吸及更可靠的通气等优点，而学习和掌握置管技术较气管插管相对容易。

（4）喉罩气道（Llaryngeal Mask Airway，LMA）　喉罩是由一根通气导管和远端一个卵圆形可充气罩组成，LMA被置入咽部，在远端开口进入下咽部感觉有阻力时，向罩内注入适量空气，密封喉部，即可进行通气。与面罩相比，喉罩通气更安全可靠，误吸、反流发生率低。与气管插管相比，LMA同样可提供通气，且置放更为简单。对于可能存在颈部损伤或为进行气管插管所必需的位置达不到时，LMA可能具有更大的优势。

（5）环甲膜穿刺　遇有插管困难而严重窒息的患者，可用16号粗针头刺入环甲膜，接上"T"型管输氧，可立即缓解严重缺氧情况，为下一步气管插管或气管造口赢得时间，为完全复苏奠定基础。

（6）气管插管　有条件时，应尽早作气管插管，以保持呼吸道通畅，防止肺部吸入异物和胃内容物，便于清除气道分泌物，并可与简易人工呼吸器、呼吸机连接行机械通气。

（7）气管造口　可保持较长期的呼吸道通畅，易于清除气道分泌物，减少呼吸阻力和呼吸道解剖无效腔，主要用于心肺复苏后仍然长期没有自主呼吸者。

3. 氧疗和人工通气

（1）简易呼吸器法　简易呼吸器由一个有弹性的皮囊、三通呼吸阀门、衔接管和面罩组成。在皮囊后面空气入口处有单向阀门，以确保皮囊舒张时空气能单向流入；其侧方有氧气入口，有氧气条件下可自此输氧 10～15L/min，可使吸入氧气浓度增至75%以上。

（2）机械人工通气和机械人工循环　气管插管呼吸机加压给氧通气可减少呼吸道无效腔，保证足够供氧，呼吸参数易于控制，是最有效的人工通气，院内复苏应尽早使用。为了解决急救者体力、人力不足问题，提供更适当的按压频率和深度，可使用胸外机械压胸器，有的按压器还具备通气功能，有利于长途转运中继续进行胸外心脏按压术。

4. 开胸心脏按压　实验证实开胸心脏按压心排出量高于胸外心脏按压约一倍，心脑灌注也高于后者。大量临床资料表明胸外心脏按压效果不满意，最终仅 10%～14% 完全康复；而开胸心脏按压的长期存活率却高达28%。

开胸心脏按压采用左前外侧第四肋间切口，以右手进胸。进胸后，右手大鱼际肌和拇指置于心脏前面，另外四指和手掌放在心脏后面，有节律的挤压心脏。也可用两手法，将两手分别置于左右心室同时挤压。

5. 药物治疗　用于心肺复苏的药物变化较多，包括肾上腺素、利多卡因、胺碘酮、碳酸氢钠等。肾上腺素是首选药物。

（1）用药目的

①提高心脏按压效果，激发心脏复跳、增强心肌收缩力。

②提高周围血管阻力，增加心肌血流灌注量和脑血流量。

③纠正酸血症或电解质失衡，使其他血管活性药物更能发挥效应。

④降低除颤阈值，为除颤创造条件。

（2）给药途径

①静脉给药：为保证复苏用药准确，迅速进入血液循环及重要脏器，必须建立可靠的静脉输液通道。心搏骤停前，如无静脉通道，应首选建立周围静脉（肘前或颈外静脉）通道，或经肘静脉插管到中心静脉。因为虽然外周静脉用药较中心静脉给药的药物峰值浓度要低、起效时间较长（外周静脉给药到达中央循环时间需 1～2 分钟，而通过中心静脉给药时间则较短），但建立颈内或锁骨下静脉等中心静脉通道往往会受胸外按压术的干扰，而外周静脉穿刺相对容易，并发症少，且不受心肺复苏术的干扰。行外周静脉给药时，如果在 10～20 秒内快速推注 20ml 液体，往往可使末梢血管迅速充盈，缩

短起效时间。

②气管给药：如在静脉建立之前已完成气管插管，某些药物可经气管插管或环甲膜穿刺注入气管，可迅速通过气管、支气管黏膜吸收进入血液循环。常用药物有肾上腺素、利多卡因、溴苄胺、阿托品、纳洛酮及安定等。其剂量应为静脉给药的 2～3 倍，至少用 10ml 生理盐水或蒸馏水稀释后，以 1 根稍长细管自气管导管远端推注，并接正压通气，以便药物弥散到两侧支气管。其吸收速度与静脉注入相近，而维持作用时间为静脉给药的 2～5 倍。但药物可被气管内分泌物稀释或因气管黏膜血循环不足而吸收减慢，需用大剂量，因此，不作为给药的首选途径。

6. 除颤 救护车内配备有心电监测仪和除颤仪。心搏骤停患者可表现为多种心电图类型，一旦明确为室颤，应迅速选用除颤仪进行除颤。除颤越早越好，因为室颤发生的早期一般为粗颤，此时除颤易于成功，故应争取在 2 分钟内进行，否则心肌因缺氧由粗颤转为细颤则除颤不易成功。在除颤器准备好之前，应持续心脏按压。一次除颤未成功，应继续心脏按压，具备除颤条件后再重复除颤。具体操作方法详见第十二章第四节。

7. 体外心脏起搏 体外心脏起搏操作快速、方便，是高度房室传导阻滞、严重窦房结功能障碍、窦性静止及各种原因导致心动过缓，引起血流动力学或电生理恶化者的首选治疗措施。具体操作方法详见第十二章第四节

【持续生命支持】

PLS 的重点是脑保护、脑复苏及复苏后疾病的防治。除了积极进行脑复苏，还应严密监测肺、肝、肾、凝血及消化器官的功能，一旦发现异常立即采取有针对性的治疗。

1. 脑完全性缺血缺氧的病理生理

心跳呼吸骤停时因缺血、缺氧最易受损的是中枢神经系统。复苏的成败，在很大程度上与中枢神经系统功能能否恢复有密切关系。

心搏骤停缺氧首当其冲是对脑的损害，脑组织耗氧量高，能量储存少，无氧代谢能力有限，在正常体温下，心脏停搏 3～4 分钟，即可造成"不可逆转"的脑损伤。现已证实，神经细胞的损害发生在心跳恢复后，即缺血后再灌注损害。近年来对这种脑缺血后再灌注损害的机制进行了大量的研究，提出了诸多学说，包括能量衰竭、离子内环境尤其是钙离子紊乱、花生四烯酸代谢异常、酸碱平衡紊乱、氧自由基学说、兴奋毒性学说等，这些研究对提高脑复苏成功率具有指导意义。

缺氧对脑组织造成的损害：①脑血管自动调节机制丧失，脑血流量减少。②微血管管腔狭窄，微循环灌注受限。③脑细胞代谢紊乱、脑水肿。④二氧化碳蓄积，渗透压升高，加重脑水肿。

有的学者将复苏后的脑损伤称之为"复苏后综合征"，大致可以分为三期：①充血期：这是最初很短暂的时期，灌流可以超过正常时期，但是分布不均匀。目前尚不清楚这些增加了的血流是否确切灌注了微循环。②低灌流期：经过充血 15～30 分钟后，开始发生细胞水肿，同时出现血凝块，红细胞凝集，血流成泥流状，血小板聚集。此外，还可能存在颅压增高、脑血管收缩、毛细血管周围红细胞肿胀等。最终发生脑血管痉

挛，此时脑血流显著淤滞。这一低灌流现象在脑组织各部的严重程度并不一致，一般可持续 18～24 小时。③后期：低灌流期以后，经过救治，脑组织可能部分恢复功能，也可逐渐完全恢复（与抢救是否及时及所采取的措施是否得当有密切关系）；或持续性低灌流，导致长时间或永久性昏迷，甚至脑死亡。

2. 脑复苏

（1）救护措施

1）维持血压：循环停止后，脑血流的自主调节功能丧失，依赖于脑灌注压，故应维持血压于正常或稍高于正常水平，以恢复脑循环和改善周身组织灌注，同时应防止血压过高加重脑水肿，防止血压过低加重脑及其他脏器组织缺血、缺氧。

2）呼吸管理：缺氧是脑水肿的重要根源，又是阻碍恢复呼吸的重要因素。因此在心搏骤停开始应及早加压给氧，以纠正低氧血症。

3）降温：脑组织的代谢率决定脑局部血流的需求量。体温每升高 1℃，脑代谢率约增加 8%。复苏后，体温升高可导致脑组织氧供需关系的明显失衡，从而影响到脑的康复。因此，低温是降低大脑代谢率的一种有效方法，脑部温度每降低 1℃，大脑代谢率可降低 7%。

①降温开始时间：产生脑细胞损害和脑水肿的关键性时刻，是循环停止后的最初 5 分钟。因此降温时间越早越好，争取在抢救开始后 5 分钟内用冰帽降温。

②降温深度：不论患者体温正常或升高，均应将体温（肛表或鼻腔温度）降至亚冬眠（35℃）或冬眠（32℃）水平。宜采用头部重点降温法，降温可保护缺氧的脑组织，停止颅内充血（或出血）。脑部的温度每降低 1℃，颅内压下降 5.5%。脑水肿患者要求在 30 分钟内将体温降至 37℃ 以下，在数小时内达到预期降温目的。

临床常用降温方法有物理降温和药物降温。物理降温：在颈部、前额、腋下、腹股沟放置冰袋，头部放置冰帽；药物降温：药物降温是应用冬眠药物进行冬眠疗法。物理降温必须和药物降温同时进行，方能达到降温的目的和要求。降温过程要平稳，及时处理副作用，为防止寒战和控制抽搐，可用小量肌松剂或镇静剂。

③降温持续时间及复温：持续时间根据病情决定，一般需 2～3 天，严重者可能要 1 周以上。为防止复温后脑水肿反复和脑耗氧量增加而加重脑损害，降温需持续至中枢神经系统皮层功能开始恢复，即以听觉恢复为指标，然后逐步停止降温，让体温自动缓慢上升，绝不能复温过快，一般每 24 小时体温提升 1～2℃ 为宜。

4）脑复苏药物的应用

①冬眠药物：主要目的在于消除低温引起的寒战，解除低温时的血管痉挛，改善循环血流灌注和辅助物理降温。可选用冬眠 I 号或 IV 号分次肌注或静滴。

②脱水剂：为防止脑水肿，在降温和维持血压平稳的基础上，宜及早应用脱水剂，通常选用呋塞米（速尿）20mg 静脉注射或 20% 甘露醇 250ml 快速静滴。

③激素的应用：肾上腺皮质激素能保持毛细血管和血－脑脊液屏障的完整性，减轻脑水肿和降低颅内压，改善循环功能，稳定溶酶体膜，防止细胞自溶和死亡。甲泼尼龙或地塞米松常为首选药物。

④促进脑细胞代谢药物的应用：ATP 可供应脑细胞能量，恢复钠泵功能，有利于减轻脑水肿。葡萄糖为脑获得能量的主要来源。此外辅酶 A、细胞色素 C、多种维生素等与脑代谢有关的药物均可应用。

⑤巴比妥酸盐：巴比妥是镇静、安眠、止痉的药物，对缺血、缺氧的脑组织具有良好的保护作用。

⑥钙离子通道阻滞剂：由于脑缺血再灌注损害主要是由于细胞内钙离子增高触发一系列病理生理反应所致，所以应用钙离子通道阻滞剂有望减轻脑损害。

⑦氧自由基清除剂与铁离子螯合剂：由于氧自由基及其触发的生物膜脂质过氧化反应在缺血性脑损害中起重要作用，所以应用氧自由基清除剂与铁离子螯合剂可抑制氧自由基的产生、扩播，从而减轻缺血后脑损害。氧自由基清除剂包括酶类的超氧化物歧化酶、过氧化氢酶及谷胱苷肽过氧化物酶等以及非酶类的维生素 C、还原型谷胱苷肽、甘露醇等；铁离子螯合物包括去铁胺等。这些药物对脑缺血可能会起到一定的治疗作用。

5）高压氧的应用：高压氧（Hyperbaric Oxygen，HBO）能快速、大幅度地提高组织氧含量和储备，增加血氧弥散量及有效弥散距离。对纠正细胞缺氧，尤其是脑水肿条件下的细胞缺氧效果明显，可减轻脑的继发性损害。因此，心肺复苏后，开展 HBO 治疗越早，效果越好。复苏后期，由于 HBO 具有增强组织活力及生命合成功能，促进侧支循环形成和重建，对神经细胞的恢复及脑循环的重建有治疗作用。所以，在救治心肺复苏患者过程中，应强调以 HBO 为重点的综合治疗。

（2）转归　脑缺血后的恢复进程，基本按照解剖水平自下而上恢复，首先复苏的是延髓，恢复自主呼吸，自主呼吸恢复所需的时间可反映出脑缺血、缺氧的严重程度。

自主呼吸多在心搏恢复后 1 小时内出现，继之瞳孔对光反射恢复，标志着中脑开始有功能，接着是咳嗽、吞咽、角膜和痛觉反射恢复，随之出现四肢屈伸活动和听觉。听觉的出现是脑皮质功能恢复的信号，呼唤反应的出现意味着患者即将清醒。最后是共济功能和视觉恢复。

不同程度的脑缺血、缺氧，经复苏处理后可能有四种转归：①完全恢复。②恢复意识，遗有智力减退、精神异常或肢体功能障碍等。③去大脑皮质综合征，即患者无意识活动，但保留呼吸和脑干功能。眼睑开闭自由，眼球无目的地转动或转向一侧，有吞咽、咳嗽、角膜和瞳孔对光反射，时有咀嚼、吮吸动作，肢体对疼痛能回避。肌张力增高，饮食靠鼻饲，大小便失禁。多数患者将停留在"植物性状态"。④脑死亡，包括脑干在内的全部脑组织的不可逆损害。对脑死亡的诊断涉及体征、脑电图、脑循环和脑代谢等方面，主要包括：持续深昏迷，对外部刺激无反应；无自主呼吸；无自主运动，肌肉无张力；脑干功能和脑干反射大部或全部丧失，体温调节紊乱；脑电图呈等电位；排除抑制脑功能的其他可能因素，如低温、严重代谢和内分泌紊乱、肌松药和其他药物的作用等，一般需观察 24～48 小时方能作出结论。

3. 维持循环功能　心搏恢复后，往往伴有血压不稳定或低血压状态，为判定有无低血容量及掌握好输液量和速度，宜作中心静脉压（CVP）监测，可将 CVP、动脉压和尿量三者结合起来分析指导输液治疗。如体内液体相对过多，在给予强心药的同时，可适当给予呋塞米 20~40mg 静注，以促进液体排出，减轻心脏负荷。

4. 维持呼吸功能　心搏恢复后，自主呼吸未必恢复，或恢复但不正常，故仍需加强呼吸管理，继续进行有效的人工通气，行血气监测，促进自主呼吸尽快恢复正常。自主呼吸出现的早晚，提示脑功能的损害程度，若长时间不恢复，应设法查出危及生命的潜在因素，给予相应的治疗，如解除脑水肿、改善脑缺氧等。

防治肺部并发症，如肺部感染、肺水肿导致的急性呼吸衰竭，除了加强抗感染治疗外，对使用机械通气者，通气参数和通气模式要选择合适，尽量减少呼吸机引起的并发症。

5. 纠正酸中毒　心搏停止时间长的患者，在复苏后随着微循环改善，组织内堆积的酸性代谢产物可被带入血液；或由于较长时间的低血压和缺氧，代谢性酸中毒仍继续发展。应根据动脉血气分析酌情决定碳酸氢钠的用量。一般如能很好地保护肾功能和心、肺功能，酸碱失衡不难纠正，故重点还在维持循环和呼吸功能。

6. 防治肾衰竭　患者应留置导尿管，监测每小时尿量，定时检查血尿素氮和肌酐浓度，血、尿电解质浓度，鉴别尿少原因，并给予相应的治疗。

7. 积极治疗原发疾病　如外伤患者需清创、止血、扩容；中毒患者应用解毒剂等。

【心肺脑复苏有效的指征】

1. 传统指标

（1）瞳孔变化　由大变小，对光反射恢复。

（2）脑组织功能开始恢复　①患者出现挣扎是脑组织活动恢复的早期表现；②肌张力增加；③吞咽动作出现；④自主呼吸恢复。

（3）心电图　示波屏上出现交界区、房性或窦性心律，即使是房扑或房颤都是心脏恢复的表征。

（4）发绀消退

2. 呼气末 CO_2 分压　正常值 35~45mmHg，具有高度的灵敏性，不仅可以监测通气，也能反映循环功能和肺血流情况。

3. 冠脉灌注压（CPP）　改善冠脉血流是心脏复苏成功的关键措施，只有 CPP > 15mmHg 才有恢复自主循环的可能。直接测量 CPP 较困难，通常用平均动脉压或舒张压与中心静脉压或右心房的压力差来间接判断冠脉灌注压。

【终止复苏指标】

复苏成功，转入下一阶段治疗；复苏失败，即经 30 分钟心肺复苏抢救，心脏毫无电活动，可考虑停止复苏术。

【预防与调护】

1. 预防

（1）对于严重心脏疾患患者，尤其有心绞痛、心肌梗死和心律失常病史者，避免过度疲劳，情绪过于激动，出现疾病预兆立即就医。

（2）大力宣传群众自救知识，培训义务急救人员。

2. 调护

（1）设专人护理，迅速开放静脉通道，建立心电监护，供给纯氧，保持口腔、鼻腔清洁；保护眼睛，尽量使眼睑闭合，闭合不全时，可用凡士林纱布覆盖双眼，以免角膜干燥。

（2）帮助患者变换体位，动作宜轻，尽量不过多地搬动。加强受压部位的皮肤护理，防止坠积性肺炎及压疮的发生。

（3）注意患者二便情况，如出现尿潴留，需采取各种方法帮助患者排尿。

（4）尽早转入重症监护室。

【病案讨论】

患者，男，55 岁，既往有冠心病史 5 年余。于 10 分钟前与同事发生误会，争论激烈，情绪激动，夺门而出，上楼梯时突发心前区剧痛，出冷汗，随即手捂胸口，跌倒在地，呼吸心跳停止。

思考题 1：如果你在事发现场，你应该如何处理？

思考题 2：如果你是院前急救人员，到达现场后你该采取哪些措施对其进行急救？

思考题 3：如果你是医院急诊科护士，患者到达医院后，你应采取哪些措施对其进行急救？

第五章　重症监护

重症监护是急救医疗服务体系（EMSS）的重要组成部分。20 世纪 60、70 年代，除颤仪、心电监护仪、呼吸机、血液透析机等抢救监护仪器被广泛应用于临床以及外科手术，这极大地促进了重症监护病房（Intensive Care Unit，ICU）的建立和发展。1982年北京协和医院设立了第一张 ICU 病床，1984 年正式成立了作为独立科室的综合性ICU。随着重症监护理论和技术的不断发展与更新，以救治各类危重症及多器官功能障碍患者、提高抢救成功率、降低医疗费用、减少住院天数为主要目的的诊疗体系即重症监护医学（Critical Care Medicine，CCM）便应运而生。

第一节　监护病房的组织与管理

ICU 是重症监护医学的主要医疗组织形式，ICU 的任务是运用重症监护医学的理论，集具有抢救重症患者经验的专业人员、先进监护设备和急救措施为一体，对重症患者进行连续、动态、定性、定量的治疗和护理，提供规范的、高质量的生命支持，改善生存质量，以期取得最有效的救治效果。ICU 是重症监护医学临床与实践的重要基地，ICU 救治水平的高低已经成为衡量一个国家、一个地区、一所医院综合救治能力和整体医疗水平的重要标志，卫生部也明文规定将 ICU 列为评定医院等级的重要标准之一。因此，做好 ICU 的组织与管理是现代医院的重要工作之一。

一、ICU 设置

（一）ICU 规模

ICU 病床数量要根据医院规模、总床位数及实际收治患者的需要来确定。一般综合性医院综合 ICU 的床位数应占全院总床位数的 1% ~ 2%，发达国家可达到 5% ~ 10%，此比例应随医院发展水平而调整。从医疗运作角度考虑，每个 ICU 管理单元以 8 ~ 12 张床位较为经济合理，既能保证工作效率，又能减少院内感染。床位使用率以 65% ~ 75% 为宜，超过 80% 则表明 ICU 的床位数不能满足医院的临床需要，应该扩大规模。

（二）ICU 模式

ICU 模式随着医院的性质和科室的设置不同而有所差异，目前可大致分为以下三种模式。

1. 综合 ICU 是归属医院直接领导与管辖的一个独立的临床业务科室，收治全院各个科室的危重患者，集中全院各种类型、各种功能的监护设备，集中从事重症监护医学的具有高超医疗技术的人才，以监测和支持患者所有脏器功能为主要任务。综合 ICU 克服了专科分割的缺陷，体现了医学的整体观念，但是对 ICU 医护人员的综合素质要求较高。

2. 专科 ICU 多属某个专业科室管理，专门收治某个专科危重患者，针对监护治疗单一脏器功能而设立。不同的专科 ICU 有各自的收治范围和治疗特点。如呼吸科 ICU（Respiratory Intensive Care Unit，RICU）、心内科 ICU（Cardiac Care Unit，CCU）等。专科 ICU 对本专业疾病有较高的诊断和处理水平，不足之处是病种单一，遇到专科以外紧急情况的救治能力有限，为此，通常需约请其他的专科医师协同处理。

3. 部分综合 ICU 介于综合 ICU 和专科 ICU 之间，患者来自多个邻近专科，如外科 ICU（Surgical Intensive Care Unit，SICU）、麻醉科 ICU（Anesthetic Intensive Care Unit，AICU）等，主要收治各专科或手术后的危重患者，除了专科特点外，还具有某些外科手术后的共同特性。部分综合 ICU 有专科 ICU 和综合 ICU 的优点。

（三）ICU 配备

1. ICU 病房设置 总体原则是交通便利，方便患者转运；靠近检验科、手术室等相关科室，便于紧急手术、检验等；周围环境相对安静和清洁，保证患者的治疗和休息，最大限度减少各种干扰和对 ICU 污染的可能性；ICU 内保持良好的通风和消毒条件，减少交叉感染。

（1）床单位 ICU 每张床位的占地面积不小于 $20m^2$，以 $25m^2$ 为宜，相邻床位可根据需要使用玻璃间隔，以便于临床观察和不影响操作为原则。由于 ICU 内危重患者多，发生交叉感染的可能性增大，所以每个 ICU 应设有隔离病房，为保护性隔离患者和病情危重患者使用。

（2）中心监护站 原则上是在所有病床的中央地区，以稍高出地面、确保患者能尽可能在医护人员视线范围内、能直接观察到所有病床的扇形设计为最佳，内设中心监护仪及记录仪、电子计算机等设备。

（3）设备带 ICU 内应具有完整的床边供应系统。每个病床床头应设氧气、负压吸引器、压缩空气等装置，多插头电源，可移动的床头灯和天轨。ICU 所有电源应与自动转换装置连接，一旦主要电源中断，可自动启动备用系统，要有妥善的地线和良好绝缘的电器设备，保证患者安全。ICU 照明宜选择颜色较正、能正确辨认皮肤色泽、口唇和四肢末梢颜色的灯光，全室照明要求不影响患者睡眠、刺激小、明亮，局部照明选用可调节型，以适应于不同角度，常放置在床头。每张床的顶端应设有可以自由移动的天轨以方便治疗。

（4）噪音 ICU 除了患者的呼叫信号、监护仪器的报警声外，电话铃声、打印机等仪器发出的声音等均属于 ICU 的噪音。在不影响正常工作的情况下，这些声音应尽可能控制到最低水平，确保周围环境安静，保证患者充足的睡眠和休息。

（5）其他　ICU应建立完善的通讯系统、网络与临床信息管理系统、广播系统等，悬挂日历和时钟，有效缓解患者因时空改变产生的焦虑等心理变化。ICU应安装感应式洗手设施和手部消毒装置，减少交叉感染。ICU内还应配置医护人员办公室、值班室、治疗室、配药室、更衣室、污废物处理室、清洁室和盥洗室等。

2. ICU 仪器装备　ICU常用的医疗器械包括各专科监测治疗设备、诊断仪器设备、急救物品车和护理设备等。

（1）专科监测治疗设备　呼吸系统监测治疗设备包括呼吸机、简易呼吸器、气管插管与气管切开包、血氧饱和度和呼气末CO_2浓度监测仪、无创脉搏血氧饱和度（SPO_2）和经皮氧分压（$PctO_2$）测量仪、胸部震荡排痰装置、体外膜肺以及各型治疗面罩等；循环系统监测治疗设备包括心电监护仪、有创动静脉压测定装置、主动脉内球囊反搏和左心辅助循环装置、临时心脏起搏器、除颤器等；泌尿系统监测治疗设备包括血液透析和腹膜透析装置、尿比重计、自体输血设备、血液超滤机等；消化系统监测治疗设备包括胃黏膜二氧化碳张力与pH值测定仪等；中枢神经系统监测治疗设备包括脑电双频指数监护仪、颅内压监测仪、脑电图监测仪等。

（2）诊断仪器设备　床旁X光机、血液气体及电解质测定分析仪、超声诊断仪、快速血糖监测仪、全导联心电图机、简易生化仪和乳酸分析仪等。

（3）急救物品车　ICU必须配备急救物品车，车内备有抢救用具、急救药品和一定数量的治疗用品。

（4）护理设备　ICU应具备可调节高度及倾斜度的多功能医用监护病床、床旁监护仪、输液恒温器、快速输血加温装置、输液泵、肠内营养输注泵、冰帽、降温毯、防止下肢深静脉血栓发生的反搏处理仪器、自动血压计、智能按摩压疮防治床垫等。

3. ICU 人员配备

（1）ICU人员编制　ICU人员编制国内外尚无统一规定，由于ICU主要收治各类危重患者，监护治疗手段和操作技术专业性强且工作量大，仪器设备繁多复杂，为满足救治需要，ICU医护人员配备要超过一般科室。对于一般综合性ICU，医生与床位的比例要求为1.5～2：1，护士与床位的比例要求达到2.5～4：1。另外，还要根据需要适当配置一定数量的医疗辅助人员，由于ICU内有多种电子仪器、设备，要保证这些仪器设备的正常运行，需配备精通仪器调试、应用及维修的专职或兼职技术人员，还包括清洁人员和护理员等。有的医院还有呼吸治疗师、感染控制师、物理治疗师、药剂师、营养师、心理治疗师、医学工程师、社会工作者等。

（2）ICU护士素质要求　ICU护士应当是技术全面、应变工作能力强，在临床实践及护理科研方面起重要作用的专职监护人员。ICU护士素质要求包括基本素质、心理素质和身体素质。

①基本素质：热爱护理事业，医德高尚；掌握相关人体健康与疾病的医学护理基础知识，具有多专科护理实践经验；善于创新及应用逻辑思维发现问题、分析问题和解决问题；接受新事物能力强，善于钻研，工作细致耐心；掌握各种监测仪器的使用、管

理，业务精通，技术精湛。

②心理素质：ICU护士要有清晰敏捷的思维，遇抢救危重患者时要保持头脑清醒、反应灵敏、动作敏捷；要有积极稳定的情绪，以饱满的精神对待工作，帮助患者建立战胜疾病的信心；要有精诚合作的团队精神，密切配合医生及其他相关辅助人员，确保各环节救护工作顺利进行；要有顽强坚韧的意志品质，从容应对复杂局面和紧张情况。

③身体素质：ICU工作节奏快，体力消耗大，要求ICU护士有健康的身体，能承受繁重的抢救、治疗和护理任务，以适应紧张的工作环境。

（3）ICU护士应具备的能力

①善于学习的能力：ICU护士要树立终身学习的思想，密切关注临床护理、护理管理等各方面的前沿动态及发展，丰富和完善自己的知识结构，提升自己的综合能力。

②扎实的操作动手能力：急救复苏成功的首要条件是尽早抢救，业务熟练的护士和医生的协作配合是抢救成功的基础和前提。护士要熟悉相关仪器设备的使用，能准确使用除颤仪、简易呼吸器等抢救设备进行复苏处理，以保证抢救工作的顺利进行。

③随机应变的能力：ICU护士应具备应对突发紧急情况的处置和应变能力，以赢得抢救和治疗的时机。

④敏锐的观察能力：ICU患者病情危重、变化快，要求ICU护士能有效运用触觉、视觉、嗅觉等感官，观察患者躯体功能和心理状态的变化，在第一时间发现问题，做出综合判断，及时救治，最大限度挽救患者生命。

⑤非语言交流能力：ICU患者病情严重，身体极度虚弱或行气管插管或气管切开术等情况而暂时失去语言能力，ICU护士要能够灵活运用手势、眼神、面部表情等非语言交流方式与患者进行有效沟通，必要时也可以使用写字板辅助交流。ICU护士与患者的非语言交流在一定程度上能够缓解患者的紧张情绪，使之树立战胜疾病的信心。

⑥情绪的调节与自控能力：ICU工作强度大、节奏快，经常要面对危重患者所出现的焦虑、抑郁、恐惧、谵妄等心理变化，要求ICU护士有积极的工作态度，严谨的工作作风，全身心地投入工作，有良好的情绪调节和自我控制能力，有效疏导和解决患者的心理问题。

二、ICU管理

（一）ICU收治对象

1. ICU收治对象 ICU收治对象包括所有需要监测及脏器功能支持、病情危重、随时有生命危险处于生死关头的各临床科室的危重患者。ICU患者的主要来源有院前急救现场转送到医院的危重患者、急诊就诊的危重患者、严重创伤患者、重大手术后和各科住院的危重患者，需要在ICU进行加强监护治疗，待各项生命体征和指标平稳后，再转入普通病房。主要包括：

（1）严重多发伤、复合伤患者。

（2）创伤、感染、休克、突然昏迷、抽搐、呼吸衰竭、心力衰竭等引起多系统器官功能衰竭的患者。

（3）急性心肌梗死、急性心力衰竭、严重心律失常、不稳定型心绞痛的患者。

（4）急需行心肺脑复苏及复苏后的患者。

（5）脏器移植术后、大手术后需要监测救治的患者。

（6）严重水、电解质和酸碱平衡失调的患者。

（7）甲状腺、肾上腺和垂体等内分泌危象的患者。

（8）急性物理、化学因素致危急病症，如中毒、中暑、触电、淹溺、蛇或虫咬伤等患者。

2. ICU 不适宜收治的对象　ICU 不宜收治精神病、传染病、无急性恶化的需长期治疗的慢性病、癌症晚期、自然死亡濒死期、脑死亡、其他救治无望或因某些原因放弃治疗的患者。

（二）ICU 工作制度

为了保证工作质量和工作效率，ICU 应建立一套严格、科学的工作制度，除常规护理制度外，结合 ICU 的工作性质和特点，还应特别强调抢救制度、岗位责任和培训制度、仪器设备药品管理制度、消毒隔离制度、探视制度、查对制度、交接班制度等。要求各班人员严格遵守操作流程和规范使用仪器，要定期保修维护，各种抢救设施随时处于完好备用状态。

1. 抢救制度　严格规范的抢救制度是 ICU 工作顺利进行的必要前提，ICU 患者病情危重，抢救能否成功，不仅是医疗技术的反映，同时也是对护理水平和护士责任心的检验。首先要明确抢救的目的和原则，有预见性地制定有效的护理措施，反应要迅速、准确、及时。其次，要明确抢救程序，优先保证患者基本生命体征正常，确保抢救复苏措施的顺利开展，防止并发症的发生。再次，要注意明确人员分工，听从指挥、密切配合，严格执行操作规程，详细做好抢救记录，严格查对及做好交接班制度，抢救完毕做好物品的处理和消毒，并及时与患者家属取得联系。

2. 岗位责任和培训制度　ICU 护士要明确工作责任，严格遵守 ICU 工作规章制度，在职责范围内进行抢救护理工作。由于 ICU 业务范围广泛，监测项目繁多，技术发展革新速度快，要求 ICU 护士必须有严格的培训和继续教育制度。在欧洲，英国护士从专科学校毕业后需进行 6～12 个月的 ICU 专业培训，瑞典需要 1 年的培训，奥地利是 9 个月，结业考核合格后取得 ICU 护士证书，才能从事 ICU 护理工作。所以，新入职的护士应在严格的培训之后才能上岗，包括学习掌握各种抢救技术、仪器的使用等，同时制定在职培训计划，以不同方式进行继续教育，如定期组织科室业务学习和病例讨论交流等，了解学科进展，掌握最新技术。

3. 仪器设备药品管理制度　ICU 仪器及急救物品车内的设备和药品必须专人负责管理，应配有专门技术人员，负责调试、维修及保养，做到定期检查、定数量、定位置、定消毒时间，确保无责任性损害、无药品过期失效变质、无器材性能失灵，有故障及时处理，使其处于良好的备用状态。

4. 消毒隔离制度　预防和控制感染是 ICU 的重要工作内容，所有从事重症监护的工作人员必须严格执行各项无菌技术操作规程、洗手制度、穿脱隔离衣鞋帽制度、床旁隔离制度等，定期对 ICU 内空气、物品、仪器进行净化消毒，定期进行微生物学检测，严格预防和控制 ICU 感染的发生。

5. 探视制度 由于 ICU 患者病种多样、病情复杂危重，为避免交叉感染，一般不允许家属及无关人员进入，探视者可通过床头对讲机与患者通话，或者 ICU 设计成玻璃墙以方便家属看望，尽最大可能满足患者及家属的心理需要。

6. 查对制度 严格遵循三查七对一注意制度，包括操作前查、操作中查、操作后查，核对姓名、床号、药名、剂量、浓度、时间和用法，注意用药后的反应，输血者还要核对血型、交叉配血试验结果、血的种类等。要检查药物有无变质、沉淀及浑浊，检查药物的有效期，有无配伍禁忌，包装是否完好等，确保用药安全。

（三）ICU 感染控制及监测

ICU 感染属于医院感染，是 ICU 住院患者在医院内获得的感染，包括在住院期间发生的感染和在医院内获得而出院后发生的感染，但不包括入院前或入院时已经存在的感染。

1. ICU 易发生感染的原因

（1）患者因素 ICU 患者病情危重，而且大多是合并心肺疾病、糖尿病、肾脏疾病等的老年人，脏器功能减退，机体免疫力低下，容易发生院内感染。昏迷或半昏迷患者易发生误吸而引起吸入性肺炎，多发伤、复合伤、开放性骨折者伤口的直接污染也是感染的重要因素，休克患者可导致组织和器官灌注不足、消化道出血、菌群移位，是内源性感染的重要原因。

（2）环境因素 ICU 内人员流动性大，各种操作频繁，易将病原菌带入室内，造成环境污染。ICU 布局不合理，消毒隔离设施不全，无空气净化装置或医院环境未彻底消毒灭菌等也是造成感染的重要原因。

（3）治疗和药物因素 ICU 患者因抢救需要常进行多次或多部位的侵入性诊疗操作，如气管插管、胃肠减压、血流动力学监测应用漂浮导管、动脉测压导管、治疗急性肾功能不全的动静脉血液过滤装置、机械通气、留置导尿等，成为 ICU 发生感染的直接原因；抗生素滥用导致耐药菌株增多，机体内菌群失调，改变了机体正常的微生态环境；严重哮喘、器官移植、过敏患者常需大量应用免疫抑制剂和激素，使患者免疫力下降；麻醉药、镇静药可抑制咳嗽反射和呼吸道黏膜的纤毛运动，使呼吸道分泌物不能及时排出，容易引起呼吸道感染；抗酸剂、H_2受体抑制剂可使胃液碱化，促使革兰阴性杆菌增殖，细菌移位定植而致感染；完全胃肠外营养，影响肝功能，且改变肠内菌群，使得肠内厌氧菌繁殖活跃而致感染。

（4）其他因素 医护人员缺乏严格的消毒和隔离知识，对院内感染危害性认识不足，对监控措施重视不够，或管理不严亦可造成感染；危重患者同住一室，医护人员的手及物体表面被污染、血制品、医用器材被污染，或各类检查、监测和治疗仪器设备及物品等消毒不彻底等，成为造成交叉感染的主要原因。

2. ICU 感染控制及监测

（1）保持病室空气洁净　安装过滤装置或循环空气，保持病室一定温度，室温要求保持在 20～22℃，湿度以 50%～60% 为宜。

（2）设立专科性 ICU 病室　尽量减少综合性 ICU 病室病种的复杂性，或增加 ICU 病室单间病房数量，用以收治严重创伤、感染及免疫力低下的患者。

（3）加强无菌观念，严格消毒制度　危重患者施行专人管理，给患者做治疗或护理时，严格执行无菌操作技术，工作人员采用流动水洗手。建立消毒室，定时对空气、用具、感染物品进行消毒，定期对物体表面及空气进行细菌培养，空气中细菌菌落数应 <200cfu/m³，手或物体表面 <5cfu/m³。床单位及仪器外表应有定期清洁和终末消毒制度，并做好感染患者体液的处理、污染医疗仪器的清洁及消毒、污染床单被服的清洁及消毒。

（4）加强 ICU 病室管理　明确划分清洁区、半清洁区和污染区，设置超净工作台、污物处理室等。严格管理和限制人员出入，包括限制探视人员以及减少医生、护士不必要的出入，进出 ICU 应更换工作衣，换拖鞋入室。

（5）限制预防性使用抗生素　患有感染性疾病的患者应根据细菌培养与药敏试验结果，合理应用抗生素。

（6）尽早发现并预防感染　引流液和分泌物常规并反复做培养，所有导管拔除时均应做细菌培养及药敏试验，以便早期发现感染并及时治疗。每日早、晚两次清洁口腔，漱口或口腔护理。病情允许时应尽早终止气管切开、介入治疗等有创操作。

第二节　危重患者监护

受到专门训练的医护人员，利用先进的监护仪器设备和急救措施对各种 ICU 危重患者进行全面、连续、动态的观察、监护和治疗，从而达到挽救患者生命，治愈疾病的目的。

一、ICU 患者接诊

（一）转入准备

ICU 患者通常从急诊科、手术室或医院其他科室转入，一般由医生、护士或家属陪同。患者转入前，ICU 护士应做好准备工作。

1. 床位准备　将清洁消毒好的监护病床准备好，要求床铺清洁干燥。

2. 护理用品准备　准备床旁心电监护仪、呼吸机、除颤仪、负压吸引器、吸痰管、无菌手套、血流动力学测量装置、各种监测用无菌管道、各种动静脉穿刺针、输液装置、尿袋、护理记录单、输液单、有关脏器功能监测的表格等，并根据病情备好各种抢救及治疗的药物。

3. 了解患者病情　了解患者的诊断、病情、转入治疗目的，做好交接班和体格检查工作，重点了解患者的意识状态、生命体征、心电图、血气分析结果、皮肤色泽、温度及完整度、周围循环情况、肢体活动情况、血糖及电解质检查结果、现有静脉通路及输入液体种类、滴入速度及治疗药物，各种引流（导尿管，胃管，胸、腹腔引流管等）的通畅度、量及颜色等及药物过敏史、专科护理要求等。

（二）转运途中要求

1. 密切监测生命体征 严密监测患者的体温、脉搏、呼吸、心率、血压，观察病情变化，必要时心电监护。

2. 保障通气良好 保障患者良好的通气状态至关重要。对于呼吸功能不全的患者，医护人员可以使用麻醉机、呼吸机辅助通气，一般常携带简易呼吸气囊或氧气袋，通过患者身上的鼻导管或面罩供给氧气。

3. 确保管道通畅 正在输入的液体及各种引流管一并妥善包扎好再转运，防止途中脱落、牵拉，可暂时夹闭各引流管道以免搬运途中引流液反流体内。检查所用药物，调整好各种血管活性药物的输注速度。

（三）接收程序

患者进入 ICU 后，护士应立即做好以下工作。

1. 连接心电监护仪 立即连接多功能心电监护仪，严密监测呼吸、心率、心律、血压、血氧饱和度等生命体征。根据病情需要，连接中心静脉测压管、血流动力学测量装置等。

2. 给予氧气吸入，必要时行机械通气 观察患者胸廓运动情况，及时清除呼吸道分泌物，保持呼吸道通畅。需进行人工呼吸者，连接呼吸机，给予机械通气。

3. 做好交接班和体格检查工作 ICU 护士应重点了解患者以下情况：

（1）意识状态、瞳孔对光反射、肢体活动情况等。

（2）体温、脉搏、血压、心电图、周围末梢循环情况。

（3）皮肤色泽、温度、湿度及完整度。

（4）呼吸状态、频率，血气分析结果等。

（5）血糖及电解质检查结果，现有静脉通路及输入液体种类、滴入速度及治疗药物。

（6）胃管、导尿管、胸腔引流管、腹腔引流管等各种引流管的通畅度、引流液的量及颜色等。

（7）药物过敏史、专科护理要求等。

4. 处理医嘱，制定护理计划 根据医嘱给患者用药和进行相关检查，留取动、静脉血及采集其他标本，及时送检。在全面收集患者信息的基础上，制定护理计划，详细记录患者进入 ICU 时情况、目前状况、处理经过及效果评价。

（四）患者转出

ICU 对患者的转出有明确的规章制度，否则将影响 ICU 资源的合理利用。患者转出的指标包括重要脏器功能恢复、各种危重征象得到控制超过 24 小时以上的患者,无救治希望的和(或)家属放弃治疗的患者。

二、ICU 监护内容

ICU 具体监护内容包括两方面:

(一) 一般监护

1. 稳定情绪　ICU 患者因病情危重,病势发展凶猛,对突然起病或突遭意外缺乏足够的心理准备,加之刚到陌生环境,面对 ICU 紧张的救治气氛,常常会出现焦虑、恐惧、抑郁等强烈而复杂的心理反应。所以,做好心理抚慰工作尤其重要,对于意识清醒的患者,护士要解释每项监测的目的和作用,消除患者紧张情绪;对于气管插管或气管切开患者,护士需通过手势、写字板等非语言沟通方式进行交流,打消患者的顾虑与紧张。

2. 护理评估　通过询问病史,进行体格检查,收集患者资料,迅速而全面地对患者存在的主要问题、重要脏器功能状态做出初步的护理评估并制定护理计划和措施。

3. 监测项目　一般监测项目包括意识、瞳孔、体温、脉搏、呼吸、血压等,还包括血气分析、电解质、心电图、中心静脉压、皮肤、尿量等。

4. 基础护理　包括口腔护理、皮肤护理、泌尿系护理、胸部物理疗法,同时,保持病室环境清洁、空气清新,让患者舒适,减少感染的发生。

5. 营养支持　严重疾病和创伤均可引起机体代谢变化,疾病和手术并发症可使患者摄食不足或无法进食,这些可以导致患者营养不良。ICU 护士要根据病情对患者的营养状态进行客观评估,选择合适的营养支持方式,给予肠内或肠外营养,满足机体需要。

6. 体液平衡　准确记录出入量,保证体液平衡。

7. 管道护理　ICU 患者在治疗过程中可能会留置一些管道,包括输液管、胃管、吸氧管、导尿管、气管导管、中心静脉导管、透析管、胸腔闭式引流管、三腔两囊管等。应根据管道的原理、作用以及病情需要给予相应的护理,确保管道通畅,防止折叠、扭曲及挤压,并注意观察引流液的颜色、性质和量,密切关注拔管指征。

8. 护理文书　ICU 护理记录具有高度的科学性和法律效力,要求能连续、动态地反映病情观察、护理、治疗措施及结果,遵循科学合理、语言规范、及时准确、简明完整、诚实慎独的原则。

(二) 加强监护

1. 呼吸系统　潮气量、呼吸频率、胸部 X 线检查、肺顺应性、动脉血氧饱和度、呼出气二氧化碳分压、呼吸机工作状态监测。

2. 循环系统　动脉血压、中心静脉压、漂浮导管、心排血量测定、心电图。

3. 神经系统　监测意识状态、脑电图、颅内压、脑血流、脑膜刺激征、感觉和运动功能、神经系统反射等。

4. **肾功能监测**　尿量、尿比重、血清尿素氮、血肌酐、内生肌酐清除率、尿蛋白定量分析、尿酸碱度、尿渗透压/血渗透压比值、酚红排泄率。

5. **血液系统**　监测红细胞比积，白细胞计数和分类，血小板计数，血红蛋白，出、凝血机制等。

6. **监测患者的动脉血气、电解质和酸碱平衡**

第三节　监护技术

ICU 集中收治危重患者，并利用先进的监护设备和急救措施对其进行连续的监护和治疗，重症监护技术是反映 ICU 综合应急处置能力的重要指标，是 ICU 护士一定要掌握的基本技能。

一、呼吸系统监护

正常的呼吸是维持生命及机体内外环境稳定的重要生理活动之一。完整的呼吸过程包括外呼吸、气体在血液中的运输和内呼吸三个阶段。对危重患者进行呼吸系统监护是评价其呼吸功能状态及动态变化、诊断呼吸功能障碍的类型和严重程度、防治并发症和评估预后的重要手段。

（一）肺功能监测

1. 通气功能测定

（1）潮气量（VT）　指平静呼吸时，每次吸入或呼出的气量，由肺泡通气量和无效腔量两部分组成，正常成人平均为 500ml。有通气但无血流灌注的气体量为无效腔量，成人约 150ml。临床上潮气量增加多见于发热、疼痛、中枢神经性疾病，酸中毒所致的过度通气。潮气量降低多见于气胸、肺纤维化、间质性肺炎、肺梗死、肺淤血、使用中枢性抑制药物和呼吸肌力受影响等。

（2）无效腔（Dead Volume，VD）　即生理无效腔，包括解剖无效腔和肺泡无效腔。解剖无效腔是指从口腔到细支气管这部分在呼吸周期中不参与气体交换的量，肺泡无效腔是指肺泡通气良好而相应的血流灌注不良时，气体交换不能充分进行的无效通气量。

（3）每分通气量（Minute Ventilation，MV）　指在静息状态下，每分钟进入或呼出肺的气体总量，是潮气量与呼吸频率的乘积。正常值为 6～8L/min，是肺通气功能最常用的监测项目之一。

（4）每分钟肺泡通气量（Alveolar Ventilation，VA）　指在静息状态下，每分钟吸入气量中能进入肺泡进行有效气体交换的通气量，它反映肺泡真正的气体交换量。VA =（潮气量 - 生理无效腔）×呼吸频率。呼吸越浅促，则有效通气量越少。

（5）最大通气量（Maximal Voluntary Ventilation，MVV）　指单位时间内患者尽力

所能吸入或呼出的最大气量，反映机体的通气储备能力。MVV 下降多见于胸廓病变、肺实质病变、气道阻塞性疾病、呼吸机麻痹或衰弱等。

（6）肺活量（Vital Capacity，VC）　指最大吸气后，做最大呼气所能呼出的气量，即潮气量、补吸气量、补呼气量之和。正常成年男性为 3.5L，女性为 2.4L。VC 反映肺每次通气的最大能力。临床上 VC 降低多见于任何使呼吸幅度受限的疾病，如胸廓活动度降低、膈肌活动受限、肺扩张受限等。

（7）残气量（Residual Volume，RV）　即余气量，指在深呼气后不能呼出的肺内残余气量，正常范围为 1.5～2L，起着缓冲肺泡内气体分压，防止呼吸过程中小气道闭塞的作用。

（8）肺总量（Total Lung Capacity，TLC）　指最大吸气后存留于肺内的全部气量，包括肺活量和残气量之和。正常成年男性为 5.0L，女性为 3.5L，肺气肿、支气管哮喘等慢性阻塞性肺疾病者可导致 TLC 增加，肺水肿、肺纤维化、呼吸衰竭、气胸、胸腔积液等限制性肺疾病者可导致 TLC 降低。

2. 换气功能测定

（1）肺泡通气/血流比值（VA/Q）　为肺泡通气量与肺血流量的比值。正常值为 0.8 左右。VA/Q 值增大，表示血流灌注不足（无效通气）；VA/Q 值减小，表示通气不足（无效灌注）。

（2）氧合指数　即动脉血氧分压/吸氧浓度（PaO_2/FiO_2），是反映氧合作用及气体交换效率的最简化指标，正常范围为 400～500mmHg，$PaO_2/FiO_2 < 300$ 提示呼吸衰竭，$PaO_2/FiO_2 < 200$ 是急性呼吸窘迫综合征的诊断标准之一。

（3）肺泡－动脉血氧分压差（$PA - aO_2$）　是测定肺泡换气功能的指标。成人正常值在吸气时为 10～30mmHg，可随年龄的增加而加大。$PA - aO_2$ 测定有助于对低氧血症产生原因的分析，如有弥散障碍、通气血流比例失调时，除 PaO_2 下降外，$PA - aO_2$ 可增高，而通气不足的患者虽 PaO_2 下降，但 $PA - aO_2$ 正常。

（4）脉搏氧饱和度（Pulse Oxygen Saturation，SPO_2）　SPO_2 监测是利用脉搏氧饱和度仪（Pulse Oximetry，POM）经皮测得的动脉血氧饱和度的值，是临床上常用的评价氧合功能的指标，被称为第五生命体征监测。临床上，根据氧解离曲线的特点，SPO_2 与动脉血氧分压（PaO_2）有显著的相关性。通过监测 SPO_2，间接了解患者 PaO_2 高低，以便了解组织的氧供情况。POM 是利用氧合血红蛋白和还原血红蛋白的吸收光谱不同设计而成。氧饱和度仪随着动脉的搏动吸收光量，当低温（<35℃）、低血压（<50mmHg）或应用血管收缩药物使脉搏搏动减弱时，可影响 SPO_2 的准确性。此外，不同测定部位、外部光源干扰等也影响其结果，测量时应注意干扰因素的影响，注意监测局部的皮肤颜色、皮肤角质层的厚度、末梢灌注状态。如休克或其他原因引起肢端血液循环不良时，脉搏幅度减小，SPO_2 信号将消失或精度降低，从而影响 SPO_2 值。严重烧伤后结痂，可能会影响光的透过与吸收，进而影响 SPO_2 读数的准确性。

（二）呼吸运动监测

1. 基本监测

（1）呼吸频率 反映患者通气功能及呼吸中枢的兴奋性，正常成人 12～18 次/分，如成人呼吸频率 <6 次/分或 >35 次/分提示呼吸功能障碍，小儿呼吸频率随年龄减少而增加。

（2）呼吸节律、幅度 呼吸节律是呼吸的规律性，呼吸幅度是呼吸运动时患者胸腹部的起伏大小。观察呼吸节律可以发现异常呼吸类型，提示病变部位。呼吸幅度可以反映潮气量的大小。

（3）胸、腹式呼吸 观察患者是否有胸式呼吸或腹式呼吸，有无呼吸困难及其程度和性质，有无呼吸道梗阻和呼吸抑制，以及体位改变对呼吸的影响等。

（4）缺氧和二氧化碳潴留情况 观察患者意识变化，有无烦躁不安、意识模糊等缺氧和二氧化碳潴留的表现。观察周围循环状态，皮肤色泽、有无紫绀等。缺氧时可出现皮肤黏膜紫绀，二氧化碳潴留时，皮肤黏膜潮红、多汗、结膜充血。

2. 呼吸力学监测

（1）顺应性 是指单位压力改变所引起的肺容积改变。肺动态和静态顺应性可由床旁呼吸功能检测仪直接测定，也可通过呼吸机监测参数计算。肺顺应性监测可评价危重患者肺组织的弹性，指导机械通气的调整和呼气末正压的应用。

（2）气道阻力 是指气体流经呼吸道时气体分子间及气体与气道内壁间发生摩擦所造成的阻力，直接反映气道的阻塞情况，可由床旁呼吸监测仪直接测定。气道阻力增加多见于支气管痉挛、气道分泌物潴留等。

（3）呼吸功 肺通气过程中，呼吸肌必须消耗能量以克服呼吸器官的弹性和非弹性阻力将气体吸入和呼出气道，即呼吸做功，不仅反映心肺功能，也是衡量呼吸困难的客观指标。

3. 常见的异常呼吸类型

（1）潮式呼吸 又称陈-施呼吸（Cheyne-Stokes Respiration），一阵急促深呼吸后，出现一段呼吸暂停，而后再次深呼吸，如此周而复始，一般每个周期历时 30～70 秒。严重的心脏病、心功能不全、肾病、哮喘、脑炎、颅内压增高者及中毒者可出现这种呼吸类型。

（2）紧促式呼吸 呼吸运动浅促而带有弹性，多见于胸膜炎、胸腔肿瘤、肋骨骨折、胸背部剧烈疼痛、颈胸椎疾病引起疼痛者。

（3）蝉鸣样呼吸 上呼吸道部分梗阻的患者，空气吸入发生困难，在吸气时发生高音调啼鸣声，出现明显"三凹征"。

（4）哮喘性呼吸 发生在哮喘、肺气肿及其他喉部以下有梗阻者，其呼气期较吸气期延长，并带有哮鸣。

（5）点头式呼吸 因胸锁乳突肌收缩的原因，在吸气时，下颌向上移动而在呼气时下颌重返原位，类似点头样。多见于垂危患者。

二、循环系统监护

循环系统监护是 ICU 监护的重要内容，包括动脉血压监测、中心静脉压监测、心率监测、心电监测及肺动脉压监测。

（一）心率监测

正常成人心率 60～100 次/分，小儿较快。心率可以灵敏地反映心功能状态。心输出量（CO）＝每搏输出量（SV）×心率（HR），在一定范围内，随着心率增快，心输出量也会增加，但当心率＞160 次/分时，心室舒张期缩短，心室充盈不足，每搏输出量减少，虽然心率增加，但由于每搏输出量减少而使心输出量减少；当心率＜50 次/分时，虽然充盈时间增加，但由于心搏次数减少而使心输出量减少。另外，在临床上常用休克指数来判断患者失血的程度，休克指数＝心率/收缩压，血容量正常时休克指数≈0.5，当休克指数≈1 时，提示失血量占全身血容量的 20%～30%，当休克指数＞1 时，提示失血量占全身血容量的 30%～50%。

（二）动脉血压（Arterial Blood Pressure，ABP）监测

动脉血压是估计心血管功能的常用指标，其影响因素包括心排血量、循环血容量、周围血管阻力、血管壁弹性和血液黏滞度等五个方面。虽然动脉血压能反映心脏后负荷、心肌做功与耗氧及周围循环血流，但它不是反映循环功能的唯一指标，因为组织灌注取决于血压和周围血管阻力两个因素。临床上，应结合多项指标，对循环功能进行综合分析。

1. 监测方法 动脉血压监测可分为无创和有创血压监测，可采用间断和连续监测方法。

（1）**无创血压监测** 常用方法包括袖带测压和自动无创动脉压监测。袖带测压是用手法控制袖套充气，压迫周围动脉（常用肱动脉）间断测压，根据病情需要确定监测的间隔时间和次数。自动无创动脉压监测是用特别的气泵自动控制袖带充气，可定时自动测压，是 ICU、麻醉手术中应用最广泛的血压监测方法。无创血压监测具有操作简便、无创伤、重复性好、适应证广等优点，但易受情绪、运动、环境和体位等因素影响，往往不能准确反映患者的心血管功能和血流动力学水平，不能够连续监测，不能反映每一心动周期的血压，不能显示动脉波形。

（2）**有创血压监测** 即动脉穿刺插管直接测压法，常选用桡动脉进行穿刺置管，穿刺前需行 Allen 试验，以判断尺动脉循环是否良好。操作时在桡动脉搏动最明显处远端 0.5cm 处穿刺，动脉导管插入后，固定并经三通管与换能器及输液器相连，换能器通过导线连接到血压监测仪上，显示患者动脉血压，输液器内加入肝素稀释液，保证动脉导管通畅。适用于心肺复苏后、体外循环心脏手术后、休克、严重高血压及外科手术后等急危重症患者。此法能连续监测患者收缩压、舒张压和平均动脉压，及时、准确地反映患者血压的动态变化，通过动脉压的波形有助于判断体内血容量、心肌收缩力、外周

血管阻力及有无心包填塞等，临床上常将测得的动脉血压数值结合中心静脉压进行综合分析，进行病情评估。尽管有创血压监测有许多优点，但由于其有创伤性，在临床实际操作中要防止可能出现的动脉穿刺插管的并发症如动脉内血栓形成、局部血肿和出血，防止感染发生，保持测压管道通畅。

2. 临床意义

（1）收缩压　主要由心肌收缩和心排血量决定，其意义在于克服各种脏器的临界关闭压，保证脏器的供血。

（2）舒张压　主要由心肌舒张和心灌注血量决定，其重要性在于维持冠状动脉灌注压。

（3）平均动脉压　指心动周期的平均血压，与心排血量和体循环血管阻力有关，是反映脏器组织灌注的良好的指标之一。

（三）中心静脉压（Central Venous Pressure，CVP）监测

1. 概念　CVP 是指右心房及上、下腔静脉胸腔段的压力。由静脉毛细血管压、右心室充盈压、静脉内血容量、作用于静脉外壁的压力即静脉收缩压和张力四部分组成。

2. 正常值　$5 \sim 12 cmH_2O$。

3. 测量方法　中心静脉压监测是将中心静脉导管由颈内静脉或锁骨下静脉插入上腔静脉，也可经大隐静脉或股静脉至下腔静脉，将导管末端与测压装置相连，从而获得连续的中心静脉压力波形及数值。操作时，行中心静脉穿刺置管术，用一直径 $0.8 \sim 1.0 cm$、刻有厘米水柱（cmH_2O）的玻璃标尺固定在输液架上，标尺零点置于腋中线第 4 肋间右心房水平，中心静脉导管连接三通开关，三通开关一端与连接管相连，管内充满液体，排除气泡，另一端与输液器相连。测量时阻断输液器一端，即可测出 CVP。

4. 临床意义　CVP 可以间接反映右心室前负荷和循环血量变化，判断心脏收缩功能和肾脏排泄功能，间接推测容量治疗的效果，特别是持续监测其动态变化，比单次监测更具有指导意义。CVP 结合心率、血压、尿量、颈静脉怒张、肝脏肿大、是否脱水等情况综合分析，有很高的参考价值。$CVP > 15 cmH_2O$ 表示右心功能不良，且有发生心力衰竭的可能，应暂停或严格控制液体速度并采用强心、利尿等治疗措施；$< 5 cmH_2O$ 表示右心充盈不佳或血容量不足，应迅速补液。

5. 适应证

（1）各类大中型手术，如心血管、颅脑和胸部大而复杂的手术。

（2）严重创伤、各种类型休克以及急性循环功能衰竭如右心功能不全。

（3）需要大量静脉输血、输液。

（4）脱水、失血和血容量不足。

6. 影响因素

（1）病理因素　CVP 降低常见于失血引起的低血容量、脱水、周围血管张力减退等。CVP 升高的原因有右心及全心衰竭、输血输液过量、支气管痉挛、张力性气胸及血胸、房颤、肺梗死、纵隔压迫、慢性肺部疾患、缩窄性心包炎、心包填塞等。

（2）神经因素　低压感受器作用加强，血容量相对减少或回心血量不足等会导致CVP 降低。交感神经兴奋导致静脉张力升高，以及体内血管升压素、儿茶酚胺、肾素和醛固酮等分泌升高，均可引起 CVP 不同程度升高。

（3）药物因素　CVP 降低常见于应用血管扩张剂或右心功能较差的患者应用洋地黄改善心功能后。CVP 升高的原因有快速补液、应用去甲肾上腺素等收缩血管的药物等。

（4）麻醉插管和机械通气　机械通气时，胸内压力升高，CVP 升高；麻醉较浅和气管插管时，因动脉压升高，CVP 升高。

（5）其他因素　如缺氧、肺动脉高压、肺血管收缩及肺水肿时，CVP 升高。

7. 并发症

（1）感染　中心静脉置管感染率为 2% ~ 10%，在操作过程中要严格无菌技术，加强护理，每日用肝素溶液冲洗导管并更换敷料，防止感染。当患者出现不能解释的寒战、发热、白细胞计数升高、局部压痛和炎症等，应考虑为导管所导致的感染，应尽快拔管，并做血及导管的细菌培养。

（2）出血和血肿　中心静脉导管置入过程中，如操作不当，可能会穿破颈动脉、椎动脉、锁骨下动脉，在颈部形成血肿。因此，操作时要熟悉局部解剖，掌握穿刺要点，准确进针，如果误入动脉，应做局部压迫，尤其对肝素化患者，要延长局部压迫时间。

（3）其他　穿刺过程中有可能会引起血胸、气胸，损伤神经和淋巴管等，一旦出现，应立即采取积极处理措施。

（四）肺动脉压监测

1. 概述　肺动脉压（Pulmonary Artery Pressure，PAP）监测是将肺动脉导管（Swan – Ganz 漂浮导管）经右颈内静脉或右锁骨下静脉插管入右心房和肺动脉，进行心脏、肺血管压力和心排血量等参数测定，对患者循环状态做出全面判断。

2. 适应证

（1）急性呼吸窘迫综合征、急性心肌梗死合并泵衰竭或疑有心泵衰竭者。

（2）区别心源性和非心源性肺水肿。

（3）心脏、大血管术后血流动力学监测。

（4）低血容量性休克患者的扩容监测。

（5）观察药物、机械通气、血液透析及辅助循环对急、慢性心功能不全治疗的血流动力学效应。

3. 监测指标

（1）右心房压（RAP）　表示静脉血容量和上、下腔静脉及右心房的压力，反映右心室充盈情况。正常值为 1 ~ 6mmHg。RAP 升高多见于右心衰竭、心包积液、肺动脉高压、心肌病、缩窄性心包炎、三尖瓣狭窄或关闭不全等。RAP 降低提示血容量不足。

（2）右心室压（RVP）　正常值为 15 ~ 18mmHg/0 ~ 8mmHg。收缩压反映右心室前负荷，收缩压升高多见于肺动脉高压、肺动脉狭窄等。舒张压反映右心室充盈情况，舒张压升高多见于右心室衰竭等。

（3）肺动脉压（PAP） 反映肺小动脉和肺毛细血管床的流量与梗阻情况。正常值为 15～28mmHg/5～14mmHg。肺动脉收缩压等同于右心室收缩压，肺动脉舒张压反映左心室舒张期末压，因左心室舒张期末压取决于左心室顺应性，所以肺动脉舒张压是反映左心室功能的指标。

（4）肺毛细血管楔压（PCWP） 反映左心房平均压及左心室舒张末期压，是反映左心室舒张功能的最佳指标。正常值为 8～12mmHg。PCWP 升高多见于左心功能不全、二尖瓣狭窄、心源性休克、血容量过多及左心室顺应性下降等。PCWP 降低见于血容量不足。

（5）心排血量（CO） 即每分心输出量，是反映左心功能的重要指标，可作为诊断心力衰竭和低心排血综合征的依据。正常值 4～6L/min。心输出量增多见于血容量增加，心输出量减少多见于血容量减少、心肌收缩力减弱、肺动脉或主动脉高压等。

4. 并发症及其防治

（1）气囊破裂 漂浮导管反复使用，气囊弹性消失，容易发生破裂。为防止气囊破裂，气囊充气最大量不能超过 1.5ml，并注意小心缓慢充气。

（2）心律失常 插管过程中，导管尖端触及心内膜，可引起室性期前收缩、室上性心动过速等。为防止心律失常的发生，可将气囊内气体充足覆盖导管尖端以减少对室壁的刺激，当遇到阻力时，不可用力强行插入。如果出现室性心律失常，可暂停操作，静脉注射利多卡因。

（3）肺动脉血栓形成 导管在肺动脉中多次移动、插入过深、气囊过度扩张和长期嵌顿等均可压迫血管而促使血栓形成，栓子脱落可导致肺动脉栓塞。为防止血栓形成，应注意定期用肝素盐水冲洗，有栓塞史和高凝状态患者需要用抗凝治疗。

（4）感染 置管过程中，无菌操作不严格，导管反复使用消毒不彻底或导管污染等可能引起穿刺点或切口处感染，严重者引起细菌性心内膜炎。所以，术中及术后要严格遵守无菌操作，加强护理，定期更换敷料，保持局部清洁干燥，导管留置时间以不超过 72 小时为宜。

（5）肺动脉破裂或出血 肺动脉高压患者，气囊导管尖端易进入肺动脉细小分支，由于气囊过度充气和血管壁变性，可致肺动脉破裂出血。所以，插管时应注意导管插入深度，气囊充气速度宜慢、压力要低，尽量缩短肺动脉楔压和肺毛细血管楔压的测定时间。

（6）导管扭曲、打结和折断 导管插入过深，缠绕心内结构可造成组织损伤，发现扭曲时应先放尽囊内气体，退出导管，以免在气囊充盈状态下拨出导管而损伤肺动脉瓣或三尖瓣。若导管打结，需在 X 线透视下，放松气囊后退出，如不奏效，将结拉紧，缓缓拔出。导管折断，多由于导管质量问题或操作过猛所致，因此置管前应注意检查导管质量。

（五）心电监测

心电监测是持续或间断地监测患者的心肌电活动，及时反映患者的心电改变及心律失常，是严重创伤、感染、大量失血及电解质紊乱引起的急性脏器功能衰竭，外科手术的术中及术后，心肺脑复苏后等各种急危重症患者常规监测的项目之一。

1. 临床意义　早期发现和识别心律失常；及时发现心肌损害，预防心肌缺血和心肌梗死；监测水、电解质及酸碱平衡紊乱情况；观察及评价抗心律失常药物的疗效及不良反应；估计心脏起搏器功能。

2. 方法

（1）心电监测系统　在 ICU，常配备综合心电监测系统，由一台中央监护仪和数台多功能床旁监护仪组成。可以持续显示患者的呼吸、心率、血压、心电图波形、血氧饱和度等功能参数的数字和图像，记录各参数 24 小时趋势图，可设置各参数的报警界限，有"回忆"和"冻结"功能。

（2）动态心电图监测仪　也称 Holter 心电监护仪，是可以随身携带的心电图磁带记录仪，通过胸部皮肤电极可记录 24 小时心电图波形，动态观察心脏不同负荷状态的心电图变化。临床上主要用于冠心病和心律失常的诊断，判断原因不明的胸痛、心悸、晕厥等是否与心律失常有关，也可用于监测起搏器功能。

（3）心电监测导联　应选择能清楚显示心电图波形和节律的导联位置，以便对心电活动进行综合分析。常用的导联放置位置有以下几种：①综合 I 导联：正极放置在左锁骨中点下缘，负极放置在右锁骨中点下缘，接地电极放置在右侧胸大肌下方。电极很少脱落，不影响正常心电图的描记，但心电图振幅较小，波形类似 I 导联。②综合 II 导联：正极放置在左腋前线第 4 肋间或左侧胸大肌下方，负极放置在右锁骨中点下缘，接地电极放置在右侧胸大肌下方。电极脱落机会多，心电图振幅较大，波形类似 V5 导联。③综合 III 导联：正极放置在左侧锁骨中线肋弓上缘第 4～6 肋间，负极放置在左侧锁骨中点外下方，接地电极放置在右侧胸大肌下方。此导联描记出的心电图波形类似标准 III 导联。④改良监护胸导联：正极放置在胸骨右缘第 4 肋间，负极放置在左侧锁骨下外 1/3 处，接地电极放置在右侧锁骨中点下方。其 P 波显示较清楚，但电极很容易脱落。

3. 注意事项

（1）注意安全，接好地线，当电极出现短路时会导致患者电休克或烧伤。

（2）放置电极时，用 75% 乙醇溶液擦拭皮肤，保持导电良好，出汗时随时更换。避开电除颤时电极板的安放位置、常规胸前导联放置的位置或骨骼突起的部位，以免影响其他操作或导线脱落。为获得清晰的心电图波形，要选择最佳的监护导联放置部位，即选择 P 波清晰的导联，通常是 II 导联。

（3）避免电极脱落、导线断裂或导电糊干涸可能导致的交流电干扰，电极放于胸壁肌肉较多部位时可能发生的肌电干扰，以及手机、激光设备、吸引设备、微波炉等其他设备的干扰。

（4）电极导线应从颈部引出，然后插入示波器，导线不要从腋下或剑突下引出，以防拉脱、折断导线。

三、肾功能监护

肾脏是排泄机体代谢产物和维持机体内环境稳定的重要器官，监测危重患者的肾功能状态对整个机体及各个脏器功能的治疗具有非常重要的临床意义。

（一）肾小球功能监测

1. 尿量 是肾小球滤过率的直接反映，是评估肾血流量和肾排泄功能的重要指标。尿量 <30ml/h 提示肾脏血流灌注不足，间接反映全身血容量减少。24 小时尿量少于100ml 称为无尿，是肾功能衰竭的基础诊断依据，但还需要结合其他指标综合判断。24 小时尿量少于 400ml 称为少尿，表明肾功能有一定程度的损害。

2. 血尿素氮（Blood Urea Nitrogen，BUN） BUN 是体内蛋白质的代谢产物，成人 BUN 的参考值范围为 2.9 ~ 6.4mmol/L。BUN 升高表明肾小球滤过减少、体内蛋白质过度分解或摄入高蛋白食物等。肾脏功能轻度受损时，BUN 可无变化，当 BUN 进行性升高（>20mmol/L）时，说明肾单位已有 60% ~ 70% 受损，提示肾功能衰竭或患者处于高分解代谢状态。

3. 血肌酐（Blood Creatinine） 血肌酐是肌肉代谢的产物，日产生量与人体的肌肉量成正比，其参考值（苦味酸法）范围是男性 44 ~ 133μmol/L、女性 70 ~ 106μmol/L。血肌酐主要由肾小球滤过后排出体外，故血肌酐浓度升高提示肾小球滤过功能减退。当肾功能不全时，血肌酐数值明显升高。

4. 内生肌酐清除率（Endogenous Creatitine Clearance） 单位时间内通过肾脏排出的肌酐量相当于多少毫升血内的肌酐，称为内生肌酐清除率。常用于判断肾小球的滤过功能，一般情况下，内生肌酐清除率绝大部分经肾小球滤过，而肾小管不吸收亦不排泄。正常人内生肌酐清除率平均值为 80 ~ 100ml/min，如降到正常的 80% 以下，提示肾小球滤过功能已有减退，其数值越低，肾功能损害越严重。

（二）肾小管功能监测

1. 尿浓缩稀释功能 主要用于监测肾小管重吸收功能。正常人 24 小时尿量为1000 ~ 2000ml，昼夜尿量之比为 3 ~ 4∶1，12 小时的夜尿量不超过 750ml，尿液最高比重应在 1.020 以上，最高与最低比重之差不小于 0.009。临床上，如果夜尿量超过750ml，提示为肾功能损害的早期表现。尿比重固定在 1.010 ~ 1.012，提示肾功能严重损害，见于慢性肾炎、原发性高血压、肾动脉硬化等的晚期。

2. 尿/血渗透压比值 正常值尿渗透压为 600 ~ 1000mmol/L，血渗透压为 280 ~310mmol/L，此比值是反映肾小管浓缩功能的指标，比值降低说明肾脏浓缩功能障碍。

3. 酚红排泄试验 主要反映肾小管排泌功能，正常值为 15 分钟排泄率 25% ~30%，2 小时排泄率 50% ~80%。若 15 分钟排泄率 <20%，提示肾小管排泄功能障碍。酚红是一种对人体无害的染料，经静脉注入后大部分与血浆白蛋白结合，主要由肾脏排

出，测定其排泌量，可作为肾脏排泄功能指标之一。

4. 自由水清除率　指单位时间内从血浆中清除到尿中的不含溶质的水量，是最理想的测定肾浓缩与稀释功能的指标。连续监测对肾衰竭的早期诊断、肾小管功能恢复的程度及预后估计都有临床价值。正常值为 - 100 ～ - 30ml/h。负值越大，肾功能越好；负值趋向于零，提示肾功能越差。

四、神经系统监护

神经系统是人体一切意识和行为的唯一控制系统，其解剖结构和功能十分复杂，它与全身各脏器、各部位密切相关。临床上各种原因引起的心跳、呼吸骤停，如果不及时抢救，很容易导致脑细胞不可逆死亡，另外，各种疾病的终末期均可造成中枢神经系统的严重损害，甚至是不可逆的损伤，因而对于中枢神经系统进行临床监护具有非常重要的临床意义。

（一）昏迷指数测定

临床上常常采用国际通用的格拉斯哥昏迷评分（Glasgow Coma Scale，GCS），简称昏迷指数法（表 5 - 1），客观反映颅脑损伤的严重程度，便于判断病情，分析预后，及时治疗。它是根据颅脑损伤后刺激患者的睁眼反应、语言反应、运动反应进行评分，然后将 3 项得分相加，即获得 GCS 分数。GCS 总分为 15 分，8 分以下为昏迷，最低分3 分。

表 5 - 1　Glasgow 昏迷评分法

睁眼反应	评分	语言反应	评分	运动反应	评分
能自行睁眼	4	能对答，定向正确	5	能按指令完成动作	6
呼唤睁眼	3	能对答，定向有误	4	刺痛时能定位	5
刺痛睁眼	2	胡言乱语，不能对答	3	刺痛时肢体能回缩	4
不能睁眼	1	仅能发音，无语言	2	刺痛时肢体过屈	3
		不能发音	1	刺痛时肢体过伸	2
				刺痛时无任何反应	1

（二）颅内压监测

1. 概述　颅内压是指颅腔内容物对颅腔产生的压力，正常成人平卧位颅内压为10 ～ 15 脑组织损伤和脑脊液漏等并发症。

2. 硬膜外监测　将测压装置经颅骨进入硬脑膜与颅骨内板之间，测得的压力即为硬膜外颅内压。此法保留了硬脑膜的完整性，并发颅内感染的机会小，但技术操作要求高，将压力换能器置于硬膜外，要避免压迫过紧或过松，而造成读数不准确。

3. 影响颅内压的因素

（1）PaO_2　PaO_2 下降至 50mmHg 以下时，脑血流量明显增加，颅内压增高。

（2）$PaCO_2$　脑血管反应不受 CO_2 直接影响，而与细胞外液 pH 改变有关。$PaCO_2$ 增高时，pH 值下降，脑血流和脑容量增加，颅内压增高。$PaCO_2$ 下降时，pH 值升高，脑血流量减少，颅内压下降。

（3）其他　颅内压与体温、血压的高低有关，体温每降低 1℃，颅内压下降 5.5%～3.7%，颅内压随血压的升高而升高。另外，咳嗽、喷嚏、气管内插管、颈静脉受压均可使颅内压升高。

4. 临床意义

（1）早期发现颅内压变化，特别是深昏迷患者，能够及时降压，避免脑干继发性损害。

（2）有助于观察各种降压治疗效果，采取针对性的治疗，指导治疗和判断预后。

（三）脑血流监测

大脑的血流对维持正常脑代谢和功能具有重要的作用，一旦大脑血氧供给障碍或血流中断，脑血管自动调节功能丧失，则脑细胞代谢发生紊乱，出现脑水肿等并发症，甚至造成"不可逆转"的脑损伤。经颅多普勒超声血流测定可无创伤、连续、动态地监测脑血流，判断血流方向和速度，用声音反映或用荧光显示局部血流情况，有助于早期发现脑血管血流减少、脑血流动力学异常等。还可行脑血管造影、放射性核素显像等，用来反映脑血管充盈状况、动脉血管壁的弹性、血流动力学变化。

（四）脑电监测

脑电监测是通过监测脑电活动的振幅、频率和波形变化，了解大脑的功能状态，包括自发性节律脑电图和与一定刺激相关的脑诱发电位。

1. 脑电图监测　通过脑电活动变化反映脑部本身疾病，还可以根据异常脑电图呈弥散性或局限性及节律变化，来估计病变范围和性质。临床上常用于脑缺血（氧）的监测、病灶定位等，也是昏迷患者脑功能监测的重要指标。

2. 诱发电位　临床上用于脊髓功能、视神经功能和颅后窝手术的监测。mmHg，15～20mmHg 为轻度增高，20～40mmHg 为中度增高，>40mmHg 为重度增高。对颅内压进行动态监测对临床诊断、治疗和护理具有重要意义。

3. 监测方法　颅内压监测是应用微型压力传感器将颅内压转换为电能，再用记录器描记下来，对颅内压力的动态变化进行观察。临床上最常用的监测方法是脑室内监测和硬膜外监测。

4. 脑室内监测　可按侧脑室前角穿刺的方式，经颅骨钻孔在侧脑室内置管或通过腰穿蛛网膜下腔置管，与颅外传感器相连接，通过脑脊液的传递而进行压力的记录。脑室内穿刺测压准确、方法简单，而且可行脑脊液引流和化验，所以最常用。但可导致颅内感染、

五、胃肠黏膜内 pH（pHi）监测

胃肠道黏膜是抵御细菌、细菌毒素和其他有害物质侵袭的重要屏障，胃肠道对缺血

缺氧较为敏感，是内脏器官中血液灌注减少发生最早、最明显的脏器之一。胃肠道正常pH值为 7.38 ± 0.03，若 pHi <7.32 表示胃黏膜有酸血症。胃肠黏膜内 pH（pHi）监测不仅可反映胃黏膜局部的血流灌注和氧合情况，而且也是全身组织灌注和氧合发生改变的早期敏感指标。机体氧供一旦下降，胃肠道黏膜屏障受损，可引起细菌移位，导致多脏器功能障碍综合征。临床上，pHi 监测适用于创伤、休克、多脏器功能障碍综合征的患者。

（一）监测方法

测定前患者禁食 12 小时以上，应用专用胃肠黏膜 pHi 测压管。使用时，胃黏膜张力计由鼻插入胃腔，肠黏膜张力计由肛门插入直肠。抽净囊内气体，注入生理盐水4ml，平衡 30 分钟后抽取平衡液，丢弃前 $1.5 \sim 2.0$ml 无效腔液，后 $2.5 \sim 2.0$ml 在隔绝空气的前提下，在血气分析仪上检测出其 PCO_2；同时抽取动脉血测 $[HCO_3^-]$ 含量。因为黏膜组织间液的 $[HCO_3^-]$ 与动脉血的 $[HCO_3^-]$ 相等，黏膜组织内 PCO_2、胃腔内 PCO_2 以及半透膜囊内 PCO_2 在平衡并校正后基本是相等的。因此可计算出胃肠黏膜内pH（Intramucosal pH, pHi）：$pHi = 6.1 + lg[HCO_3^-] / [0.03 \times PCO_2]$。

（二）临床意义

1. 判断"隐性代偿性休克"　胃肠道对缺血最敏感，在循环障碍时，其反应发生最早，恢复最晚，甚至在全身血流动力学指标恢复后，仍处于缺血缺氧状态，即处于"隐性代偿性休克状态"。pHi 监测能够证实该状态并指导复苏。

2. 预警脓毒血症、多脏器功能障碍综合征　胃肠道缺血可导致黏膜屏障损伤，造成肠道细菌和毒素移位，诱发脓毒血症、多脏器功能障碍综合征。pHi 监测可反映内脏 – 局部氧合，指导治疗，维持足够的组织灌注和氧合。

3. 评价疗效、判断预后　胃肠道是血流灌注最早受影响，最晚恢复的器官，pHi 监测可及时发现胃肠功能状态，评价疗效和判断预后。

（三）注意事项

1. 操作者必须严格培训，选用同一型号的血气分析仪，保证所测定的结果误差无显著差异。

2. 若患者胃内有积血，则不适宜测定胃肠 pHi。

3. 对未禁食水的患者，在测定胃肠 pHi 时要求禁食水 1 小时以上。

4. 操作过程注意避免与空气接触，排气、排液过程应充分利用三通开关。抽吸囊内气体和液体时，负压形成后要立即关闭开口，完成一次检测后，必须保证囊内无气体进入，以便进行后续检测。

六、体温监护

人体的体温调节是通过自主神经系统而实现的，调节中枢在丘脑下部，通过神经和体液因素的作用保持产热和散热平衡。ICU 患者进行体温监测，对疾病的诊断、转归、治疗有重要的指导意义。

（一）正常体温

正常成人体温随测量部位不同而异，口腔舌下温度为 36.3~37.2℃，腋窝温度为 36~37℃，直肠温度为 36.5~37.5℃。昼夜间可有轻微波动，清晨稍低，起床后逐渐升高，下午或傍晚稍高，但波动范围一般不超过 1℃。

（二）测温部位

测温部位可分为中心和体表两部分。常用测温装置除玻璃水银体温计外，还有食管中下段温度计、热敏电阻及热电偶温度计等。可以测量腋窝、口腔、直肠、耳鼓膜、咽喉部、食管下段、皮肤等处的温度。

1. **直肠** 是传统测量深部体温的部位，将温度计置于肛门深部，成人 6~10cm，小儿 2~3cm。

2. **食管** 将测温探头放置于食管下 1/3 处，所测得的食管下段温度能较迅速可靠地反映中心温度或主动脉血液的温度。

3. **鼻咽部及耳鼓膜** 鼻咽部及耳鼓膜温度接近脑部温度，将测温探头放置于鼻咽部，接近颅底，降温时能做出迅速的反应，耳鼓膜温度是目前测量中心温度最精确的部位。

4. **口腔和腋下** 腋下是常用监测体温的部位，腋下温度一般比口腔温度低 0.3~0.5℃，将腋下温度加 0.5~1℃ 与直肠温度接近。危重患者口腔测温有诸多不便，所以常常监测腋下温度。

5. **皮肤** 皮肤温度常常受皮下血供、出汗、传导、对流、辐射等因素影响，体表各部位差别很大，大腿内侧皮肤温度与平均皮肤温度非常接近，现在常规将皮肤温度探头置于大腿内侧。

（三）危重患者与体温变化

1. **体温升高** 发热是机体患病的一种病理生理反应，也是机体的生理防御反应。发热分为感染性发热和非感染性发热，按照体温升高的程度分为：低热为 37.5~38℃、中等高热为 38.1~39℃、高热为 39.1~41℃、超高热为 41℃ 以上，其热型也有显著差异，危重患者需要定期或连续监测体温变化。

2. **体温下降** 婴幼儿、老年人、手术麻醉患者等是低体温的高发人群，可诱发和加重疾病，临床上应严密监测体温，采取积极的限制热丢失和保暖措施；针对呼吸、心搏骤停患者采取现场心肺复苏抢救后，为防止脑细胞发生不可逆的死亡，需要早期进行以头部降温为主要措施的脑复苏；人在低温状态下，循环、呼吸、造血、免疫、肝肾功能都发生明显障碍，应严密监测全身各系统功能状态，减少并发症的发生。

（四）临床意义

皮肤温度与中心温度的差值是了解外周循环灌注是否减少或改善的有价值的指标。正常情况下，温差应小于 2℃，一般认为皮肤温度低于中心温度 3～4℃，提示外周微循环差或存在低心排血情况。当患者处于严重休克时，温差增大，经过采取有效措施治疗后，温差减小，提示病情好转，外周循环改善；温差逐渐进行性扩大，是病情恶化的指标之一。

七、血气分析和酸碱监测

（一）动脉血气分析

动脉血气分析可以判断和衡量人体酸碱平衡及氧合状况，为机械通气的患者提供呼吸机参数调节、疗效分析和预后判断的依据，指导呼吸衰竭和酸碱失衡患者的治疗，是ICU 常用的监测指标，已成为危重病抢救过程中常规的监测手段。

1. 动脉血液酸碱度（pH）　是血液内氢离子浓度的负对数，可以直接判断酸碱紊乱变化的方向。

（1）正常值　成人动脉血的 pH 值为 7.35～7.45，平均 7.40。

（2）临床意义　pH < 7.35 为酸中毒，pH > 7.45 为碱中毒。当 pH 在正常范围7.35～7.45 时，可能没有发生任何酸碱平衡紊乱，也可能是代偿性酸中毒或代偿性碱中毒，或者是混合性酸碱平衡紊乱。酸碱失衡时，如果 pH 变化，则对机体代谢和内脏功能均有明显影响。人体能耐受的最低 pH 为 6.90，最高 pH 为 7.70，pH 的抢救范围为6.80～7.80 之间。

2. 动脉血氧分压（PaO_2）　指动脉血中物理溶解的氧分子所产生的张力。

（1）正常值　中青年 PaO_2 为 90～100mmHg。波动范围较大与年龄有关，随年龄增大呈进行性下降，但年龄再增长，不应低于 70 mmHg。

（2）临床意义　PaO_2 是判断缺氧和低氧血症的指标。①衡量有无缺氧及缺氧的程度：临床上根据动脉血氧分压将缺氧分为轻、中、重三度，90～60mmHg 为轻度缺氧，60～40mmHg 为中度缺氧，40～20mmHg 为重度缺氧。②诊断呼吸衰竭：在吸入气中，动脉血氧分压低于 60mmHg 则为呼吸衰竭。③诊断酸碱失衡的间接指标：实践证明PaO_2 < 40mmHg，机体乳酸产量增加。临床上有循环障碍，PaO_2 < 35mmHg 可诊断为乳酸性代谢性酸中毒，如果循环功能尚好，PaO_2 < 30mmHg 也可以诊断为乳酸性代谢性酸中毒。

3. 动脉血二氧化碳分压（$PaCO_2$）　指动脉血中物理溶解的二氧化碳分子所产生的张力。

（1）正常值　35～45mmHg，平均 40mmHg。

（2）临床意义　是反映呼吸因素的最佳指标。①判断肺泡通气量：$PaCO_2$ 反映 CO_2生成量与肺泡通气量之间的平衡，与 CO_2 生成量成正比，与肺泡通气量成反比。肺泡通

气的程度由 $PaCO_2$ 水平表示，$PaCO_2$ 正常表明肺泡通气有效，$PaCO_2$ 增高意味着肺泡通气不足，$PaCO_2$ 降低意味着肺泡通气过度。②诊断Ⅱ型呼吸衰竭的必备条件：按照血气分析将呼吸衰竭分为两种类型，即Ⅰ型和Ⅱ型，Ⅰ型呼吸衰竭：PaO_2 降低，$PaCO_2$ 降低或正常；Ⅱ型呼吸衰竭：PaO_2 降低，$PaCO_2$ 升高应大于 50 mmHg。70 mmHg 以下的 $PaCO_2$ 起兴奋呼吸中枢的作用，再高则呼吸中枢进入麻醉状态。③判断呼吸性酸碱失衡：过度通气时，CO_2 排出增多，$PaCO_2$ 下降，为呼吸性碱中毒；通气量不足时则 CO_2 潴留，$PaCO_2$ 升高，为呼吸性酸中毒。④判断代谢性酸碱失衡是否代偿：代谢性酸中毒代偿后 $PaCO_2$ 降低，代谢性碱中毒代偿后 $PaCO_2$ 升高。⑤参与诊断肺性脑病，评估脑血流量。

4. 动脉血氧饱和度（SaO_2） 指动脉血单位血红蛋白带氧气的百分比。

（1）正常值 96% ~ 100%。

（2）临床意义 SaO_2 与血红蛋白的多少无关，而与 PaO_2 高低、血红蛋白和氧的结合能力有关。PaO_2 和 SaO_2 是反映机体呼吸功能状态及缺氧程度的指标。SaO_2 受温度、PaO_2、$PaCO_2$、H^+ 浓度等因素的影响。

（二）酸碱监测指标

1. 标准碳酸氢盐（Standard Bicarbonate，SB） 指全血在 $PaCO_2$ 为 40mmHg，血温为 37℃，血红蛋白 100% 饱和的标准状态下，测得动脉血中碳酸氢盐的浓度。

（1）正常值 22 ~ 27mmol/L。

（2）临床意义 由于排除了 $PaCO_2$ 与 SaO_2 的影响，SB 被认为是判断代谢性酸碱平衡的可靠指标。SB 升高为代谢性碱中毒，SB 降低为代谢性酸中毒。

2. 实际碳酸氢盐（Actual Bicarbonate，AB） 指实际测得的动脉血中碳酸氢盐的含量。

（1）正常值 22 ~ 27mmol/L。

（2）临床意义 AB 是在患者实际 PaO_2 条件下测定的，受代谢和呼吸双重因素的影响。AB 下降为代谢性酸中毒或呼吸性碱中毒代偿，AB 增高为代谢性碱中毒或呼吸性酸中毒代偿。正常时 AB 与 SB 相等。AB − SB = 呼吸因素。当 AB < SB 时，为 CO_2 呼出过多，说明有呼吸性碱中毒存在。当 AB > SB 时，为 CO_2 潴留，说明有呼吸性酸中毒存在。

3. 二氧化碳总量（TCO_2） 指血浆中化合与游离状态下存在的 CO_2 含量的总和，代表血中碳酸和碳酸氢根之和。

（1）正常值 28 ~ 35mmol/L。

（2）临床意义 二氧化碳总量是主要的碱性指标，其中 95% 为碳酸氢根结合形式，5% 为物理溶解二氧化碳，极少量以碳酸、蛋白质氨基甲酸酯的形式存在，主要代表 HCO_3^- 含量。体内含量受呼吸和代谢两方面影响，但主要是代谢因素。降低时见于代谢性酸中毒或代偿性呼吸性碱中毒，增高时见于代谢性碱中毒或代偿性呼吸性酸中毒。

4. 缓冲碱（Buffer Base，BB） 指血液中具有缓冲作用的阴离子总合。血浆缓冲碱主要是碳酸氢根离子，其次是血浆蛋白；全血缓冲碱还包括血红蛋白及磷酸盐。

（1）正常值　45～55mmol/L。

（2）临床意义　BB 是反映代谢因素的指标。BB 增高为代谢性碱中毒，或呼吸性酸中毒代偿；BB 降低为代谢性酸中毒，或呼吸性碱中毒代偿。

5. 碱剩余（Base Excess，BE）　在 $PaCO_2$ 为 40mmHg，血温为 37℃，血红蛋白 100% 饱和的标准状态下，将 1L 血液的 pH 滴定至 7.40 时所需的酸或碱的量。

（1）正常值　±3mmol/L。

（2）临床意义　BE 是观察代谢性酸碱失衡的指标。BE 正值增大，表示代谢性碱中毒；BE 负值增大，表示代谢性酸中毒。BE 的临床意义与 SB 完全相同，在用作酸碱平衡诊断参数时，BE 与 SB 可任选其一。

6. 血浆阴离子间隙（Anion Gap，AG）　指血浆中未测定的阴离子（Undetermined Anion，UA）和未测定阳离子（Undetermined Cation，UC）之差。UA 包括 Pr^-、HPO_4^-、SO_4^{2-} 和有机酸根等，UC 主要包括 K^+、Ca^{2+}、Mg^{2+} 等。

（1）正常值　12 ± 2 mmol/L。

（2）临床意义　AG 实际上是反映血浆中固定酸含量的指标。①AG 升高大多情况下提示代谢性酸中毒，包括乳酸性、酮症性代谢性酸中毒和肾性代谢性酸中毒，但在临床应用时，要密切结合临床，排除假性 AG 升高。当固定酸排出减少时，AG 减少。②AG 可对代谢性酸中毒分类，也可用于混合型酸碱平衡紊乱的诊断。

【思考题】

1. 如何做好 ICU 院内感染的预防与控制？

2. 简述 ICU 一般监护的内容。

3. 何谓中心静脉压，简述中心静脉压监测的临床意义。

各　论

第六章　休　克

　　休克是"shock"的音译，其原意是"打击"或"震荡"，是临床各种严重疾病常见的并发症之一。现代医学认为，休克是由于机体受到各种强烈致病因素的侵袭，引起有效循环血量锐减导致全身组织灌注不足、细胞代谢紊乱和功能受损为共同特点的临床综合征。它起病急、进展快，若不能及早发现和治疗，可发展至不可逆阶段而导致死亡，临床主要表现为表情淡漠、皮肤苍白或紫绀、四肢湿冷、血压下降、脉压减小、心率增快、脉搏细数、呼吸浅速、尿量减少等。在中医学范畴中，休克属"厥脱"证。

第一节　概　述

【病因及发病机制】

　　1. 病因及分类　　根据休克的原因、始动因素和血流动力学变化，休克有以下几种分类方法。

　　（1）按休克的原因分类

　　①低血容量性休克：是临床最常见的休克类型，主要因大量出血和（或）体液积聚在第三间隙导致有效循环血量减少所致，如实质性脏器破裂出血、严重烧伤、大手术导致的血液及血浆同时丢失等。包括失血性休克、失液性休克和创伤性休克。

　　②感染性休克：又称"中毒性休克"。多继发于革兰阴性菌导致的严重感染性疾病，也可由病毒、霉菌、螺旋体等严重感染引起。如急性梗阻性化脓性胆管炎、急性弥漫性腹膜炎、绞窄性肠梗阻等。

　　③心源性休克：主要由心功能不全、心输出量减少引起。如急性心肌梗死、严重心

律失常、心包填塞、心肌炎、心肌病变等。

④过敏性休克：多发生于对某些药物、血清制品和疫苗等过敏者。

⑤神经源性休克：多由于颅脑损伤、脊髓损伤或麻痹、剧烈疼痛等引起。

（2）按休克发生时血流动力学特点分类　视心输出量的大小和周围循环阻力的高低，将休克分为高动力和低动力两种类型，临床区别高动力休克和低动力休克对选用血管活性药物有一定的指导作用。

①低动力型休克：又称低排高阻型休克，其血流动力学特点是外周血管收缩阻力增高，心脏排血量降低。由于皮肤血管收缩、血流量减少，使皮肤温度降低，故又称为冷休克。

②高动力型休克：又称高排低阻型休克，其血流动力学特点是外周血管扩张阻力降低，心脏排血量增高。由于皮肤血管扩张、血流量增多，使皮肤温度升高，故又称为暖休克。临床只有部分感染性（革兰阳性菌）休克属于此类。

2. **病理生理**　导致休克的原因虽然各不相同，但其发病机理基本一致，其共同病理生理基础是有效循环血量锐减和组织灌注不足及由此导致的微循环（图6-1）障碍、代谢改变及内脏器官继发性损伤等。

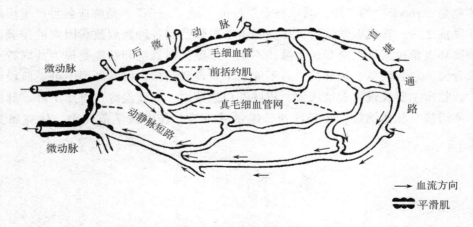

图6-1　正常微循环模式

（1）微循环的变化

①微循环收缩期：在休克早期，机体处于应激状态，受休克因素刺激，交感-肾上腺髓质系统兴奋，大量儿茶酚胺及肾素-血管紧张素分泌增加，使心跳加快、心排出量增加。选择性使心、脑以外器官组织的微血管持续收缩，以保证心、脑等重要器官的血液灌流。儿茶酚胺又可刺激β-受体，引起大量动静脉短路和直接通路开放，以增加回心血量，维持动脉血压的正常。

②微循环扩张期：当休克加重，小动脉和微动脉持续收缩，微循环内血流急剧减少，组织和细胞严重缺氧，经无氧代谢后大量乳酸堆积产生酸中毒，释出的组织胺使毛细血管前括约肌松弛、后微动脉和微静脉扩张，血管床容量增大，而后括约肌由于对酸中毒耐受力较大，仍处于收缩状态，导致大量血液滞留在微循环内，回心血量急剧减

少。另外，由于大量血液淤滞于毛细血管床，毛细血管网静水压升高导致毛细血管壁通透性受损，血浆和电解质外渗，血液浓缩，黏稠度增加使回心血量锐减，有效循环血量进一步减少，血压进行性下降，重要器官灌注不足，休克进入抑制期。

③微循环衰竭期：由于微循环内血液浓缩、黏稠度增加和酸性环境中血液的高凝状态，使红细胞与血小板易发生凝集，在血管内形成大量微血栓，甚至发生弥漫性血管内凝血（disse‐minated intravascular coagulation，DIC）。微血栓的广泛形成，血流完全受阻，导致组织和细胞严重缺氧、代谢紊乱以至变性坏死。当大量凝血因子和血小板被消耗，血管壁受到损害，机体可出现广泛性出血，最终导致重要脏器发生严重损害及功能衰竭。通常称该期为难治性休克或"不可逆"性休克（irreversible shock）。

（2）细胞代谢的变化 由于缺氧，糖有氧氧化受阻，使 ATP 生成显著减少，无氧酵解增强，乳酸生成显著增多，使组织产生代谢性酸中毒。ATP 的不足，使细胞膜上的钠‐钾泵运转失灵，细胞内 Na^+ 增多，细胞外 K^+ 增多，从而导致细胞水肿和高钾血症。部分溶酶体膜受破坏，溶酶体释出，造成细胞自溶和组织损伤。

（3）内脏器官的继发性损害

①肾脏：休克时，肾脏是最易受损的器官，由于有效循环血量降低，肾动脉强烈收缩，肾血流灌注压降低，使肾小球滤过率和排尿量减少。由于肾内血流重新分配，近髓循环短路大量开放，使肾皮质外层血流转向髓质，导致肾皮质内肾小管上皮细胞受损、变性、坏死，引起急性肾功能衰竭。此外，休克后期肾血管内微血栓形成，也是导致肾功能不全的重要因素。

②肺脏：缺氧和低灌注可损伤肺毛细血管的内皮细胞和肺泡上皮细胞，造成肺间质水肿和局限性肺不张。休克患者出现氧弥散障碍，通气/血流比例失调，造成无效腔肺和（或）功能性分流，称为急性呼吸窘迫综合征（acute respiratory distress syndrome，ARDS），或称休克肺（Shocklung）常发生在休克期内或休克稳定后 48～72 小时内，约占休克死亡人数的 1/3。

③心脏：休克时动脉血压进行性下降，心率加快，使心脏舒张期缩短，冠状动脉灌注量不足，心肌缺血缺氧而受损。一旦心肌微循环内形成血栓可致心肌局灶性坏死和心功能衰竭。另外，由于缺氧代谢紊乱，酸中毒、高血钾以及心肌抑制因子的产生，均可加重心肌损害。

④脑：脑组织需氧量很高，当动脉血压下降至 60mmHg 以下或脑循环出现 DIC 时，脑血液循环障碍加重，脑组织缺血缺氧，细胞水肿，血管壁通透性增加，出现继发性脑水肿和颅内压增高。

⑤胃肠道：胃肠道因缺血、淤血和 DIC 形成，使胃肠黏膜上皮细胞发生糜烂、出血，形成应激性溃疡。肠黏膜功能受损后，细菌及其毒素的损害引起肠黏膜出血坏死。

⑥肝脏：肝动脉供血降低，肝细胞缺血、缺氧及肝微循环内微血栓形成，使肝小叶中心区坏死、肝解毒和代谢功能减弱，易发生内毒素血症，加重酸中毒和代谢紊乱，严重时可出现肝性脑病。

第二节 休克的评估

【一般评估】

1. **健康史与相关因素** 了解有无引起休克的病因（外伤、大量出血、严重感染病灶、严重心律失常、药物过敏等）；休克病程发展速度及经过、有无相应伴随症状（严重呕吐与腹泻、黑便、发热等）；治疗经过（如输液量、液体成分、用药时间、有否用血管活性药等）；既往病史、药物过敏史等。

2. **身体状况** 评估患者全身表现和各项辅助检查结果，了解休克的严重程度和判断重要脏器功能情况。

3. **心理和社会支持状况** 休克病情严重，并发症多，患者和家属常常会有面临死亡的感受，出现不同程度的紧张、焦虑或恐惧心理，护士应注意评估患者及家属的心理变化及产生原因、心理承受能力和对治疗及预后的了解程度。

【病情评估】

1. **临床表现及分期** 根据休克的临床表现，将休克分三期。

（1）休克早期 失血量低于20%。患者表现为精神紧张、烦躁不安、面色苍白、四肢末端发凉、出冷汗、脉搏增快（<100次/分）、呼吸增快、血压正常或偏高、脉压差减小、尿量正常或减少。

（2）休克期 失血量达到20%~40%。患者表现为表情淡漠、反应迟钝、血压进行性下降、脉搏细数（>120次/分）、呼吸浅促，皮肤紫绀，可出现花斑纹，尿量减少、浅静脉塌陷。

（3）休克晚期 失血量超过40%。患者表现为意识模糊或昏迷、全身皮肤黏膜明显发绀，甚至出现瘀斑，四肢厥冷、脉搏微弱、血压测不出、呼吸微弱或不规则、无尿。若皮肤出现紫斑或消化道出血，则表示病情发展至DIC阶段。若出现进行性低氧血症和呼吸困难，应警惕并发急性呼吸窘迫综合征。此期患者常继发多系统器官功能衰竭而死亡。

2. **休克严重程度判断** 根据休克的临床表现、辅助检查等，将休克分为轻、中、重三度（表6-1）。

表6-1 休克严重程度的判断

休克程度	估计失血量	神志	皮肤黏膜		口渴	血压（mmHg）	脉搏（次/min）	中心静脉压	尿量
			色泽	温度					
轻度	15%~20%	清楚有痛苦表情	苍白	发凉	轻	90~100/60~70 脉压缩小	100~120	降低	少尿

续表

休克程度	估计失血量	神志	皮肤黏膜		口渴	血压（mmHg）	脉搏（次/min）	中心静脉压	尿量
			色泽	温度					
中度	20% ~ 40%	尚清楚，表情淡漠	苍白	发冷	口渴	60~90/40~60	>120	明显降低	5~15ml
重度	40%以上	意识模糊甚至昏迷	苍白发绀	厥冷	严重口渴	40~60/20~40以下	脉细数难触及	0	0

3. 常见休克临床鉴别 各型休克虽然有共同的病理生理改变，但不同病因引起的休克临床表现各有特点。

（1）低血容量性休克 低血容量性休克包括失血性休克、失液性休克和创伤性休克。由于大量出血、体液的丢失，导致有效循环血量降低，临床上表现为表情淡漠、皮肤苍白、发凉、外周静脉萎陷、血压下降、脉压差减小、心率增快、尿量减少、中心静脉压下降。

（2）感染性休克 感染性休克与低血容量性休克的临床表现基本相同，但临床上显著的区别是感染的局部反应有红、肿、热、痛及功能障碍；全身反应有畏寒、发热、呼吸急促和器官功能不全等全身感染症状。同时根据血流动力学改变的特点，感染性休克有"暖休克"和"冷休克"，两者表现不一（表6-2）。休克的表现与发病时间、致病细菌种类、感染部位、体液丢失程度等因素有关。

表6-2 感染性休克的临床表现

临床表现	暖休克（高排低阻型）	冷休克（低排高阻型）
意识	清楚	烦躁、淡漠、嗜睡
皮肤色泽	淡红或潮红	苍白、发绀、花斑
皮肤温度	温暖、干燥	湿冷、出冷汗
表浅静脉	充盈	萎陷
脉搏	搏动清楚、无力、不增快	细速或触不清
血压	稍低	正常或低
脉压差	大	<20mmHg（2.6kPa）
毛细血管充盈度	<2秒	时间延长
每小时尿量	>30ml	0~30ml

（3）心源性休克 在休克早期表现为神志清醒、烦躁不安、焦虑或激动，面色及皮肤苍白、肢体湿冷、口唇及甲床略发绀，心率增快、胸闷、呼吸困难、脉搏尚有力，收缩压偏低，舒张压升高，脉压差减小，尿量减少。随着休克程度继续加重，患者由焦虑转为表情淡漠，反应迟钝，甚至意识模糊，脉搏细速，稍重按即消失，收缩压下降至

80mmHg 以下，脉压差小于 20mmHg，表浅静脉萎陷，少尿或无尿。

（4）过敏性休克　约半数患者在接受病因抗原 5 分钟内出现症状，仅少数患者症状起于 30 分钟以后，极少数患者在连续用药的过程中出现症状。过敏性休克有两大临床特点：一是一旦发生休克，血压急剧下降到 80/50mmHg 以下，并出现意识障碍。二是在休克出现之前或同时，常会出现一些与过敏相关的表现，如皮肤潮红、瘙痒，继以广泛的荨麻疹和（或）血管神经性水肿等。由于气道水肿，加上喉和支气管痉挛，患者表现为喉头有堵塞感，胸闷、憋气、呼吸困难、烦躁不安、心悸、出汗、四肢冰冷、面色苍白、发绀、脉搏细弱，甚至出现心律失常，血压迅速下降，乃至测不到，最终导致心跳骤停。部分患者可出现刺激性咳嗽、连续打喷嚏、恶心、呕吐、腹痛、腹泻，甚至大小便失禁。

（5）神经源性休克　临床表现为神志清醒、皮肤红润、肢端温暖、外周静脉充盈良好、血压下降、脉率正常或稍缓、尿量正常或减少、中心静脉压正常。

【辅助检查】

1. 实验室检查

（1）血液检查　血常规检查如红细胞计数、血红蛋白值降低可提示失血情况；白细胞计数和中性粒细胞比例增加常提示感染存在；动脉血气分析有助于了解有无酸碱失衡；动脉血乳酸盐测定可反映细胞缺氧程度；血清电解质测定可了解体液代谢或酸碱失衡的程度；凝血功能检查如血小板计数、纤维蛋白原、凝血酶原时间的测定可了解机体有无 DIC 存在。

（2）尿和肾功能测定　测定尿量和尿比重以了解血容量和肾功能情况。若尿量减少而比重较高，提示血容量不足；若尿量减少且比重低，则提示肾功能不全。此外还应监测血尿素氮、肌酐，尿渗透压，尿钠排出量等，以了解肾功能情况。

2. 影像学检查　应根据导致休克的原发疾病作相应部位的影像学检查，常用检查方法有 X 线、B 超、CT、MRI 等。

3. 其他　胸、腹腔穿刺有助于发现胸、腹内器官损伤所引起的失血性或感染性休克；后穹隆穿刺有助于发现育龄妇女因宫外孕破裂出血所引起的失血性休克。

第三节　休克的急救护理

【救护要点】

立即解除导致休克的原发致病因素；迅速恢复有效循环血量；纠正微循环障碍；改善心脏功能和恢复正常代谢。

【护理措施】

1. 紧急处理

（1）初步体检及休克体位　检查患者的生命体征及受伤部位（详见第二章院前急救）。疑有颈椎骨折者应给予颈托固定，不宜过多移动。给患者采取头部抬高 20°～30°，下肢抬高 15°～20°，注意保暖。

（2）保持呼吸道通畅、给氧　迅速清除口鼻腔、呼吸道分泌物，吸氧，吸入氧气浓度 40%～60%。若因气道灼伤、毒气吸入、过敏反应引起的喉头水肿、颈部血肿压迫气管以及严重胸部创伤的患者，应立即建立人工气道。

（3）补充血容量　迅速开通 2 条以上静脉通路，遵医嘱扩充血容量，维持有效循环。

（4）积极处理引起休克的原发伤病　创伤患者应立即给予止血、包扎、固定和制动等，必要时可应用抗休克裤。具体处理原则详见"第七章 创伤"。

（5）镇痛　剧痛时可肌肉或静脉注射吗啡 5～10mg 或哌替啶 50～100mg，但严重颅脑外伤、呼吸困难、急腹症患者诊断未明确前应禁用。

（6）转送　患者经现场急救处理后应立即转送至合适的医院作进一步救治。转送途中应密切观察患者的病情变化，发现异常及时处理（详见第二章 院前急救）。

2. 病情观察

（1）常规监测

①意识状态：是反映脑组织血液灌流和全身循环状况的指标。如患者神志清楚，对外界的刺激反应正常，说明患者循环血量已基本改善；反之若患者表情淡漠、谵妄或嗜睡、昏迷，反映大脑因血循环不良而发生障碍。

②皮肤温度和色泽：是反映体表血流灌注情况的指标。如患者四肢温暖、皮肤干燥，轻压指甲局部暂时缺血呈苍白，松开压力后甲床色泽迅速转为正常，表明末梢循环已恢复、休克好转；反之则说明休克情况仍存在。

③血压：监测血压的动态变化是判断休克程度的重要指标之一。通常认为患者的收缩压 < 90mmHg、脉压差 < 20mmHg 是休克存在的表现。当血压回升、脉压差增大则是休克好转的征象。

④脉搏：在休克早期，脉搏增快多出现在血压下降之前。若经过治疗，休克状况改善，脉搏搏动强度的恢复也早于血压好转。常用脉搏/收缩压（mmHg）计算休克指数，帮助判定有无休克及其轻重程度（详见第五章第三节监护技术）。

⑤尿量：尿量和尿比重是反映肾血液灌注情况的有效指标。尿量减少通常是早期休克和休克复苏不完全的表现。对疑有休克或已确诊者，应观察每小时尿量和 24 小时尿量，必要时留置导尿管。当尿量 < 25ml/h、尿比重增加者提示肾血管收缩和血容量不足；当血压正常但尿量仍少且比重偏低，提示有急性肾功能衰竭的可能。当尿量维持在 30ml/h 以上时，提示休克已纠正。

⑥呼吸：休克发生后，呼吸增快、变浅。随着休克加重和代谢性酸中毒的出现，呼

吸加深、幅度增大。在休克晚期，呼吸变浅而且急促。如果患者出现进行性呼吸困难、发绀，吸氧也不能改善其症状，则提示已出现 ARDS，后果严重。因此应注意监测呼吸的频率、节律、深浅度和动脉血气分析的变化。

⑦体温：大多数休克患者体温偏低。但感染性休克者体温可突然升高到 40℃ 以上或骤然下降。

（2）特殊监测

①中心静脉压（CVP）：中心静脉压代表右心房或胸腔段腔静脉内压力的变化，在反映全身血容量及心功能状况方面一般比动脉血压要早。CVP 的正常值为 5 ~ 10cmH$_2$O（0.49 ~ 0.98kPa）。当 CVP < 5cmH$_2$O 时，表示血容量不足；当 CVP > 15 cmH$_2$O 时，提示心功能不全或循环负荷过重；若 CVP > 20 cmH$_2$O 时，则表示存在充血性心力衰竭。

②肺动脉楔压（PAWP）：反映肺静脉、左心房和左心室舒张期的压力，以此反映肺循环阻力的情况。应用 Swan - Ganz 漂浮导管可监测，正常值为 6 ~ 15mmHg（0.8 ~ 2.0kPa）。当 PAWP < 6mmHg，提示血容量不足；当 PAWP > 16mmHg，提示输液过量、心功能不全；若 PAWP > 30mmHg，提示有肺水肿。

③心排出量（CO）和心脏指数（CI）：CO 是心率和每搏排出量的乘积，可经 Swan - Ganz 导管应用热稀释法测出，成人 CO 正常值为 4 ~ 6L/min；单位体表面积上的心排出量称作心脏指数（CI），正常值为 2.5 ~ 3.5 L/（min·m^2）。通常在休克时，CO 值均较正常值有所降低，感染性休克时却可能高于正常值。休克时若周围血管阻力降低，CI 则代偿性升高；若周围血管阻力增高，CI 则代偿性下降。

④动脉血气分析：动脉血氧分压（PaO$_2$）正常值为 80 ~ 100 mmHg（10.7 ~ 13kPa）。当降至 30mmHg 时，提示组织已处于无氧状态。动脉血二氧化碳分压（PaCO$_2$）正常值为 36 ~ 44mmHg（4.8 ~ 5.8kPa）。休克时可因肺换气不足，出现体内二氧化碳聚积致 PaCO$_2$ 明显升高；相反，如患者原来无肺部疾病，因过度换气可致 PaCO$_2$ 降低；PaCO$_2$ > 60 mmHg，吸入纯氧仍无改善者，则可能是 ARDS 的先兆。动脉血正常 pH 值为 7.35 ~ 7.45，通过监测 pH、碱剩余（BE）、缓冲碱（BB）和标准碳酸氢根（SB）的动态变化有助于了解休克时酸碱平衡的变化情况。

⑤动脉血乳酸盐测定：休克患者组织灌注不足可引起无氧代谢和高乳酸血症。动脉血乳酸盐值正常为 1 ~ 1.5mmol/L，危重患者可能到 2mmol/L。一般情况下，休克时间越长，动脉血乳酸盐浓度越高，乳酸盐浓度超过 8mmol/L，患者死亡率几乎达 100%。

⑥DIC 的监测：检查血小板计数低于 80 × 10^9/L；凝血酶原时间比对照组延长 3 秒以上；血浆纤维蛋白原低于 1.5g/L 或呈进行性降低；3P（血浆鱼精蛋白副凝）试验阳性；血涂片中破碎红细胞超过 2% 等。当下列五项检查中出现三项以上异常，结合临床上有休克及微血管栓塞症状和出血倾向时，便可诊断 DIC。

⑦胃肠黏膜内 pH（intramucosal pH，pHi）值监测：根据休克时胃肠道较早便处于缺血、缺氧状态，因而易引起细菌移位诱发脓毒症和 MODS，而全身血流动力学检测常不能反映缺血严重组织器官的实际情况。测量胃黏膜 pHi，不但能反映该组织局部血流灌注和供氧情况，也可能发现隐匿性休克。pHi 测定是用胃张力计（gastric tonomerey），

将盛有生理盐水的气囊置入胃内，使其贴于胃黏膜上，根据氢离子渗透和平衡的原理，测定胃黏膜内 pHi。若 pHi 持续降低，说明组织血流灌注和氧合作用不足，对外科危重患者的休克、全身性严重感染、MODS 均有预警作用。

3. 院内救护

（1）安置病房与体位　将患者安置于抢救室或 ICU 病房，采取休克卧位，以利于增加肺活量和增加静脉回心血量。昏迷、消化道出血、合并颅脑外伤等患者，头偏向一侧（颈椎骨折者禁用），防止呕吐物阻塞气道。

（2）保暖　通过提高环境温度或为患者加盖棉被、毛毯等措施给予患者保暖，禁用热水袋和电热毯等体表加温措施。感染性休克持续高热时，应采用降温措施。

（3）保持呼吸道通畅，吸氧　多采用鼻导管或面罩吸氧，氧流量约 2~4L/min，重度休克 4~6L/min，根据血氧饱和度监测结果调整氧流量及给氧方式。必要时气管插管或气管切开，建立人工气道，确保呼吸道通畅和有效供氧。

（4）补充血容量　建立良好静脉通道，迅速补足有效循环血量，是治疗休克的最基本措施。

①迅速建立两条（或）以上静脉通道：一条快速输液补充血容量，另一条输入各种急救药品。穿刺的静脉常规选择正中静脉、贵要静脉、大隐静脉等，使用 16~18 号静脉套管针穿刺，保证液体能快速进入。若周围血管萎陷或肥胖患者静脉穿刺困难时，应及时行中心静脉穿刺置管，并同时监测 CVP。

②选择合适的液体：扩容常用的液体包括晶体液和胶体液两种，在休克的救治中，应根据休克的病因，合理选择液体。若是失血性休克，则以补充全血或血浆为主。其他类型休克一般宜先补充晶体液，如复方氯化钠、平衡液、5% 葡萄糖盐水等以迅速扩容，再输入扩容作用持久的胶体液，必要时进行成分输血或输入新鲜血。近年来发现 3%~7.5% 的高渗盐溶液有较好的扩容作用并能减轻组织细胞肿胀，可用于休克的复苏治疗。

③合理补液：低血容量性休克时，失血量较多，故输液速度要快，可在 30 分钟左右快速输入 2000~3000ml，其中晶体液以平衡液为主，加入低分子右旋糖酐 500ml，休克一旦好转，立即减慢输液速度。心源性休克、感染性休克的输液量宜根据患者的心、肺功能、血压及 CVP 监测结果决定输液速度，输液过程需密切观察呼吸、心率、静脉充盈度、口渴及尿量等情况，并听诊肺部有无啰音，防止发生肺水肿。在补充液体时准确掌握液体输入量是否充足十分重要，有条件者行颈内静脉或锁骨下静脉穿刺监测 CVP（表 6-3）。

表 6-3　休克时中心静脉压、血压变化与补液的关系

CVP	血压	原因	处理原则
低	低	血容量严重不足	充分补充血容量
低	正常	血容量不足	适当补充血容量
高	低	心功能不全或血容量过多	强心、利尿，限制输液，纠正酸中毒，加强给氧

续表

CVP	血压	原因	处理原则
高	正常	血管过度收缩	扩张血管
正常	低	心功能不全或血容量不足，伴周围静脉收缩	补液试验*

　　*补液试验：在 5 ~ 10min 内快速静脉输入等渗盐水 250ml，如 CVP 不变，血压升高，提示血容量不足；如血压不变，CVP 立即上升 3 ~ 5cmH_2O，提示心功能不全。

　　④输液的观察与护理：①认真记录补液中液体输入的量和种类，准确记录 24 小时出入量，为后续补液提供参考依据。血容量补足的根据是：情绪稳定，毛细血管充盈度良好，皮肤红润温暖；收缩压 > 90mmHg，脉压差 > 30mmHg；心率 < 100 次/分，尿量 > 30ml/h；血红蛋白恢复基础水平，血液浓缩现象消失；②执行口头医嘱前后均应及时请医生查对，用药后应及时记录，避免遗漏和差错的发生；③遵循先晶体后胶体、先快后慢的补液原则。老年或有心肺疾病患者，滴速不宜过快并要密切观察输液的反应，防止发生急性肺水肿和急性左心衰竭；④加强输液过程巡视，做好家属宣教工作，避免自行调节滴速。妥善固定注射部位，防止患者躁动致血管穿破致液体渗漏至皮下。

　　（5）积极处理原发病　对不同病因引起的休克应迅速处理其病因，去除原发病灶。如过敏性休克应去除过敏源；心源性休克应增强心功能，纠正心律失常；出血性休克应迅速恢复有效循环血量，尽快止血，有内脏大出血者应及早手术，以控制出血；感染性休克的患者应积极治疗其感染病灶等。

　　（6）维持重要器官功能的护理

　　①维持呼吸功能：休克时，由于肺循环障碍，肺泡/血流比例失调，肺顺应性下降，导致低氧血症。应保持呼吸道通畅，必要时给予气管插管或气管切开，人工呼吸机辅助呼吸。根据病情选用呼气末正压给氧，使萎陷的肺泡扩张，促进肺换气功能。预防性使用抗生素，避免因肺内感染导致肺功能进一步下降。高流量吸氧者，停用前先降低流量，逐渐停用，不宜骤停吸氧，防止发生 ARDS。

　　②维持心功能：休克时，由于心肌缺血缺氧，导致心肌收缩力减弱，当中心静脉压高，血压低，脉搏 > 140 次/分或心功能不全时，可用强心药毛花苷 C、多巴胺、多巴酚丁胺等增加心肌收缩力，减慢心率，并配合利尿，限制输液量等治疗。有条件时给予心电监护，了解心脏的节律和频率；在中心静脉压和漂浮导管监测下，动态观察心功能变化，及时给予相应的治疗。

　　③维持肾功能：及时补足血容量，合理应用血管活性药物，改善肾血流量。留置导尿管记录每小时和 24 小时尿量，定时检测有关肾功能的各项血、尿指标，是预防急性肾功能衰竭的重要措施。若有效循环血量、血压已恢复正常，而每小时尿量仍 < 20ml，且比重低，应警惕发生急性肾功能衰竭的可能。

　　④维持脑功能：应持续监测意识、瞳孔和生命体征的变化，保证氧气的供给。若颅内压增高，应限制输液总量，并用 20% 甘露醇 250ml 快速静脉滴注，或呋塞米 20 ~ 40mg 一次静脉注射，以减轻脑水肿，防止脑疝形成。高热患者采用冰袋、冰帽等方式进行头部降温，提高中枢神经系统对缺氧的耐受力，降低脑细胞的耗氧量，同时应用地

塞米松 10～20mg 静脉注射，减轻脑水肿；补充 ATP、辅酶 A、细胞色素 C 及多种维生素等促进脑细胞代谢。

（7）心理护理 休克多为突然发病，抢救措施繁多，有创、无创监护技术的使用，导致患者倍感病情危重而产生焦虑、恐惧、烦躁等不良反应。在抢救过程中，应保持病室安静，尽量减少紧张气氛，稳定情绪。护士应以娴熟的急救技术，沉着稳重地为患者进行各种治疗。待病情稳定后，及时做好病情解释工作，观察其情绪变化，指导患者学习减轻或消除焦虑等不良情绪的调节方法，主动配合治疗和护理。

4. 用药护理

（1）应用血管活性药物

1）血管收缩剂：能使小动脉普遍处于收缩状态，虽可暂时升高血压，但可使组织缺氧更加严重，应慎重使用。常用药物有肾上腺素、去甲肾上腺素、间羟胺等。①肾上腺素是治疗过敏性休克的首选药物，常用剂量为 0.3～0.5mg 皮下注射；②去甲肾上腺素常用量为 0.5～2mg，加入 5% 葡萄糖溶液 100ml 内静脉滴注。滴注期间应加强巡视，慎防液体渗漏导致局部组织坏死；③间羟胺（阿拉明）常用量为 2～10mg 肌肉注射，也可 15～100mg 加入 5% 葡萄糖溶液 500ml，调节合适滴速以维持正常血压。

2）血管扩张剂：主要用于休克早期微血管痉挛收缩阶段，以扩张微血管，改善组织的血流灌注。常用于治疗周围循环不良或输液量已足够，CVP 高于正常，但血压、脉搏仍不改善而无心力衰竭表现的患者。常用药物有多巴胺、酚妥拉明、阿托品、山莨菪碱（654-2）、硝普钠等。①多巴胺具有兴奋 α、β$_1$ 和多巴胺受体作用，其药理作用与剂量有关。小剂量 [＜10μg/（min·kg）] 时，主要是 β$_1$ 和多巴胺受体作用，可增强心肌收缩力和增加 CO，并选择性扩张肾和胃肠道等内脏器官血管；中等剂量对心肌产生正性肌力作用；大剂量 [＞15μg/（min·kg）] 时则为 α 受体作用，可收缩血管，增加外周血管阻力。抗休克时主要取其强心和扩张内脏血管的作用，宜采取小剂量。输液期间注意控制滴速。为升高血压，可将小剂量多巴胺与其他缩血管药物合用，而不增加多巴胺的剂量；②酚妥拉明能解除去甲肾上腺素所引起的小血管收缩和微循环淤滞并增强左心室收缩力。发生作用快，持续时间短，剂量为 0.1～0.5mg/kg 加入 5% 葡萄糖溶液 250ml 静脉滴注；③山莨菪碱（人工合成品为 654-2）可对抗乙酰胆碱所致平滑肌痉挛使血管舒张，从而改善微循环。还可通过抑制花生四烯酸代谢，降低白三烯、前列腺素的释放而保护细胞，是良好的细胞膜稳定剂。尤其是在外周血管痉挛时，对提高血压、改善微循环、稳定病情方面，效果较明显。用法是每次 10mg，静注或者 40～80mg/h 持续泵入，直到临床症状改善。高排低阻型休克和青光眼患者忌用；④硝普钠是一种血管扩张剂，作用于血管平滑肌，能同时扩张小动脉和小静脉，但对心脏无直接作用。静脉用药后可降低前负荷。剂量为 5～10mg 加入 100ml 液体中静脉滴注。滴速应控制在 20～100μg/min，滴注时警惕突然发生严重低血压，停药 1～10min 后作用消失，滴注时输液瓶及输液皮管要采用避光措施。

为了兼顾各重要脏器的灌注水平，常将血管收缩剂与扩张剂联合应用。如多巴胺与间羟胺联合，去甲肾上腺素与酚妥拉明联合等静脉滴注。应用血管活性药物注意事项：

①血管扩张剂必须在补足血容量的基础上使用；②对过敏、麻醉等引起的休克，在扩容开始的同时应尽早使用血管收缩剂维持血压，保证心、脑血液供给；③应用血管活性药物应由低浓度、小剂量、慢速度开始，切忌给药速度忽快忽慢；④注意观察药物的疗效及副作用。用药开始时 5~10 分钟测量血压一次，根据血压的高低适当调整药物浓度与滴速，待血压平稳及全身情况改善，改为每 15~30 分钟测量一次。如出现头痛、头晕、烦躁不安等现象，应立即减慢滴速或停药，通知医生并协助处理；⑤静脉滴注缩血管药物时，切忌渗漏到皮下，防止引起局部微血管痉挛造成局部组织坏死。若发生药物外渗时，立即用盐酸普鲁卡因或扩张血管药局部封闭，缓解血管痉挛。

（2）应用纠正酸碱失衡药物　休克患者由于组织灌注不足和细胞缺氧常有不同程度的酸中毒，重度休克合并酸中毒经扩容治疗不佳时，需使用碱性药物。用药前需保证呼吸功能正常，以免引起 CO_2 潴留导致继发性呼吸性酸中毒。常用的碱性药物为 5% 碳酸氢钠，用量 100~200ml 静脉滴注，以后根据 pH 值、动脉血气分析或 $PaCO_2$ 值调整药物剂量。在补足碳酸氢钠后应注意观察有无低血钙发生，一旦出现手足搐搦，给予 10% 葡萄糖酸钙 10~20ml 静脉注射。呼吸因素引起的酸中毒或碱中毒，需采用调节吸入氧浓度（FiO_2），改善换气功能等方法调整。

（3）应用抗凝药物　对诊断明确的 DIC，可用肝素抗凝，一般 1.0mg/kg，6 小时一次，成人首次可用 10000U（1mg 相当于 125U 左右）。DIC 患者不可贸然使用一般止血剂，以免血小板及其凝血因子被消耗而加重出血。应用肝素护理要点：①用药前测定凝血时间，用药过程中每 2~4 小时检查凝血时间 1 次，以便随时调整剂量。若凝血时间 <12 分钟，提示肝素剂量不足；若 >30 分钟则提示过量，凝血时间约在 20 分钟表明剂量合适；②注意过敏反应的发生，轻者可出现荨麻疹、鼻炎和流泪，重者可引起支气管痉挛、过敏性休克；③肝素使用过量可引起消化道、泌尿系、胸腔或颅内出血。若大出血不止，常用鱼精蛋白拮抗。注射鱼精蛋白速度宜慢，防止抑制心肌引起血压下降，心动过缓等。

5. 健康教育

（1）发生感染性疾病或高热应及时到医院就诊，避免耽误病情。

（2）加强自我保护意识，避免发生损伤。宣传发生意外伤害后应急处理办法，如伤口止血等。

【病案讨论】

患者，男性，39 岁，因车祸导致双下肢碾压伤，伤口明显肿胀，出血不止。目前患者神志淡漠，四肢冰冷，呼吸急促、30 次/分，脉搏细数、130 次/分。请问应如何评估病情，应采取哪些急救措施？

第七章 创 伤

随着社会的发展，人类的疾病谱正在发生改变。自然灾害和意外事件的频繁发生，全球每年因创伤死亡的人数在数千万以上，创伤已成为人类继心血管疾病、恶性肿瘤和脑血管疾病之后的第四位死亡原因，被各国公认为"发达社会性疾病"。研究和学习有关创伤的理论和技术，具有十分重要的意义。

第一节 概 述

创伤（trauma）的概念有广义和狭义之分，广义的创伤是人体受到外界某些机械性、物理性、化学性或生物性致伤因素作用后所引起的组织结构破坏或功能障碍。狭义的创伤是指机械性致伤因素作用于人体造成的组织结构完整性破坏或功能障碍。严重创伤可导致心、肺、脑、肝、肾等重要脏器功能受损而危及生命。

【病因及发病机制】

1. 病因及分类 由于致伤因素复杂多样，在不同条件下作用于人体的不同部位，所产生的类型复杂多变。为了准确评估患者的伤情，实施高效率的救护，依据伤因、伤型、伤部和伤情四个方面进行分类。

（1）按致伤原因分类 可分为烧伤、冷冻伤、挤压伤、火器伤、冲击伤、爆震伤、核放射伤及多种因素所致的复合伤等。

（2）按伤型（伤后皮肤是否完整）分类

①开放性创伤 凡伤后皮肤、黏膜完整性受损，有伤口或创面者称开放性创伤。

②闭合性创伤 伤后皮肤保持完整、无开放性伤口者称闭合性创伤。

（3）按受伤部位分类 可分为颅脑（面、颈）伤、胸部伤、腹部（盆腔）伤、四肢（骨盆）伤、体表伤等。救护时需更进一步区分受伤的组织器官，如软组织损害、骨折、脱位或内脏破裂等。

（4）按伤情严重程度分类

①危重伤 伤情严重，伤员有生命危险，需行紧急手术。头、颈、胸、腹的严重损伤，脏器伤，大面积烧伤，溺水，触电，中毒等。常合并窒息，昏迷，休克，大出血等。

②重伤　伤情暂不危及生命，可在现场处理后或由医护人员送往医院救治者。主要包括头、胸、颈、腹部损伤及两处以上肢体骨折、肢体断离、出血、骨盆骨折者；伤后曾发生过昏迷、窒息者；软组织伤，肢体严重挤压后肿胀者。

③中度伤　主要是广泛软组织伤，上下肢开放性骨折、肢体挤压伤、创伤性截肢及一般的腹腔脏器伤。

④轻伤　伤情较轻，主要是局部软组织伤。包括皮肤割裂伤、擦挫伤、小面积烧伤或烫伤者，关节脱位或一处肢体骨折者。

2. 发病机制　创伤的病理变化包括局部与全身两方面。局部的病理变化，除了创伤直接造成的组织破坏和功能障碍外，主要是创伤性炎症反应、细胞增生和组织修复。伤后的全身性反应则是机体为维持自身稳定需要而产生的对各种刺激因素的防御、代偿和应激效应。

（1）局部反应　局部组织受伤后，因为出血、血凝块和失活的细胞等，使周围未损伤组织发生炎症。创伤性炎症一定程度上有利于创伤组织的修复，但炎症反应过于强烈或广泛时则不利于伤口愈合。

（2）全身性反应

①体温的变化：创伤后常有发热，并发感染时体温明显增高；体温中枢受累严重则可发生高热或体温过低。

②神经内分泌系统的变化：由于疼痛、精神紧张、失血、失液等原因，下丘脑－垂体轴和交感神经－肾上腺髓质轴可出现应激效应。前者使促肾上腺皮质激素（ACTH）、血管升压素（ADH）、生长激素（GH）等释放增多；交感神经和肾上腺髓质释放儿茶酚胺增多。此外，如果血容量减少，则肾素－血管加压素－醛固酮的释放增多，胰高血糖素、甲状腺素等也在伤后分泌增加。这些变化对较重的创伤患者有重要的代偿意义，可使心率加快、心肌收缩增强，使外周和内脏血管收缩，保证心、脑和肺的血液灌流，血压可保持或接近正常。同时儿茶酚胺可使肾血管收缩和灌流量降低，ADH 可使肾小管回收水分增多，故尿量减少；醛固酮可使肾保钠排钾，对维持血容量有利。

③代谢变化：伤后机体的代谢变化可分为两个时期，早期为低代谢期，其特征是能量产生减少、氧耗下降、代谢速率减慢、体温降低，一般持续时间很短。继之进入高代谢期，是创伤后的主要代谢改变，尤其在严重创伤后，糖原、蛋白质和脂肪的分解加速，与儿茶酚胺、皮质激素、胰高血糖素、TNF、IL 等释放增多有关。高代谢一方面可以提供能量，提供氨基酸重新组成修复创伤所需的蛋白质，另一方面可导致细胞群减缩、体重减低、肌无力、免疫力降低等，不利于机体的修复。

④创伤后机体免疫系统改变：以细胞介导的免疫功能改变为主，在细胞介导的免疫反应中，又以 T 淋巴细胞及其分泌物的变化最为显著。严重创伤后机体一方面出现过度炎症反应导致全身炎症反应综合征；另一方面又出现抗感染的防御功能减低易发生感染脓毒症。但对于较轻的损伤，免疫防御功能受抑制的现象并不明显，甚至会有所增强。

（3）创伤的修复过程

①纤维蛋白充填：受伤后伤口和组织间隙先为血凝块所充填，继而发生炎症时有纤

维蛋白附加其间。此期的功能是止血和封闭创面，可减轻损伤。

②细胞增生：创伤性炎症出现不久，即可有新生的细胞在局部出现。细胞增生伴有细胞间的基质沉积。后者的主要成分是各种胶原和氨基多糖，对组织修复也具有重要意义。伤后新产生的胶原大部分来自成纤维细胞，增生的上皮细胞、内皮细胞、成骨细胞等也可产生胶原。胶原能增强新组织的张力和韧性。氨基多糖类如透明质酸、软骨素、皮肤素等，由各种细胞产生，在胶原纤维间和细胞间可起接续作用。

③组织塑形：经过细胞增生和基质沉积，伤处组织可以初步修复。然而所形成的新生组织如纤维（瘢痕）组织、骨痂等，在数量和质量方面并不一定都适宜于生理功能需要。随着机体状态好转和活动恢复，新生的组织可以变化调整，如瘢痕内的胶原和其他基质有一部分被转化吸收，使瘢痕软化但仍可保持张力强度。

【创伤评分】

创伤评分是以量化标准来判定患者损伤的严重程度，指导创伤救治，预测创伤结局以及评估救治质量。评估方法众多，院前评估常用的有院前指数（Pre – hospital index，PHI）、创伤记分（Trauma score，TS）和 CRAMS（Circulation、Respiration、Abdomen – thorax、Movement and speech score CRAMS）评分法等，院内创伤评估常用的有简化损伤评分（Abbriviated injury scale，AIS）和急性生理学及既往健康评分（Acute physiology and chronic health evaluation Ⅱ，APACHE Ⅱ）等。

1. 院前评分 院前评分是指在事故现场或到达医院前，由救护人员根据患者的生命体征、意识状态和大致伤情作出简单评定和分类，采取必要的现场抢救和转送措施。

（1）院前指数（PHI） 包括呼吸、神志、收缩压和脉率 4 项指标，每项指标评分 0 ~ 5 分，4 项参数得分之和即为 PHI 值，最高分 20 分，分值越高伤情越重。总分 0 ~ 3 分者为轻伤，死亡率为 0，手术率为 2%；4 ~ 20 分者为重伤，死亡率为 16.4%，手术率为 49.1%。如患者合并有胸、腹穿透伤者，再加 4 分作为其最后 PHI 值。具体评分方法见表 7 – 1。

表 7 – 1 院前指数

参数	级别	分值
呼吸（次/分）	正常	0
	费力或浅	3
	<10 或需插管	5
神志	正常	0
	模糊或烦躁	3
	不可理解的言语	5
收缩压（kPa）	>13.3	0
	11.3 ~ 13.3	1
	9.86 ~ 11.3	2
	0 ~ 9.86	3

续表

参数	级别	分值
脉搏（次/分）	≥120	3
	51～119	0
	≤50	5

（2）创伤记分（TS） 以格拉斯哥昏迷定级法（Glasgow coma scale，GCS）为基础，结合循环（包括收缩压和毛细血管再充盈）和呼吸（频率和幅度）参数，每项记0～5分，5项分值相加为TS。TS有效值为1～16分，分值越低伤情越重。1～3分者生理紊乱大，死亡率高达96%；4～13分者生理紊乱显著，失治易于死亡，而治疗可能存活。14～16分者，生理紊乱小，存活率高达96%。TS的伤员检伤分类标准为TS＜12分为重伤标准。具体评分方法见表7-2。

表7-2 创伤记分

参数	级别		评分
A. 呼吸频率（次/分）	10～24		4
	25～35		3
	＞35		2
	＜10		1
	0		0
B. 呼吸幅度	正常		1
	浅或困难		0
C. 收缩压（KPa）	＜12.0		4
	9.33～12.0		3
	6.67～9.33		2
	＜6.67		1
	0		0
D. 毛细血管充盈	正常		2
	充盈延缓		1
	无充盈		0
E. 哥拉斯哥昏迷指数（GCS）	睁眼反应	能自动睁眼	4
		呼唤睁眼	3
		刺痛睁眼	2
		不能睁眼	1
	语言反应	能对答，定向正确	5
		能对答，定向有误	4
		胡言乱语，不能对答	3
		仅能发音，无语言	2
		不能发音	1

续表

参数	级别		评分
E. 哥拉斯哥昏迷指数（GCS）	运动反应	能按指令完成动作	6
		刺痛时能定位	5
		刺痛时肢体能回缩	4
		刺痛时肢体过屈	3
		刺痛时肢体过伸	2
		刺痛时无任何反应	1
	TS = A + B + C + D + E		

（3）修正的创伤记分法（revised trauma score，RTS） TS 应用较多，但其敏感性较低，常易遗漏严重创伤患者，因此提出了 RTS，取消了 TS 中难以判断的呼吸幅度和毛细血管充盈度的观察，只用以权重处理的收缩压、呼吸频率和 GCS 等 3 项值相加为 RTS 值，每项记 0~4 分，3 项分值相加为 RTS 得分，总分为 0~12 分，分值越低伤情越重。RTS >11 为轻伤，RTS <11 为重伤，RTS <12 分应送到创伤中心。具体评分方法见表 7-3。

表 7-3 修正的创伤记分（RTS）

Glasgo 昏迷评分	收缩压（kPa）	呼吸频率（次/min）	评分
13~15	>13.3	10~29	4
9~12	11.3~13.3	>29	3
6~8	10~11.2	6~9	2
4~5	1~9.9	1~5	1
≤3	0	0	0

（4）CRAMS 评分法 包括循环、呼吸、胸腹压痛、运动、语言 5 项参数，每项记 0~2 分，5 项分值相加为 CRAMS 得分，总分为 0~10 分，分值越低伤情越重。CRAMS ≤8 分为重度创伤，9~10 分为轻伤，8~7 分为重伤，≤6 分为极重伤。具体评分方法见表 7-4。

表 7-4 CRAMS 评分法

参数	级别	评分
循环（Circulation）	毛细血管充盈正常和收缩压 >13.3kPa	2
	毛细血管充盈延迟或收缩压 11.3~13.2kPa	1
	毛细血管充盈消失或收缩压 <11.3kPa	0
呼吸（Respiration）	正常	2
	异常（费力、浅或 >35 次/min）	1
	无呼吸运动	0
胸腹部（Abdomen - thorax）	腹或胸均无压痛	2

续表

参数	级别	评分
胸腹部（Abdomen – thorax）	腹或胸有压痛	1
	板状腹、连枷胸或胸、腹有穿通伤	0
运动（Movement）	正常或服从命令	2
	仅对疼痛有反应	1
	固定体位或无反应	0
语言（Speech）	正常自动讲话	2
	胡言乱语或不恰当语言	1
	无或不可理解	0

2. **院内评分** 院内评分是指患者到达医院后，根据损伤类型及其严重程度对伤情进行定量评估的方法。从量化的角度对患者的预后进行预测，对不同医疗单位的救治水平进行比较。

（1）简化损伤定级法（AIS） 第一版 AIS 于 1976 年由美国机动车医学促进会出版，早期主要用于评定机动车所致闭合性损伤的创伤严重度，前后历经 6 次修订，应用范围扩展到各类创伤患者的评估。应用 AIS 法评定创伤严重程度，应遵循以下几个基本原则：①以解剖学损伤为依据，每一处损伤只有一个 AIS 评分；②AIS 是对损伤本身予以严重度分级，不涉及其后果；③AIS 不是单纯预计损伤死亡率的分级法；④AIS 要求损伤资料确切，否则无法编码确定 AIS 值。AIS 既是一种独立的评分方法，也是其他多种评分的基础，它为创伤严重度评分提供了一种比较统一、准确和可接受的方法，为创伤评估标准化做出了重大贡献。

（2）急性生理学及既往健康评分 Ⅱ （APACHE Ⅱ） APACHE Ⅱ 适用于 ICU 患者评分。由急性生理评分（Acute physiology score，APS）、年龄（Age）及既往健康评分（Chronic health score，CHS）三部分组成 。APS 由 12 项参数组成，每项分值为 0 ~ 4 分，总分值为 0 ~ 48 分。年龄分值 0 ~ 6 分，CHS 为 2 ~ 5 分。APACHE Ⅱ 的总分值为 0 ~ 59 分，分值越大，伤情越重。当 APACHE Ⅱ > 20 时，院内死亡率为 50%，因此 20 分为重症点。具体评分方法见表 7 – 5。

【临床表现】

1. 局部表现

（1）疼痛 与受伤部位的神经分布、创伤严重程度、炎症反应强弱等因素相关。患肢活动时疼痛加剧，制动后可减轻。一般的创伤在 2 ~ 3 日后疼痛可缓解，疼痛持续或加重，则可能并发感染。疼痛部位有指示受伤部位的诊断意义，因此在诊断尚未明确前应慎用止痛药，以免漏诊或误诊。

（2）局部肿胀和瘀斑 因受伤局部出血和（或）炎性渗出所致。受伤部位较浅者，肿胀处可伴有触痛、发红、青紫或波动感等血肿表现。严重的肢体肿胀，因其组织内张力增高阻碍静脉血回流，可致远侧肢体也发生肿胀，甚至可影响动脉血流而导致肢体远端苍白、皮温降低等。

（3）功能障碍　因解剖结构破坏、疼痛或炎症反应所致。如骨折或脱位的肢体不能正常运动；创伤性气胸使呼吸异常。局部炎症也可引起功能障碍，如咽喉创伤后水肿可造成窒息；腹部损伤致肠穿孔后的腹膜炎可发生呕吐、腹胀、肠麻痹等。此外，局部疼痛常使患者运动受限。某些急性功能障碍可危及患者生命，如窒息、开放性或张力性气胸等，必须立即抢救。

（4）伤口或出血　是开放性创伤特有的征象。出血情况取决于受伤的血管性质、口径以及是否自然止血。伤口或创面还可能有泥沙、木刺、弹片等异物存留。

2. 全身表现

（1）发热　创伤出血、组织坏死分解或创伤产生的致热因子均可引发吸收热，一般在38℃左右。体温过高，除了因脑损伤引起的体温过高（中枢性高热）外，一般为并发感染所致，应予重视。

（2）生命体征变化　创伤后释放的炎症介质、疼痛、精神紧张、血容量减少等均可引起心率和脉搏加快、血压稍高或偏低、呼吸深快等改变。

（3）其他　因失血、失液，患者可有口渴、尿少、乏力、失眠、食欲不振等。

3. 并发症　创伤引起的多种并发症影响机体的康复，甚至危及患者的生命，故必须重视防治。常见的创伤并发症及其临床表现如下：

（1）休克　表现为面色苍白、烦躁不安或表情淡漠、脉搏细速，血压下降、皮温降低等。休克是重度创伤患者最常见的死亡原因。

（2）感染　创伤引起的开放性伤口极易发生感染。如伤口出现疼痛、红肿、触痛、脓性分泌物等是感染征象。闭合性创伤也可能并发各种感染，如伤后误吸、气道内分泌物潴留、肺不张等继发的肺部感染。

【辅助检查】

1. 影像学检查

（1）X线检查　为骨关节伤的首选检查方法，也常用于其他部位伤。

（2）B超检查　主要用于腹部创伤。对腹腔积血、实质性脏器损伤的诊断准确性高，空腔脏器和腹膜后损伤准确性差

（3）CT检查　对实质性脏器损伤可以定性，诊断颅脑、胸腹及骨盆创伤意义较大。

（4）MRI检查　主要用于脑和脊髓伤。可多角度、多层面成像，软组织分辨率极高。

2. 内镜检查　可以同时进行诊断和治疗。可用于胸腹创伤。

3. 穿刺　胸腹创伤首选检查方法，准确率达90%。

4. 诊断性腹腔灌洗　用于腹部创伤。

【急救要点】

1. 脱离危险环境，制止活动性出血，包扎伤口，固定骨折。

2. 严密观察病情，预防并发症并创造条件快速转运。

【护理措施】

创伤发生后，第一时间内现场死亡人数最多，创伤死亡患者中 50% 死于院前，30% 死于到达医院的最初 4 小时。因此，现场创伤救治中，时间就是生命。现代创伤救护的过程主要包括现场急救、转运途中救护和院内救护三个环节。

1. 现场救护 急救医疗模式的改变，要求急救从家庭、社区和医院外公共场所的第一现场即展开救护，使伤者在发生危急情况的第一时间能得到及时救治（现场救护原则与措施见"院前急救"章节）。

2. 转运途中的救护 经过现场紧急处理后，在患者呼吸道通畅、休克得到基本纠正的情况下，应立即将患者转运至医院抢救。正确搬运、迅速转送，可减少患者的痛苦，避免发生继发性损伤。

3. 院内救护 患者转运到医院后即进入院内救护阶段，主要包括急诊科救护和重症监护室的救治。医院是创伤救护最重要的场所，对于创伤患者的救护应以维持生命、最大限度地减轻创伤和防止并发症为目的。创伤患者的院内救治原则如下：

（1）**伤情评估** 评估有无危及生命的伤情，如呼吸道阻塞、活动性大出血等情况应立即采取气管插管或气管切开，采取止血、包扎、固定等措施。应特别注意无反应能力的患者，防止将注意力过于集中在某些表面现象而忽视更为隐匿、严重的创伤。

（2）**保证气道和静脉输液通道的通畅** 及时检查气道是否畅通，必要时建立 2~3 条静脉通路，以保证用药及抗休克治疗的需要。

（3）**严密监测病情** 进行心电、呼吸、血压、血氧饱和度及二氧化碳结合力的监测。

（4）**协助医生做好检查和手术准备** 及时协助急救医师通知相关科室会诊，配合医师做好各种穿刺的准备工作，如腹穿、腰穿、胸穿或胸腔闭式引流等。积极配合医师进行必要的清创缝合术。需要手术者应及时采血备血，同时做好其他术前准备工作如备皮、留置胃管和尿管等。

（5）**心理护理** 创伤患者大多有恐惧、焦虑、陌生、压抑、无助等情感和心理反应，心理活动复杂，严重时可产生绝望与轻生的念头。因此，对意识清醒的患者，心理护理应贯穿在整个急救护理中。

第二节 多 发 伤

多发伤是指同一致伤因子引起的两处或两处以上的解剖部位或脏器的较严重的损伤，且至少一处损伤是危及生命或并发创伤性休克。多发伤常伴大出血、休克、呼吸功能障碍和严重的生理功能紊乱。多发伤应与复合伤、多处伤相区别，复合伤是指两种以上不同性质的致伤因素同时或短时间内相继作用于人体所造成的损伤；多处伤是指在同一解剖部位或脏器有两处以上的损伤。多发伤的死亡率较高，对患者生命构成威胁，需要紧急诊断和处理。

【临床特点】

多发伤的临床特点包括：
1. 应激反应严重，伤情变化快，死亡率高。
2. 伤情重，休克发生率高。
3. 易产生严重的低氧血症。
4. 伤后并发症和感染发生率高，易发生多器官功能障碍综合征。
5. 诊断困难，易漏诊和误诊。

【伤情评估】

多发伤的损伤部位多，开放伤和闭合伤同时存在，明显外伤和隐蔽损伤同时存在，不同部位（或系统）伤的症状和体征先后或同时出现，同时，患者大多不能自诉伤情。因此，容易引起漏诊和误诊。

1. 危及生命的伤情评估 在急救现场或危重患者初到急诊科时，救护人员应密切观察患者的神志、面色、气道、呼吸和循环功能，根据患者的伤肢姿势、衣服撕裂和污染程度以及外出血等体征进行综合判断，并快速、准确的实施现场救护，确保患者的基本生命体征稳定。

2. 全身伤情的评估 对危及生命的伤情进行优先处理后，有重点的对重要的器官、系统进行检查，确定现存的、潜在的危及患者生命的因素，以免漏诊和误诊。常用的评估方法和程序如下：

（1）ABCDEFGHI 评估程序 A（airway）：气道是否通畅；B（breathing）：呼吸幅度、频率；C（cardiac or circulation）：心脏或脉率、血压、末梢循环；D（digestion system）：消化系统；E（excretion）：排泄（泌尿系统）；F（fracture）：骨折；G（gain or guardiaship）：获得所有生命体征数据并密切监测其变化；H（history）：对清醒患者追述创伤史和既往病史；I（inspect）：全身系统检查，防止漏诊。

（2）Crash plan 评估程序 C（cardiac or circulation）：心脏或脉率、血压、末梢循环；R（respiration）：呼吸；A（abdomen）：腹部；S（spine）：脊柱；H（head）：头颅；P（pelvis）：骨盆；L（limbs）：肢体；A（arteries）：动脉；N（nerve）：周围神经。

检查者按照字母顺序，可在最短时间内做好重要部位的检查。检查时，应将重点放在容易漏诊的可疑部位。同时，应详细采集病史，了解受伤原因和经过，并进行各种特殊实验室和影像学检查，如 X 线摄片、CT、MRI 等。根据以上评估，以确立损伤救治的先后顺序。

3. 伤情稳定后的系统检查 伤情稳定后或伤后数日内，再进行一次全面系统的检查。

【辅助检查】

1. **实验室检查**   立即查血型和交叉配血,作动脉血气分析;测定血红蛋白含量、血细胞比容、白细胞计数;测定肝功能、电解质、血糖、血尿素氮、血肌酐及尿常规。

2. **影像学检查**   如伤员全身情况允许,可以搬动,则进行 X 线、B 超、CT 及 MRI 检查。如血压不稳定或呼吸不规则,则不允许搬动,有条件者可进行床边检查。

3. **其他**   可酌情行内镜检查,如腹腔镜等。

【急救要点】

1. 根据伤情评估结果,积极处理危及生命的伤情,如开放气道、心肺脑复苏、包扎止血、抗休克、骨折固定。

2. 病情稳定后,严密观察并安全运送。

【护理措施】

1. **现场救护**

(1) **脱离危险环境**   使患者迅速、安全地脱离危险环境,搬至安全的地方,防止再损伤。搬运患者尽量避免过快过猛的动作,切忌将伤肢从重物下硬拉出来,以免造成继发性损伤。

(2) **解除呼吸道梗阻**   解除呼吸道梗阻是多发伤处理过程中非常重要的环节。急救人员应迅速清除患者口腔的血块、黏液、呕吐物或其他异物,托起患者下颌,头后仰,牵出后坠的舌并将头转向一侧或取侧卧位。必要时可置口咽或鼻咽通气管或气管内插管。紧急情况下可行环甲膜穿刺或切开。若患者呼吸心跳停止,要立刻行人工呼吸和胸外按压。

(3) **处理活动性出血**   处理体表伤口出血最简便的方法是指压止血法,原则是压住出血伤口或肢体的近心端动脉,迅速的加压包扎,并抬高伤肢。对四肢大血管破裂可使用止血带止血,注意做好标记,并定时放松。

(4) **封闭开放性气胸**   胸部有开放性气胸伤口时要立即用大棉垫或不透气的塑料薄膜等封闭创口,变开放性气胸为闭合性气胸。禁止用敷料填塞伤口,以免滑入胸腔。对张力性气胸,可在患者胸壁第二肋间插入带活瓣的穿刺针(可把乳胶指套绑在穿刺针上,指套顶端剪一开口。呼气时指套张开,裂口开大,气体排出,吸气时指套闭合,裂口封闭,阻止气体进入)。

(5) **伤口处理**   一般创面应用无菌敷料或相对清洁的毛巾、衣物或其他布类覆盖,再用绷带或布条包扎。处理伤口时需注意:①伤口内异物或血凝块不可随意去除,以免发生再度大出血;②创面中有外露的骨端、肌肉、内脏或脑组织,严禁将其回纳入伤口,以免将污染物带入伤口深部;③骨折的患者在运送前将受伤部位包扎固定,以免运送时引起继发性损伤。多根多处肋骨骨折的患者,可用衣服、枕头或沙袋等包扎于伤侧,以避免胸壁浮动。

（6）保存好离断的肢体或器官　现场如发生肢体离断，应用洁净敷料包裹好，有条件时放在塑料袋中，周围放冰块，低温保存，以减慢组织变性和防止细菌繁殖。不能直接将离断肢体浸泡在冰水里或让冰水浸入断肢创面或血管腔内。离断组织应和患者一同送往医院。

（7）抗休克　现场抗休克的主要措施为迅速的临时止血，输液扩容和应用抗休克裤。

（8）现场观察　详细询问伤因、时间、暴力的来源、发生的方向、作用的部位，最初发现患者时的体位、神志和出血量等情况，做好伤情记录。

2. 转送途中的救护　在转送患者途中，必须加强监护，以保证抢救、监测的连续性，一旦伤情恶化，应及时停车处理，并与急救中心取得联系，以保证抢救工作顺利进行。

3. 院内救护　无论哪个部位的损伤，伤情多么复杂，在急诊科早期急救的重点仍然是清理呼吸道，给氧，制止活动性大出血，紧急闭合开放性胸部伤，补液，输血等。

第三节　颅脑损伤的护理

颅脑损伤是指由暴力直接或间接作用于头部而引起的损伤，包括头皮、骨和脑组织损伤。颅脑损伤的发生率仅次于四肢伤，其特点是伤势复杂，病情变化快，死亡率高，其死亡率和致残率居各类损伤之首。

【临床表现】

颅脑损伤按部位可分为头皮损伤、颅骨骨折和脑损伤。按照严重程度分为：

1. 轻型颅脑伤　常为单纯性脑震荡，有或无颅骨骨折，昏迷时间在20分钟内，醒后有轻度头痛、头晕，生命体征无明显改变，神经系统体征正常，常有"遗忘近事"现象，实验室检查无明显改变。GCS为15～13分。

2. 中型颅脑伤　主要指轻度脑挫裂伤或颅内小血肿，有或无颅骨骨折及蛛网膜下腔出血，无脑受压征，昏迷时间在20分钟至6小时，有神经系统体征轻度异常和生命体征改变。GCS为12～9分。

3. 重型颅脑伤　主要指广泛颅骨骨折，重度脑挫裂伤，脑干损伤，颅内血肿及脑疝。原发昏迷时间超过6小时，甚至出现再度昏迷，有明显神经系统阳性体征和生命体征改变。GCS为8～6分。

4. 特重型颅脑伤　指伤后3小时内出现重型颅脑伤表现并有去大脑强直状态，多有原发性脑干损伤或处于脑疝晚期，出现明显脑干功能衰竭，呈现持续昏迷，GCS为5～3分。

【辅助检查】

1. X线检查　头颅X线摄片能较好地显示着力部位、颅骨骨折、有无异物等。

2. CT 检查 头颅 CT 是颅脑外伤患者的首选检查，可以及时诊断有无颅内血肿，了解损伤的病理及范围，还可动态地观察病变的发展与转归。

3. 必要时行颅内压监测或脑诱发电位监测。

【急救要点】

1. 严密观察患者意识、瞳孔、脉搏及肢体活动，保持呼吸道通畅并充分给氧。

2. 控制出血与纠正休克。

3. 优先处理危及生命的合并伤，有颅内血肿者，需紧急开颅清除血肿。

【护理措施】

1. 现场救护

（1）颅脑损伤的现场急救 ①患者平卧休息，禁食禁水（即使无昏迷，也应禁食禁水）。有颅内压增高征象者取头高位（15°～30°）；昏迷伤员颈部后仰、头偏向一侧，防窒息；②迅速包扎伤口；③解开领口和裤带以利呼吸；④呼吸、心跳停止时立即进行心肺复苏；⑤耳鼻有溢液时，现场不要堵塞，以防颅内感染；⑥迅速转运。

（2）脑组织膨出的现场包扎 ①不可将膨出的脑组织回纳入原腔；②取健侧卧位；③解开患者领扣、腰带，纱布保护圈围在膨出的脑组织周围，无菌敷料覆盖伤口，扣容器（大小合适、不压边），三角巾或衣袖包扎固定。

2. 转运途中的救护

密切观察患者的神志、瞳孔大小和伤口的渗血、渗液情况，维持基本生命体征的稳定。途中应让患者平卧，头偏向一侧，及时清除口腔分泌物或血凝块，切忌头后仰，致分泌物或血凝块堆积咽部造成窒息。

3. 院内救护

密切观察意识、瞳孔、生命体征及神经系统体征变化。对轻型颅脑损伤的患者留急诊科观察 24 小时，观察生命体征及神经系统体征变化，适当给予止痛、镇静药物等对症处理。中型颅脑损伤但意识清醒者留观或住院观察 48～72 小时，有意识障碍者需住院。重型颅脑损伤的患者收入 ICU 病房，密切观察病情变化，积极处理高热、癫痫等，有颅内压增高征象者积极给予脱水、激素治疗，病情严重且有手术指征者应尽早手术。

第四节 胸部损伤的护理

胸部创伤的发生率在全身各系统创伤中位居第四位，常见的致伤原因包括交通事故、塌方、钝器伤和刀刺伤。根据损伤暴力性质不同，胸部损伤可分为钝性伤和穿透伤；根据是否穿破壁层胸膜而造成胸膜腔与外界相通，可分为闭合性和开放性损伤。

【临床表现】

1. 胸痛 为主要症状，胸廓（肋骨或胸骨）骨折时尤为显著，疼痛因呼吸、咳嗽和打喷嚏而加重。受伤局部可有明显压痛。下胸部肋骨骨折，疼痛可沿肋间神经走向放射到腹部，表现为腹痛，但无明显的腹肌紧张，需与急腹症相鉴别。

2. 呼吸困难、紫绀 胸部创伤患者多有不同程度的呼吸困难。引起呼吸困难的主要原因有：血液、分泌物潴留或误吸引起的呼吸道梗阻；气胸及大量血胸致肺受压萎陷；肺实质的损伤；软组织损伤导致胸壁肌肉产生痉挛性疼痛；浮动胸壁导致反常呼吸；创伤后 ARDS 和贫血等。患者表现为呼吸加速、胸闷、呼吸费力，严重者辅助呼吸肌参与呼吸运动。

3. 咯血 肺或支气管损伤可引起痰中带血或咯血。大支气管有损伤者，咯血出现早、量较多；小支气管或周边肺组织的损伤出现咯血时间较晚，量也较少。肺冲击伤的咯血为血性泡沫样。

4. 休克 严重胸部创伤休克的发生率较高，主要原因有：①大量失血；②心脏挫伤致泵衰竭；③心包积血、积液致心脏压塞；④气胸导致纵隔摆动或纵隔移位，引起循环功能紊乱；⑤心瓣膜损伤致心力衰竭。

5. 胸壁隆起或凹陷 胸骨或肋骨骨折或表现为局部凹陷，或因骨折断端错位造成局部隆起，张力性气胸时，可见患侧胸部膨隆，肋间隙变平。创伤性膈损伤，可因腹腔内脏器大量疝入一侧胸腔，亦可出现该侧胸壁饱满，肋缘下或上腹部凹陷。

6. 反常呼吸运动 多根多处肋骨骨折连枷胸的患者，可出现反常呼吸运动。

7. 心律失常 胸部创伤因急性失血，血容量减少，心率加快，可出现心律失常，另外因心肌挫伤，电解质紊乱也可引起心律失常。

【辅助检查】

1. X 线检查 是胸部伤首选检查方法，可明确有无肋骨骨折及其部位，有无血胸、气胸及血气胸的量，有无皮下气肿、纵隔移位等。

2. B 超检查 胸部超声可用于判断有无胸腔积液和积液量。

3. CT 检查 X 线不能明确诊断者，可选择 CT 检查。

4. 诊断性穿刺 对疑有气胸、血胸、心包腔积血的患者，可作胸膜腔或心包腔诊断性穿刺。

【急救要点】

1. 及早纠正呼吸和循环功能紊乱；

2. 保持呼吸道通畅、给氧；控制外出血、补充血容量；镇痛、固定骨折、保护脊柱（尤其是颈椎）。

【护理措施】

1. 现场救护

（1）安置体位 胸部外伤急救时应取 30° 的半坐体位，有休克者可同时将下肢抬高。

（2）常见胸部损伤的现场救护 ①张力性气胸：危急情况下可用一粗针头在伤侧

第 2 肋间锁骨中点连线处刺入胸膜腔进行排气减压，并在针头尾部结扎一橡皮指套，顶端剪开约 1cm 小口，作为排气活瓣，使气体只能排出，不能进入胸膜腔，同时用血管钳将针头固定于胸壁。此外，胸壁有活瓣样伤口者，应封闭伤口，尽快送到有条件的医院进一步诊治；②开放性气胸：立即用无菌敷料如凡士林纱布加厚敷料（现场可用毛巾、布料等）在呼气末严密封闭伤口，牢固包扎固定，使开放性气胸变为闭合性气胸，再穿刺胸膜腔抽气减压，并尽快送到有条件的医院治疗；③多根多处肋骨骨折：先用厚敷料覆盖胸壁软化区，然后用绷带加压包扎固定，减轻反常呼吸运动。

（3）及时清除呼吸道分泌物或异物

（4）立即进行心肺复苏术　如有呼吸、心跳停止，应立即进行心肺复苏术。

（5）休克救护　如患者因出血休克，应立即取休克卧位、保暖，有条件者建立静脉通道，输血、补液，并立即转运至附近医院进一步救治。

2. 转运与途中监护　转运途中应保持半卧位，严密监测患者的神志、面色、呼吸、脉搏、心率、血压、周围循环及受伤部位的病情变化。保持输液通畅，持续吸氧。

3. 院内救护

（1）恢复胸壁的正常形态和运动　急诊科确定性处理包括胸壁牵引治疗、手术固定。

（2）积极抗休克　当患者有低血容量征象时，应立即建立 2 条以上的静脉通道补充血容量，再行其他检查项目。有胸内大出血者，积极补充血容量的同时，应尽快行剖胸手术。

（3）保持呼吸道通畅　清除口腔、气管内液、分泌物及异物等，以解除呼吸道阻塞。有严重气胸时应放置胸腔闭式引流，其他原因引起的呼吸困难可行气管内插管、环甲膜切开或气管切开，必要时采用机械通气。

（4）及时处理心包填塞　心包穿刺可作为诊断和缓解心包内压力的手段。但假阳性率和假阴性率均较高。剑突下心包开窗术，有助于诊断和治疗。一旦明确发生急性心包填塞应急诊手术。

（5）胸腔闭式引流的护理　行胸腔闭式引流的患者，应保持引流管通畅，注意观察引流液的颜色、性质及量。

有下列情况时应行急诊开胸探查手术：①胸膜腔内进行性出血；②心脏或大血管损伤；③严重肺裂伤或气管、支气管损伤；④食管破裂；⑤胸腹联合伤；⑥胸壁大面积缺损；⑦胸内存留较大的异物。

有学者将胸部损伤的救治归纳为 VIPCO 程序，即 V（Ventilation）指保持呼吸道通畅、通气和给氧；I（Infusion）指输血、补液扩容以防治休克；P（Pulsation）指监护心脏搏动，维护心泵功能以及进行心肺复苏；C（Control）指控制出血；O（Operation）指开胸手术。

第五节　腹部损伤的护理

腹部损伤指各种原因引起的腹壁和腹部脏器损伤，其发生率在平时约占各种损伤的 0.4% ~ 1.8%；在战时约占 5% ~ 8%。

【病因与分类】

腹部伤常见的致伤因素有：①机动车事故、工伤；②火器伤：战时多见，注意入口在胸部、阴臀部、股部的非贯通伤（盲管伤）有时会伤及腹腔脏器，容易漏诊；③医源性损伤：胃镜、肠镜、腹腔镜、腹部手术都可能意外引起腹腔脏器损伤。腹部伤根据腹壁有无伤口可分为开放伤和闭合伤。

1. **开放伤**　由利器或火器，如刀刺、枪弹等引起，腹部开放性损伤包括单纯腹壁伤及穿透性腹壁伤，前者是腹膜仍然完整，腹腔未与外界相通，但也有可能损伤腹腔内脏；后者是指腹膜已经穿通，多数伴有腹腔内脏器或大血管的损伤，受伤早期多出现严重的出血和休克，晚期常发生弥漫性腹膜炎。

2. **闭合伤**　常为钝性暴力，如高处坠落、挤压、碰撞或冲击等原因引起，也可分为腹壁伤和腹腔内脏伤两类。

由于开放性损伤者腹壁有伤口，多数需行剖腹手术，容易发现伴有的内脏损伤；而闭合性腹部损伤由于体表无伤口，要确定是否伴有内脏损伤有一定的难度，如果不能在早期确定内脏是否受损，很可能贻误手术时机而危及患者生命。

【临床表现】

1. **腹痛**　腹部伤的主要症状。最先疼痛的部位是损伤脏器所在部位，而后因血液、消化液在腹腔内的流动导致疼痛范围扩大。一般单纯的实质性脏器或血管破裂出血，腹痛较轻，空腔脏器穿孔导致消化液流入腹腔，腹痛较重。

2. **恶心、呕吐**　胃肠道、胆道等空腔脏器破裂时，主要表现为恶心、呕吐、呕血或便血等消化道症状，若有呕血提示上消化道损伤。

3. **腹膜刺激征**　腹部压痛、反跳痛和肌紧张是腹内脏器伤的重要体征。在早期受伤脏器所在部位压痛往往最明显。但若伤后时间较长，全腹积血或弥漫性腹膜炎时则全腹腹膜刺激征阳性。当胆汁或胃肠道内容物流入腹腔，刺激性比较强时，腹壁呈板状腹。

4. **肠鸣音减弱或消失**　出血量大或消化液流入腹腔，腹部听诊肠鸣音减弱或消失。

5. **肝浊音界消失**　胃肠道破裂，气体、液体进入腹腔后，叩诊肝浊音界消失。

6. **移动性浊音阳性**　腹腔内液体过多，移动性浊音阳性。注意出血过多患者不宜检查移动性浊音。

7. **休克**　肝、脾、胰、肾等实质脏器或大血管损伤时，伤后早期即有低血容量性休克；下消化道破裂或其他空腔脏器损伤 12 小时以上时，易并发中毒性休克。患者表现为紧张、烦躁或淡漠、面色苍白、出冷汗、口渴感、脉搏细速、血压降低等。

腹部损伤的范围及严重程度取决于暴力的强度、速度、着力部位和力的作用方向等因素。脾、肾和肝的组织结构脆弱、血供丰富、位置比较固定，受到暴力打击后，比其他内脏更易破裂；上腹部受到碰撞、挤压时，胃窦、十二指肠水平部或胰腺可被压在脊柱上而断裂；上段空肠、末段回肠等因比较固定而易受损；空腔脏器在充盈时比排空时更易破裂。

【辅助检查】

1. 实验室检查　检测红细胞计数和血红蛋白，注意有无持续下降，进一步明确有无腹腔内出血的可能。检测白细胞计数以了解腹腔感染情况。血尿或尿中有大量红细胞提示泌尿系损伤。胰腺有损伤时，血尿淀粉酶值增高。

2. 影像学检查

（1）B超检查　进一步确定有无腹腔内积液，脾脏增大及破裂。

（2）X线检查　膈下游离气体是胃肠破裂的征象。脾破裂时，左膈升高，脾影增大；肝破裂时，右膈升高。

3. 其他

（1）腹腔穿刺　抽出不凝血，提示腹腔内出血，多系实质性脏器损伤所致；如抽出物为胃内容物或胆汁，提示胃、胆囊或肠道损伤。如有尿液抽出，则为膀胱损伤。如无液体抽出，并不能完全排除无内脏损伤的可能，应严密观察病情。

（2）诊断性腹腔灌洗　反复穿刺仍无确定性结果，可进行诊断性腹腔灌洗术，此方法更可靠，有利于早期诊断并提高确诊率。

（3）腹腔镜　经上述辅助检查仍不能确诊且疑有内脏损伤时，可考虑行腹腔镜检查，直接观察内脏损伤的性质、部位及程度，阳性率达90%以上，可避免不必要的剖腹探查。

【急救要点】

准确地去除威胁患者生命的因素，取半卧位或侧卧位，禁食水，保持呼吸道通畅，保护好脱出的内脏组织，处理好破裂的内脏出血，控制感染。

【护理措施】

1. 现场救护

（1）腹部开放性损伤　①保持呼吸道通畅，禁食禁水；②取半卧位或侧卧位，松解纽扣、皮带；③腹部伤口出血时用敷料或干净衣物（毛巾、手绢等）覆盖伤口，外用绷带或胶布加压包扎固定，以防内脏脱出；④腹部开放性创伤若有肠管等内脏组织脱出时，切忌送回腹腔，以免引起腹腔感染。可用消毒敷料或干净毛巾、衣物等浸湿于生理盐水（无生理盐水可用矿泉水）后覆盖，如有条件可用小塑料面盆、饭盆等扣在脱出的脏器上，并用绷带、衣袖等包扎固定覆盖物以保护肠管等脱出的内脏组织；⑤心跳、呼吸骤停者，应就地进行心肺复苏术；⑥有条件时给氧、输血、输液；⑦伤者如有脸色苍白、出冷汗、脉搏消失等征象，应高度怀疑肝、脾、大血管破裂，腹部可用床单、衣物等加压包扎后快速转运至附近医院。

（2）腹部闭合性损伤　尽量让患者制动，特别是对尚有行动能力的患者，说明活动的危险性，同时松解皮带、纽扣，取半卧位或侧卧位，禁食禁水。对已经处于昏迷状态的患者，应注意保持呼吸道通畅，并及时清除其口、鼻腔内的黏液、血液和其他分泌物，注意保暖。禁用镇痛、镇静药物（如哌替啶、吗啡等），以防掩盖病情，不利于诊断与治疗，应立即组织运送患者至医院。

2. **转运与监护**　转运途中应密切注意患者的呼吸、脉搏、血压和神志变化，转运途中使患者取半卧位、膝关节下垫物，以降低腹壁张力，减轻患者痛苦。有条件时给氧、输血和输液。到达医院后将患者的伤情和现场救护的情况向接诊医生交代清楚，以保证急救工作的连续性。

3. **院内救护**

（1）严密观察病情　严密监测患者血压、脉搏、呼吸、体温的变化。

（2）抗休克　怀疑有内脏伤者，应迅速采血做血型交叉配血试验，立即建立 2～3 条静脉通道，输入平衡盐溶液，并根据血型交叉配血试验结果迅速输入全血。

（3）留置导尿　留置导尿并记录尿量。

（4）胃肠减压　放置胃管，抽净胃内容物，观察有无出血，并持续胃肠减压。

（5）抗感染　应尽早应用抗生素以防治感染，开放性创伤，应注射破伤风抗毒素。

（6）手术治疗　手术治疗的适应证包括：①有明显内出血者，经抢救血压不升或升后又下降者；②有明显内脏损伤征象者；③非手术治疗过程中，原有症状加重，腹膜炎有扩散趋势，或经搬动、变换体位而引起病情迅速恶化者；④腹部穿透性损伤。

第六节　四肢、骨盆和脊椎伤

随着现代工业、交通高速发展，生活节奏加快，四肢、骨盆和脊椎损伤的发生率也越来越高，而且更严重、更复杂。医护人员若不能对创伤患者进行迅速、准确、全面而有效的救护，轻者留下功能障碍，重则危及患者生命。

四 肢 骨 折

四肢骨折多由交通事故、摔伤、跌伤、压伤等外界暴力所致。常见的上肢骨折包括肱骨干骨折、肱骨髁上骨折、尺桡骨干双骨折、Colles 骨折；下肢骨折包括股骨颈骨折、股骨干骨折和胫腓骨骨折。

【临床表现】

1. **肱骨干骨折**　指肱骨外髁颈以下 1～2cm 至肱骨髁上 2cm 之间的骨折，占全身骨折的 1.31%。多发于骨干的中部，其次为下部，上部最少。临床表现为疼痛、肿胀、上臂出现成角及短缩畸形以及反常活动。

2. 肱骨髁上骨折　常见于 5～12 岁小儿。伸直型多见，多由跌倒时，手掌着地，暴力向上传导引起。临床表现为肘部畸形，肘后三角关系正常；可合并正中、桡或尺神经损伤；肱动脉损伤或受压可引起前臂肌缺血，出现剧痛、苍白、发凉、麻木、被动伸指疼痛及桡动脉搏动消失，如不及时处理，以后出现缺血性肌痉挛。

3. 尺桡骨干双骨折　较多见，青少年占多数。因致伤暴力不同，使两骨骨折线平面和畸形程度有所差异。临床表现为功能障碍（以旋转活动障碍明显）、畸形、骨擦音及反常活动；可合并前臂骨筋膜室综合征。

4. Colles 骨折　是指发生在桡骨下端 3 厘米以内的伸直型骨折，多见于中老年有骨质疏松者。由于跌倒时前臂旋前，腕关节背伸，手掌着地，暴力向上传导引起。典型的 Colles 骨折的临床表现为骨折远端向背侧、桡侧移位，侧面观呈"餐叉"样畸形，正面观呈"枪刺刀"畸形。

5. 股骨颈骨折　常发生于老年女性。多由跌倒时下肢遭受扭转暴力引起。临床表现为患肢缩短、外旋，大转子明显突出，患髋压痛，叩击时有震痛，但嵌插骨折患者仍能行走。

6. 股骨干骨折　多见于青壮年。常因强大的直接或间接暴力引起。典型的临床表现为畸形；上 1/3 骨折，近折端屈曲、外旋、外展，远折端向上、向后、向内移位；中 1/3 骨折，骨折端移位视暴力方向而异；下 1/3 骨折，远折端向后移位，近折端内收向前移位，可合并股动脉或坐骨神经损伤。

7. 胫腓骨干骨折　最常见，以青壮年和儿童居多。多由直接暴力引起，以胫骨前内侧紧贴皮肤，易形成开放性骨折。临床表现为反常活动和畸形。

【辅助检查】

1. X 线检查　可确定骨折的部位、范围、性质、程度以及与周围软组织的关系，能明确诊断。

2. CT 检查　对某些难以明确的四肢、关节损伤的判断及其治疗后复位情况等的判断都有很大价值。

【急救要点】

预防和处理危及生命的伤情，如休克、窒息等，妥善包扎伤口，简单有效的固定，正确搬运，迅速转运。

【护理措施】

1. 现场救护　现场救护的主要目的是抢救生命，用简单而有效的方法固定和保护患肢，安全而迅速地运送至附近医院，以便获得全面而有效的治疗。

（1）一般处理　首先抢救生命，若患者处于休克状态，应以抗休克治疗为首要任务；注意保温，有条件时应立即输血、输液。昏迷的患者，应注意保持呼吸道通畅。避免过多的搬动如脱衣、脱去鞋袜等增加疼痛和引起继发性损伤。若患肢肿胀剧烈，可剪开衣袖或裤管，解除压迫。闭合性骨折有穿破皮肤、损伤血管和神经的危险时，先用夹板固定，小心搬运患者，防止骨折移位。对心跳和呼吸停止者，应立即施行心肺复苏术。

（2）包扎伤口 绝大多数创口出血用绷带压迫包扎后即可止血。若现场没有无菌敷料，可用现场能找到的最清洁的布类包扎；遇有活动性大出血，加压包扎无效时，可用止血带（现场可用宽布带代替止血带）阻断大血管的出血，但应记录开始上止血带的时间，并每隔半小时到 1 小时放松 2~3 分钟，防止由于使用止血带过久而致肢体远端缺血坏死。露出伤口的骨折断端不应回纳，以免将污染物带进创口深处。若骨折断端外露，先将敷料覆盖在骨折断端，再用敷料卷成环形垫垫在骨折断端周围，并高于骨折断端，最后用三角巾或绷带做"8"字形包扎。

（3）妥善固定 应现场取材（如书本、木棍、硬纸板等）固定骨折部位，固定物长度应超过上下两关节。亦可将受伤上肢与胸部、下肢与健侧固定在一起，防止骨折移位造成继发性神经、血管损伤，同时可减轻疼痛，便于转运。

（4）离断肢体的保存 用洁净敷料包裹好，有条件时放在塑料袋中，周围放置冰块，低温保存，以减慢组织变性和防止细菌繁殖，不能直接将离断肢体浸泡在冰水里或让冰水浸入断肢创面或血管腔内。离断组织应和患者一同送往医院。

（5）迅速转运 四肢骨折经固定后，可用普通担架运送。

2. 转运与途中监护 迅速将患者现场转送至医院，如遇成批伤员，应根据伤势轻重组织转运。开放性骨折的患者伤部有受污染而感染的危险，应争取 6 小时内送达医院进行清创。断离的肢体，更应尽早送到院，以免离断肢体发生坏死，失去再植的机会。转送途中需密切观察患者的脉搏、血压、呼吸等全身情况和患肢伤口的出血情况、患肢的末梢循环等。

3. 院内救护

（1）保持患肢良好的血液循环 观察患肢皮肤颜色、温度、有无肿胀及肢端动脉搏动情况；定时检查患肢固定松紧是否合适，如有不适，应及时调整。

（2）功能锻炼 指导患者进行有效的功能锻炼，促进康复。

（3）卧床患者压疮预防 定时协助患者更换体位，进行皮肤护理；保持床铺清洁、干燥和平整。

骨 盆 骨 折

骨盆骨折是一种严重外伤，多为直接暴力撞击、挤压骨盆或从高处坠落冲撞所致。运动时突然用力过猛，起于骨盆的肌肉突然猛烈收缩，亦可造成其起点处的骨盆撕脱骨折。骨盆骨折半数以上伴有合并症或多发伤。最严重的是创伤性失血性休克、盆腔脏器合并伤，救治不当则死亡率很高。

【临床表现】

1. 血压下降或休克 严重的骨盆骨折伴大量出血时可致患者血压下降，严重者可发生休克。

2. 局部症状和体征 骨盆局部可出现肿胀、压痛、畸形、骨盆反常活动、会阴部瘀斑，肢体不对称等。

3. 合并症 可合并腹膜后血肿和腹内器官损伤，如膀胱和尿道损伤可出现血尿；腹内器官损伤可出现急腹症症状和休克症状。直肠损伤少见。

4. 骨盆分离试验和骨盆挤压试验阳性 检查者双手交叉撑开患者的两髂嵴，使两骶髂关节的关节面更紧贴，而骨折的骨盆前环产生分离，如出现疼痛即为骨盆分离试验阳性。双手挤压患者的两髂嵴，伤处仍出现疼痛为骨盆挤压试验阳性。

【辅助检查】

1. X 线检查 X 线检查可明确骨折部位、骨折类型及其移位情况。

2. CT 检查 对骨盆骨折虽不属常规，但它可在多个平面上清晰显示骶髂关节及其周围骨折或髋臼骨折的移位情况，因此凡涉及后环和髋臼的骨折应行 CT 检查。骨盆三维重建 CT 或螺旋 CT 检查更能从整体显示骨盆损伤后的全貌。

【急救要点】

应根据全身情况，首先处理休克或危及生命的合并症，现场包扎和固定骨盆，正确搬运，防止继发性损伤。

【护理措施】

1. 现场救护

（1）迅速止血、止痛。

（2）迅速建立两条静脉通路，输液、输血，必要时静脉切开，确保有效的静脉通路。

（3）患者平卧，双腿屈膝，取衣物或其他物品垫在膝下，用 1~2 条三角巾叠成宽条带，围绕臀部和骨盆，在下腹部前方打结，再在双膝和踝关节之间夹入一块棉垫或折叠的衣服，用一条三角巾将两踝关节固定，用另一条三角巾将两膝关节固定。

（4）每 15 分钟监测体温、脉搏、呼吸、血压 1 次。留置导尿，详细记录，及时汇报医生，为抢救提供有力的依据。骨盆骨折休克的患者均有不同程度的低氧血症，应给予低流量吸氧，以改善机体缺氧状态，提高抢救成功率。

2. 转运与途中监护 转运途中，应将患者以布带与担架固定在一起，以防道路颠簸，在转运过程中造成继发性损伤。密切观察患者的意识、呼吸、循环和受伤骨盆部位的情况。转运过程中，禁食禁饮，如患者口唇干燥，用湿纱布湿润。

3. 院内救护 首先处理危及生命的并发症，如出血性休克。骨盆骨折的处理主要包括手术治疗和非手术治疗。

（1）补充血液量和维持正常的组织灌注 密切观察患者的意识、脉搏、血压和尿量，及时发现和处理血容量不足。保持静脉输液通畅，及时按医嘱输血和补液。

（2）排尿、排便的护理 观察患者有无排尿困难、尿量和色泽；对于尿道损伤致排尿困难者，予以导尿或留置导尿，保持导尿管通畅，并加强护理，防治感染。观察有无腹胀和便秘，有腹胀或便秘者，应寻找原因，并及时处理。

（3）饮食护理 鼓励患者进食富含膳食纤维的食物、新鲜水果和蔬菜，多饮水。

（4）皮肤护理 协助患者更换体位，保持皮肤清洁、干燥，防止压疮。

（5）功能锻炼 与患者一起制定适宜的锻炼计划并指导实施。

脊 椎 损 伤

脊椎损伤多见青壮年男性，主要是由间接外力引起，如从高处跌落时臀部或足着地、冲击性外力向上传至胸腰段发生骨折；少数由直接外力引起，如建筑物倒塌压伤、汽车压撞伤或火器伤。病情严重者可致截瘫，甚至危及生命。

【临床表现】

1. 脊椎局部疼痛，站立及翻身困难、活动受限、畸形、压痛。腹膜后血肿刺激腹腔神经节，使肠蠕动减慢，常出现腹痛、腹胀甚至出现肠麻痹症状。

2. 不全或完全瘫痪的表现。如感觉、运动功能丧失、大小便障碍等。

【辅助检查】

1. X 线检查 X 线检查可确定脊椎的类型和移位情况，能明确诊断。

2. CT 检查 从横断面图像观察骨折的部位、类型等，对脊椎骨折有很大诊断价值。

3. 脊髓造影术 可确定脊柱骨折对椎管的影响范围和程度。

4. MRI 检查 主要可检查骨折椎体附近的软组织及韧带的损伤。

【急救要点】

1. 迅速、正确搬运，避免继发性脊髓损伤的发生。

2. 颈椎骨折伴呼吸困难时作气管切开，不宜做气管插管；单纯骨折脱位者予以复位、固定及功能活动，并注意避免引起脊髓损伤。

【护理措施】

1. 现场救护

（1）脱离受伤环境 如伤者仍被瓦砾、土方等压住时，避免强行牵拉暴露在外面的肢体，以防加重损伤，应先去除压在患者身上的物体，再将患者搬运至安全的地方。

（2）加强观察和保持气道通畅 密切观察患者的呼吸情况，无自主呼吸或呼吸微弱者，应作气管插管、切开或机械辅助呼吸。

（3）伤情的观察 密切观察患者的呼吸、血压、脉搏、体温及意识情况。了解患者有无尿潴留或充盈性尿失禁；有无大便失禁。了解患者的痛、温、触及位置感觉的丧失平面及程度；肢体感觉、活动和肌力的变化，双侧有无差异。

（4）止血、包扎　出血部位应及时包扎止血。

（5）固定、搬运　搬运脊椎伤的患者，应严防颈部与躯干前屈或扭转，应使脊柱保持伸直。正确搬运后（搬运方法详见第十二章 常用中西医救护技术）置患者仰卧位于硬质担架（可用木板、门板等）上，并在腰部垫一软枕，以保持脊椎的生理弯曲。身体两侧用枕头、衣物等塞紧，固定脊柱为正直位。颈椎伤者要用衣物、枕头或沙袋放在患者头颈两侧，使其固定不动。

2. 转运与途中监护　在转运途中牢固固定伤者及担架，防止途中颠簸、摆动造成脊髓的继发性损伤。密切观察伤者的神志、面色、呼吸、心跳，出现异常立即抢救。予以保暖。转运过程中，禁食禁饮，如患者口唇干燥，用湿纱布湿润。

3. 院内救护

（1）首先确定有无休克、颅脑和其他重要脏器损伤；有无其他部位骨关节合并伤，凡存在危及生命的合并伤，应优先处理。

（2）全身情况稳定后，进行颈椎检查，确定损伤部位，判断有无脊髓损伤及严重程度。

（3）保持呼吸道通畅并给氧。

（4）输液，必要时备血、输血。

（5）留置导尿，观察尿量，进行尿常规检查。

（6）经过初步处理，如患者病情稳定，则可进行 X 线摄片、CT 扫描或磁共振成像等特殊检查。危重患者进行检查时，需要在医护人员的陪同下实施。

【病案讨论】

1. 患者，男，30 岁，高处坠落后出现严重呼吸困难、四肢不能活动。查体：颈部压痛，四肢瘫痪，高热，痰鸣音明显。X 线摄片提示：$C_4 - C_5$骨折，合并脱位。

思考题：

（1）现场救护中，应如何搬运？

（2）导致该患者呼吸困难的最主要原因是什么？

（3）对该患者首先应采取哪些救治措施？

2. 患者，男，50 岁，胸腹部被撞伤 1 小时，神志清楚，痛苦面容，面色苍白，口唇发绀，左胸见一处 5cm 的伤口，伤口出血较多，随呼吸涌出气泡；腹正中有一出血伤口，有肠管脱出。

思考题：

（1）该患者可能发生了什么情况？

（2）胸部伤口如何处理？

（3）腹部伤口如何处理？

3. 患者，男，40 岁，车祸倒地，诉左腿疼痛及腹痛，体检：患者痛苦面容、弯腰侧屈卧位，左小腿前侧有一处 10cm 伤口，骨断端外露，局部出血。

思考题：

（1）现场救护应如何处理开放性骨折？

（2）若用止血带止血，应注意哪些事项？

第八章　急性中毒

第一节　急性中毒概述

　　急性中毒是威胁人类的一类特殊疾病。由于科学技术的迅猛发展，生存环境的日益恶化，人类发生中毒的几率日益增多。各种中毒类疾病已位居疾病谱前列。

　　毒物是指在一定条件下，引起机体功能性或器质性损害，甚至危及生命的物质。毒物的概念不是绝对的，任何一种物质，只有达到中毒剂量时，才是毒物。毒物进入人体后在一定条件下，与体液、组织发生作用，损害人体组织和器官生理功能或组织结构，引起一系列症状和体征甚至死亡，这一过程称为中毒。大量毒物在短时间内进入机体，迅速引起一系列病理生理变化，甚至威胁生命称为急性中毒。

【病因及发病机制】

1. 病因

　　（1）环境污染　毒物污染空气、水源、土壤均可以发生中毒。

　　（2）食品被毒物污染　食用被农药污染又未洗净的食物如水果、蔬菜，或食用因中毒死亡的动物造成的二次中毒。

　　（3）职业性中毒　在生产、储存、运输、使用某些有毒原料或成品时因不注意劳动保护和安全防护发生中毒。

　　（4）医源性中毒　在给患者治疗时因用药过错或剂量过大引起中毒。

　　（5）意外中毒　误服毒物、自杀或谋杀引起中毒。

　　（6）化学武器　使用军用化学武器可引起中毒。

2. 毒物的吸收、代谢和排出

　　（1）毒物的吸收　毒物可通过呼吸道、消化道、皮肤黏模吸收进入人体。在生活中发生中毒，大多数毒物均可经口进入人体，由消化道吸收。烟雾、蒸汽、粉尘、气体主要由呼吸道吸收。少数脂溶性毒物如苯有机磷，可通过完整的皮肤黏模吸收。某些特殊情况下，毒物也可直接进入血液，如注射毒品、毒蛇咬伤等。

　　（2）毒物的分解　毒物被吸收进入血液后，迅速分布于全身，在体内主要在肝内以氧化、还原、水解、结合等形式代谢转化，使毒物的生物活性、溶解度等发生变化。

大多数毒物经代谢后毒性降低，易于排出，是解毒过程。但也有少数毒物在代谢后毒性反而增加，如对硫磷氧化后成为毒性更高的对氧磷。

（3）毒物的排泄　肾脏是毒物从体内排出最有效的器官，是最重要的排泄途径。肾功能不良可影响毒物的排泄。气体和易挥发的毒物吸收后，一部分以原形从呼吸道排出，少数毒物经皮肤排出，有时可引发皮炎。铅、汞等可以有乳汁排出。排泄缓慢的毒物，可以在体内蓄积造成慢性中毒。

3. 发病机制

毒物的种类繁多，对机体造成的损害机制不一。

（1）抑制酶活力　毒物作用于酶系统的各个环节使酶的活性降低或失活，以破坏机体正常的生理功能。如氰化物抑制细胞色素氧化酶；有机磷农药抑制胆碱酯酶；汞、砷等抑制含巯基的酶的活性。

（2）干扰细胞膜和细胞器的生理功能　酚类可以使线粒体内氧化磷酸化作用解偶联，妨碍三磷腺苷的形成与储存。四氯化碳在体内经酶催化而产生三氯甲烷自由基，自由基能使肝细胞膜中脂肪酸发生过氧化作用，导致线粒体、内质网变性、肝细胞坏死。

（3）破坏氧的摄取、运输和利用　毒物通过不同的途径阻碍氧的吸收、转运和利用。如亚硝酸钠的亚硝酸基将血红蛋白的二价铁氧化成为三价铁，形成高铁血红蛋白；一氧化碳与血红蛋白结合形成碳氧血红蛋白；两者均使血红蛋白失去运输氧的功能。镇静安眠药、乙醚等可抑制或麻痹呼吸中枢，造成机体缺氧。

（4）麻醉作用　脑组织和细胞膜脂类含量高，有机溶剂和吸入性麻醉药有强亲脂性（脂溶性高），可通过血－脑脊液屏障进入脑内而抑制脑功能。

（5）局部刺激腐蚀作用　强酸、强碱可吸收组织中的水分，并与蛋白质或脂肪结合，使细胞变性、坏死。

（6）受体竞争　如箭毒与N_2-乙酰胆碱受体结合，导致骨骼肌神经肌肉接头传导功能阻断，产生骨骼肌麻痹。阿托品阻断胆碱能受体，产生毒性作用。

【临床表现】

1. 急性中毒

急性中毒来势凶猛，进展迅速，可产生严重症状，包括昏迷、惊厥、呼吸困难、紫绀、休克等。

（1）皮肤黏膜症状　①紫绀：凡是造成氧合血红蛋白不足的毒物均可产生，如亚硝酸盐、腌渍不好的青菜（含亚硝酸盐）、苯的氨基和硝基化合物（如苯胺、硝基苯类）等；抑制呼吸中枢影响通气的药物如镇静安眠药、麻醉药等；刺激性气体引起肺水肿影响肺的换气等，均可因低氧血症而产生紫绀。②樱桃红：一氧化碳、氰化物中毒均可出现。③黄疸：中毒性肝损害可致黄疸，如磷、四氯化碳、对乙酰氨基酚、蛇毒、毒蘑菇等；溶血可致黄疸，如苯胺、蚕豆黄、硝基苯、磺胺、蛇毒等；药物性肝内胆汁淤积，如氯丙嗪、奎诺酮类等。④灼伤：见于腐蚀性毒物如强酸、强碱、苯酚等。

（2）眼部症状　①瞳孔扩大：见于阿托品、乙醇、麻黄碱、氰化物等中毒。②瞳孔缩小：见于有机磷杀虫药、安眠药、氯丙嗪、吗啡类、毒扁豆碱等中毒。③复视：见于乌头碱中毒。④视神经炎：见于甲醇中毒。

（3）**神经系统症状** ①兴奋、躁动：见于抗胆碱药、可卡因、醇类（早期）中毒。②嗜睡、昏迷：见于镇静安眠药、抗组织胺药、抗抑郁药、醇类（后期）、阿片类、有机磷毒物、麻醉剂等中毒。③肌肉颤动和抽搐：见于毒鼠强、氨茶碱、有机磷杀虫剂、拟除虫菊酯类、氨基甲酸酯、呼吸兴奋剂、毒品中毒。④瘫痪：见于箭毒类、肉毒、高效镇痛剂、可溶性钡盐等中毒。⑤精神失常：酒精、阿托品、一氧化碳、抗组胺药等中毒可产生精神症状。

（4）**呼吸系统症状** ①呼吸气味：酒味见于酒精及其他醇类化合物中毒；蒜臭味见于有机磷杀虫剂、砷、硒中毒；苦杏仁味见于氰化物及含氰甙果核仁（如苦杏仁）中毒；香蕉味见于醋酸乙酯、乙戊酯中毒。②呼吸加快：见于呼吸兴奋剂、抗胆碱药、甲醇、水杨酸中毒。③呼吸减慢：见于阿片类、镇静安眠药中毒。④哮喘：见于刺激性气体、有机磷杀虫剂中毒。⑤急性肺水肿：见于有机磷杀虫剂、海洛因、刺激性气体及窒息性化合物（光气、硫化氢、氯化氢、二氧化硫、氨）、百草枯等中毒。

（5）**循环系统症状** ①心律失常：洋地黄、夹竹桃、乌头、蟾蜍、拟肾上腺素药、三环类抗抑郁药等中毒均可引起心律失常；锑剂、蛇毒等可损害心肌引起心律失常。②休克：急性中毒时可出现剧烈吐泻、严重化学灼伤、血管舒缩中枢受抑制、心肌损害最终导致休克，常见于磷、强酸、强碱、水合氯醛、氯丙嗪、蛇毒、一氧化碳等中毒。③心搏骤停：毒物直接损害心肌，可见于锑剂、洋地黄等中毒。

（6）**消化系统症状** 许多毒物都可以引起恶心呕吐、腹痛腹泻、流涎、腹部胀气等消化道症状，如胆碱酯酶抑制剂（有机磷毒物、毒扁豆碱）、砷、洋地黄、白果等中毒可引起呕吐；毒覃、斑蝥、乌头碱、巴豆、砷、汞、磷化合物、腐蚀性毒物中毒可出现剧烈腹部绞痛；毒蘑、有机磷毒物、砷、中毒可出现剧烈腹泻；乌头碱、有机磷农药中毒可出现大量流涎。

（7）**血液系统症状** ①溶血性贫血：砷化氢、苯胺、硝基苯等中毒可引起溶血，出现贫血和黄疸，严重者发生血红蛋白尿和急性肾衰竭。②白细胞减少和再生障碍性贫血：见于阿司匹林、氯霉素、抗癌药等中毒引起血小板质和量的异常；肝素、双香豆素、敌鼠、蛇毒等可引起血液凝固障碍。

（8）**泌尿系统症状** 升汞、四氯化碳、氨基糖苷类抗生素、毒覃、蛇毒、鱼胆、斑蝥等中毒可发生急性肾衰竭，出现少尿甚至无尿；砷化氢、磺胺等中毒可引起肾小管阻塞。

（9）**代谢紊乱** ①代谢性酸中毒：见于水杨酸、甲醇中毒。②低血糖：见于磺胺类、酒精、降糖药中毒。③低血钾：见于洋地黄、利尿剂、毒覃等中毒。④发热：见于抗胆碱药、铸造热（吸入大量金属烟雾后出现的发热及呼吸道症状）。⑤体温降低：见于吩噻嗪类、麻醉镇痛药、镇静催眠药、重度醇类中毒等。

2. **慢性中毒** 长期接触较小剂量的毒物，可引起慢性中毒。慢性中毒多见于职业性中毒和地方病。

【辅助检查】

1. 毒物样品检测 供毒物分析的样品种类很多，有呕吐物、排泄物、血液、脏器和中毒者吃剩的食品、药品以及其他一些与中毒有关的物品。从毒物采样到进行分析，时间愈短愈好，防止腐败变质。

2. 特异性检查 如一氧化碳中毒测定血中碳氧血红蛋白的含量可作为一氧化碳中毒的诊断和治疗指标。亚硝酸盐、苯的氨基和硝基化合物等中毒时，测定血中高铁血红蛋白的含量可作为亚硝酸盐、苯胺等中毒的诊断和治疗指标。有机磷农药中毒时，测定血液胆碱酯酶活性可以协助诊断、判断中毒程度、观察复能剂的治疗效果及指导用药。

3. 非特异性检查 根据中毒患者的病情变化，进行有关的化验检查和辅助检查，如血常规、尿常规、血清电解质、血糖、肌酐、尿素氮、肝酶、心肌酶、心电图、脑电图、肌电图、X 线、CT、MRI 等，以了解各脏器的功能，早期发现并发症，及时给予有效的治疗。

【急救要点】

急性中毒的病情发展急骤，变化快，抢救治疗必须争分夺秒，措施正确。

1. 立即终止接触毒物

（1）吸入性中毒 应立即将患者撤离有毒环境，并松解衣服，保持呼吸道通畅，注意保暖。救护人员进入有毒气体现场，应戴防毒面具，做好自身防护。

（2）接触性中毒 经皮肤黏膜沾染引起的中毒，立即脱去污染的衣物，用大量清水彻底清洗接触部位的皮肤和毛发。对于腐蚀性毒物，在可能情况下选择适当的中和液或解毒液冲洗，然后再用清水冲洗。对于遇水加重损害的毒物如 Na_2CO_3、$NaHCO_3$ 等，应先擦净毒物，再用清水反复冲洗。

（3）食入性中毒 立即停止服用。

2. 清除尚未吸收的毒物

（1）清除胃肠道尚未吸收的毒物 常用催吐、洗胃、导泻法。

关于洗胃液的选择，若毒物种类不明，一般情况下，可选用 25～38℃温开水，若已知毒物种类，可选用适当的解毒物质。

①保护剂：一般在服用腐蚀性毒物后选用，起保护胃黏膜作用，可选牛奶、蛋清、植物油、米汤等，可减少毒物对黏膜的刺激；与酸、碱、酚和重金属盐相遇产生沉淀，消除毒物的腐蚀作用，减少吸收。

②溶剂：饮用脂溶性毒物如煤油、汽油等有机溶剂时，先用液状石蜡 150～200ml，使其溶解而不被吸收，然后再洗胃。

③吸附剂：药用炭具有强大的吸附性能，是强有力的吸附剂，对有机物和无机化合物，大分子和小分子均有吸着作用，是一种广谱解毒剂，无任何毒性作用，可用20～30g 加水 200ml 由胃管注入。

④解毒剂：可与体内存留的毒物起中和、氧化、沉淀等化学反应，改变毒物的理化

性质，使其失去毒性。根据毒物种类不同，选用 1∶5000 高锰酸钾溶液或 2% 碳酸氢钠溶液。

⑤中和剂：吞服强酸可用弱碱中和，如氢氧化铝凝胶，不能用碳酸氢钠，因其遇酸可生成二氧化碳，使胃肠膨胀，有穿孔的危险；吞服强碱可选用弱酸中和，如稀醋、果汁等。

⑥沉淀剂：可与毒物发生作用生成溶解度低、毒性小的物质，如硫酸钠与可溶性钡盐作用，生成不溶性硫酸钡；生理盐水与硝酸银作用，生成氯化银。

（2）清除皮肤上的毒物

（3）清除眼内毒物

3. 促进已吸收毒物的排出

（1）利尿　绝大多数毒物经肾脏排泄，通过静脉补液、利尿剂、碱化尿液或酸化尿液等方式，促进毒物排出。如有心肾功能不全时慎用此法。

（2）吸氧　一氧化碳中毒时，吸氧可使碳氧血红蛋白解离，加速一氧化碳排出。

（3）血液净化疗法　通过体外血液循环及特殊解毒净化装置或腹膜，从血液中直接迅速清除毒物，解除中毒症状。中毒后 8～16 小时内采用效果较好。常用的血液净化疗法包括透析疗法、血液灌流法、血浆置换术、连续肾脏替代疗法（CRRT）等。

4. 特殊解毒剂的应用　大多数毒物无特效解毒剂，仅少数毒物能利用相应药物达到解毒作用。

（1）金属中毒解毒剂　多为螯合剂，常用氨酸螯合剂和硫基螯合剂。①依地酸钙钠是最常用的氨酸螯合剂，适用于铅、锰、铜、镉中毒，特别是铅中毒，肾脏病患者禁用。②二巯丙醇是最常用的硫基螯合剂，用于治疗砷、汞中毒。不良反应可有恶心、呕吐、头痛、心跳加快，肝、肾功能减退者慎用。

（2）高铁血红蛋白血症解毒剂　亚甲蓝（美蓝）小剂量用于治疗亚硝酸盐、苯胺、硝基苯等中毒引起的高铁血红蛋白血症，可使高铁血红蛋白还原为正常的血红蛋白。大剂量使用可产生高铁血红蛋白血症。药液注射外渗时易引起组织坏死。

（3）氰化物中毒解毒剂　氰化物中毒一般使用亚硝酸盐－硫代硫酸钠法。

（4）有机磷杀虫剂中毒解毒剂　阿托品、解磷定等，详见"有机磷杀虫剂中毒"一节。

（5）中枢神经系统抑制药解毒剂　①纳洛酮：是阿片类麻醉药的解毒药，为吗啡受体拮抗剂，对麻醉镇痛药引起的呼吸抑制有特异的拮抗作用。对急性酒精中毒有催醒作用，对各种镇静安眠药如安定、巴比妥类、抗精神病药等中毒也有较好疗效。②氟马西尼：是苯二氮草类中毒的拮抗药。用于安定、利眠宁等中毒的治疗。

（6）其他解毒药　有机氟杀虫农药氟乙酰胺中毒可使用乙酰胺（解氟灵）解毒，异烟肼中毒可大剂量使用维生素 B_6，通过竞争受体达到解毒作用。

常用解毒药见表 8－1。

表 8 - 1 常用解毒药

毒物	解毒药	毒物	解毒药
地高辛	地高辛抗体	有机磷农药	解磷定、阿托品
抗胆碱药	毒扁豆碱	亚硝酸盐	亚甲蓝
对乙酰氨基酚	乙酰半胱氨酸	重金属	螯合剂
异烟肼	维生素 B6	甲醇	乙醇、叶酸、4 - 甲基吡唑
三环类抗抑郁药	碳酸氢钠	氟乙酰胺	乙酰胺（解氟灵）
吗啡海洛因	纳洛酮	抗凝血灭鼠剂	维生素 K
苯二氮䓬类	氟马西尼	毒鼠强	二巯基丙磺酸钠
钙通道阻滞药	钙剂	氰化物	亚硝酸钠、亚硝酸异戊酯、硫代硫酸钠
乌头碱	阿托品		

5. 对症治疗 大多数毒物并无特效解毒剂，短时间内难以查明毒物的性质，很多中毒患者入院时病情危重，危及生命，采取对症治疗既可以保护重要脏器，挽救生命，又能为下一步的救治赢得宝贵的时间。应密切注意观察患者的生命体征，积极采取对症处理。

（1）心搏骤停 立即心肺复苏。

（2）循环衰竭 输液、输血、纠正酸中毒、强心利尿、应用血管活性药物等维持循环功能的稳定。

（3）急性呼吸衰竭 保持呼吸道通畅，氧疗，必要时人工辅助呼吸；应用呼吸兴奋剂、皮质激素等。

（4）心律失常 纠正心律失常，加强监测。

（5）中毒性脑病 伴有脑水肿可使用甘露醇、地塞米松脱水治疗；头部降温；高压氧治疗等。

（6）急性肾功能衰竭 使用透析疗法。

【护理措施】

1. 紧急处理

（1）快速脱离中毒环境

（2）迅速恢复与维持患者基本生命体征，积极对症处理 保持气道通畅，头偏向一侧，给予氧气吸入，必要时给予人工气道维持；快速建立有效的静脉通路；呼吸、心搏骤停者行心肺脑复苏术。

（3）切断毒源 立即终止接触毒物，切断毒源。经呼吸道吸入毒物者，立即脱离中毒环境；脱去染毒衣服，彻底清洗，清除皮肤黏膜、眼睛等处的毒物；经消化道中毒者可采用催吐、洗胃、灌肠、导泻等方式清除胃肠道内的毒物。

（4）清除体内已吸收毒物 使用特殊治疗手段，清除体内已吸收毒物。如采用吸氧、利尿、血液净化疗法排出体内已吸收的毒物。

（5）早期使用拮抗解毒药物

2. 病情观察

（1）注意观察生命体征、神志、瞳孔的变化，必要时做好心电监护，发现异常及时处理。

（2）注意观察患者呕吐物、排泄物的性状，必要时遵医嘱留取标本做毒物鉴定。

（3）注意观察中毒的临床症状、病程，做好护理记录，发现异常及时向医生报告并采取处理措施。

（4）注意观察使用药物后的疗效及有无不良反应，发现异常及时向医生报告。

3. 基础护理及心理护理　神志不清，生活不能自理者需要加强口腔护理、皮肤护理、饮食护理；惊厥、躁动、抽搐者应加强安全防护，如使用床栏防止坠床、使用牙垫防止舌咬伤；神志不清，呕吐频繁者注意使患者头侧向一边并及时清理呼吸道，防止因误吸引起窒息。抢救治疗的同时加强对患者和家属的心理疏导和心理安慰。

4. 健康教育

（1）**加强预防中毒的宣传教育**　利用多种途径宣传预防中毒和有关的急救知识，如普及防毒知识，不吃有毒或变质食品；野生蕈不易辨认，不可贸然使用；农村喷洒农药时做好个人防护；初冬季节宣传一氧化碳中毒的预防知识等。

（2）**加强毒物的管理**　生产、使用、储存有毒物品的单位、个人应严格遵守操作及保管制度，防止有毒物质跑、冒、滴、漏。生产有毒物质的工厂应加强工作制度的宣传，做好通风处理。对农药及灭鼠药加强管理，严禁生产、销售、使用国家明令禁止的农药及灭鼠药。医院、药店应加强对处方用药的管理，以免误服或用药过量造成中毒。家庭中存有的药物或有毒物质，务必远离小儿及精神病患者。

第二节　急性一氧化碳中毒

一氧化碳（Carbon monoxide，CO）为无色、无味的气体、无刺激性气体，分子量28.01，比重0.967，是工业生产和日常生活中最常用的燃料。急性一氧化碳中毒是吸入高浓度一氧化碳后引起以中枢神经系统损害为主的全身性疾病。

【病因及发病机制】

1. 病因

（1）**职业性中毒**　钢铁工业、化学工业、煤气、各种加热窑炉的焙烧、矿下爆破、交通等生产部门的生产工作中有大量一氧化碳产生，若防护不当，容易造成中毒。

（2）**生活性中毒**　室内燃烧煤炉、炭火、煤气等可产生一氧化碳，如门窗紧闭、通风不良，室内的一氧化碳含量可高达6%～30%，造成中毒。

（3）**意外事故**　煤气泄漏、井下瓦斯爆炸等失火时，现场空气中一氧化碳浓度可达10%，导致大批人员中毒。

2. 发病机制

一氧化碳中毒的发病机制主要是引起组织缺氧。CO经呼吸道吸入，通过肺泡进入血液，约90%与红细胞内血红蛋白可逆性结合形成碳氧血红蛋白（COHb）。致使血携氧能力下降，导致低氧血症，引起组织缺氧。中枢神经系统和心肌对缺氧最为敏感，因此最先受累。CO中毒时，脑内小血管迅速麻痹、扩张，脑内三磷腺苷（ATP）在无氧情况下迅速耗尽，钠泵运转失灵，钠离子蓄积于细胞内而诱发脑细胞内水肿，缺氧使血管内皮细胞发生肿胀而造成脑血管循环障碍。缺氧时，脑内酸性代谢产物蓄积，使血管通透性增加而产生脑细胞间质水肿。脑血循环障碍可造成血栓形成、缺血性坏死以及广泛的脱髓鞘病变；心肌对缺氧也很敏感，可以导致心肌损害和各种心律失常。当人体血液中的COHb浓度超过60%～70%时可迅速发生呼吸心跳停止、脑电活动消失。

【临床表现】

1. **急性中毒** 急性一氧化碳中毒起病急、潜伏期短，根据临床症状严重程度及血液中碳氧血红蛋白的含量，将急性一氧化碳中毒分为轻、中、重三度。

（1）轻度中毒 患者可出现头晕、头痛、四肢无力、恶心、呕吐、耳鸣、心悸，少数患者可出现短暂昏厥，血液中碳氧血红蛋白的含量约在10%～20%。若能及时脱离中毒环境，吸入新鲜空气，症状很快消失。

（2）中度中毒 患者除上述症状加重外，常出现浅昏迷，面色潮红，口唇呈樱桃红色，脉快，多汗，血液中碳氧血红蛋白的含量约在30%～40%。如及时脱离中毒环境，经积极抢救，数小时即可清醒，一般无明显并发症及严重的后遗症。

（3）重度中毒 患者出现深昏迷，抽搐，呼吸困难，脉搏微弱，血压下降，牙关紧闭、强直性全身痉挛、大小便失禁，可并发脑水肿、肺水肿、严重的心肌损害、休克、呼吸衰竭、上消化道出血、肝、肾损害等，血液中碳氧血红蛋白的浓度可高于50%。

2. **急性一氧化碳中毒迟发性脑病** 急性一氧化碳中毒患者意识障碍恢复后，经过2～60天假愈期，又出现神经精神症状。常见临床表现有以下几种：

（1）精神障碍 定向力丧失、计算力显著下降、记忆力减退、反应迟钝、生活不能自理，部分患者可发展为痴呆综合征；或有幻觉、错觉、语无伦次、行为失常、兴奋冲动、打人毁物等表现。

（2）锥体外系症状 表现为呆板面容，肌张力增高、动作缓慢、步态碎小、双上肢失去伴随运动，有静止性震颤，出现帕金森综合征。

（3）锥体系神经损害 表现为轻度偏瘫、假性延髓性麻痹、病理反射阳性或小便失禁。

（4）大脑皮质局灶性功能障碍 如运动性失语、失明、失写、失算等，或出现继发性癫痫。

（5）脑神经及周围神经损害 如视神经萎缩、听神经损害及周围神经病变等。

【辅助检查】

1. **血液碳氧血红蛋白测定** 是诊断CO中毒的特异性指标，尽可能在脱离接触后8

小时内取血送检。

2. 其他检查 脑电图检查、头部 CT 检查、动脉血气分析等。

【急救要点】

及时氧疗，防治脑水肿，改善脑代谢，预防并发症。

1. 迅速终止接触 CO 尽快脱离中毒现场，将患者移至空气新鲜处。

2. 纠正缺氧 CO 中毒患者应常规给予鼻导管或面罩吸氧，中重度患者有条件时应首选高压氧治疗。

3. 防治脑水肿、促进脑细胞代谢 常用 20% 甘露醇、呋塞米或糖皮质激素如地塞米松静脉注射。如因脑缺氧、脑水肿导致抽搐，可使用地西泮等镇静剂。改善脑代谢，可用脑细胞赋能剂如三磷腺苷、辅酶 A 及细胞色素 C、吡拉西坦等；抗氧化剂（自由基清除剂）能改善细胞新陈代谢，对脑细胞有脱水作用，如维生素 C 等。使用中枢苏醒剂可利于大脑代谢及功能恢复，提高中枢兴奋性以加速苏醒如甲氯芬酯、胞磷胆碱；纳洛酮可改善脑缺氧，增加呼吸频率，有效地防止肺水肿、休克、呼吸抑制。

4. 防治并发症 当患者出现休克、脑水肿、呼吸衰竭等危急状况时，应首先积极处理。根据患者病情采用对症治疗，出现高热可采用物理降温，必要时配合冬眠疗法；对迟发脑病患者采用高压氧、糖皮质激素、血管扩张剂、神经细胞营养药及抗帕金森症药物等；应用抗生素预防和控制继发感染；注意水、电解质及酸碱平衡；出现心律失常时及时予以纠正。

【护理措施】

1. 紧急处理

（1）**立即脱离中毒现场** 迅速将患者移离中毒现场至通风处，松开衣领，保持呼吸道通畅，注意保暖。

（2）**氧疗** 及时有效给氧是急性 CO 中毒最有效的治疗。①轻度中毒患者可给予鼻导管吸入高浓度氧；②中、重度中毒患者，应积极给予常压面罩吸氧；③重度中毒患者，昏迷时间长、COHb > 40%、明显代谢性酸中毒、年老体弱者，应给予高压氧（HBO）治疗，防止迟发性脑病的发生。对未经处理的气胸、多发性肋骨骨折、胸壁开放性创伤、早产儿或视网膜剥离等禁止使用高压氧治疗。使用高压氧治疗可能出现氧中毒、减压病、气压伤等并发症，高压氧治疗前，首先应弄清诊断、鉴别诊断及有无合并症存在。例如 CO 中毒时易合并脑出血，若进舱加压，将会导致严重后果，故对伴高血压的老年患者尤应注意。使用高压氧治疗应注意以下几方面：①进舱前排空大小便，不宜过多饮水或空腹，不吃产气多的食物，如豆制品、薯类等；②每次吸氧的时间不宜过长，一般控制在 60～90 分钟，要采取间接吸氧，避免氧中毒；③老年人多伴有潜在心肺功能不良，高压氧治疗中压力不宜过高，时程不宜过长；④患者输液应采用开放式输液，所有引流必须通畅，并防止反流，在减压时所有引流管均应开放，防止空腔脏器或有关部位因压力膨胀、扩张而损伤。

2. 病情观察

（1）密切观察体温、脉搏、呼吸、血压、神志、瞳孔的变化，有条件者给予心电监护，病情发生变化随时通知医生并并做好护理记录。

（2）氧疗患者密切观察氧疗效果，高压氧治疗者应注意观察有无氧中毒。

（3）注意神经系统的表现，做好迟发性脑病的观察，如有无意识恢复后再度昏迷、痴呆木僵、偏瘫、失语等，尤其是昏迷患者清醒后两周内应卧床休息，避免精神刺激，不宜过多运动，发现异常及时通知医生处理。

3. 用药护理

严重的 CO 中毒，脑水肿在 24～48 小时内达到高峰，需要及时应用脱水治疗药物如 20% 甘露醇、呋塞米等，应严密观察用药后的反应并记录患者的出入水量，维持水电解质平衡。

4. 对症护理

（1）昏迷患者应注意使其颈部伸展，防止舌后坠，必要时使用舌钳，保持呼吸道通畅。

（2）烦躁不安、惊厥、频繁抽搐的患者应做好安全防护，如加床栏保护防止坠床，使用牙垫防止舌咬伤，四肢使用约束带等措施，防止患者自伤。

（3）皮肤自主神经营养障碍者，应将患肢抬高，皮肤局部出现水疱，应及时用无菌注射器进行抽吸、并消毒处理。

5. 心理护理 轻度 CO 中毒患者一般无后遗症，预后良好。重度中毒或延迟治疗的患者可能会有神经系统后遗症，因此对患者加强心理疏导，鼓励其树立战胜疾病的信心，积极配合各项治疗及康复训练。

6. 健康教育

（1）加强预防 CO 中毒相关知识的宣传，普及救护知识。一旦发生急性 CO 中毒出现头痛、头晕、呕吐等不适症状时应迅速脱离中毒现场至通风处，呼吸新鲜空气或及时到医院就诊。转送医院途中注意保持呼吸道通畅，有条件的及时给予高流量氧气吸入。

（2）加强职业性中毒的防护。厂矿应认真执行安全操作规程，有 CO 的车间和场所加强通风。加强矿井下空气中 CO 浓度的监测和报警。

（3）做好日常生活中毒的防护宣传。居室内火炉要安装烟囱，烟囱结构要严密和通风良好，经常保持室内良好的通风状况，尤其是在冬天、雨天；吃火锅用木炭时，一定要注意室内通风以防 CO 中毒；煤气管道及器具要注意检查连接煤气具的橡皮管是否松脱、老化等，定期检修。煤气热水器切勿安装于密闭浴室或通风不良处。

第三节 急性有机磷杀虫药中毒

有机磷杀虫药属有机磷酯类或硫化膦酸酯类化合物，对人畜都有毒性，多呈油状或晶体状，淡黄色或棕色，稍有挥发性，有大蒜味。一般难溶于水易溶于有机溶剂，美曲膦酯、乐果、甲胺磷、磷胺溶于水；遇碱易分解失效，但美曲膦酯遇碱可生成毒性更大的敌敌畏。根据其毒性可分为四类：剧毒类如甲拌磷、内吸磷和对硫磷；高毒类如甲基对硫磷、甲胺磷、氧乐果和敌敌畏；中毒类如乐果、碘依可酯和美曲膦酯等；低毒类如马拉硫磷等。

有机磷杀虫药中毒（Organophosphorus pesticide poisoning, OPP）是指有机磷杀虫药进入人体，达到一定程度时，抑制胆碱酯酶，使乙酰胆碱蓄积，对人体产生损害的一种全身性疾病。主要表现为呼气和呕吐物有大蒜味，瞳孔缩小、流涎多汗、肺水肿、肌束震颤等。

【病因及发病机制】

1. 病因

（1）职业性中毒　在有机磷杀虫剂的生产、运输、使用过程中，由于各种原因导致杀虫剂侵入患者皮肤、黏膜、呼吸道引起中毒。

（2）生活性中毒　多由于误服、误用、自杀、谋杀或摄入被杀虫药污染的水源和食物引起中毒。

2. 发病机制
有机磷杀虫药的中毒机制主要是抑制体内胆碱酯酶的活性，造成组织中乙酰胆碱的蓄积，引起胆碱能神经功能紊乱。有机磷杀虫剂可经呼吸道、消化道、皮肤黏膜进入人体，其潜伏期也因中毒途径不同而有所差异。有机磷杀虫剂进入人体后迅速分布全身各脏器，其中以肝脏的浓度最高，其次为肾、肺、脾等，肌肉与脑浓度最低，主要在肝脏代谢，经历分解和氧化两个过程。有机磷杀虫剂排泄较快，吸收后 6 ~ 12 小时血液中的浓度达到高峰，24 小时内通过肾脏由尿排泄，48 小时后完全排出体外，故体内并无蓄积。

【临床表现】

急性中毒发病时间与杀虫药毒性大小、剂量及侵入途径有关。一般经皮肤吸收，症状常在接触后 2 ~ 6 小时内出现；自呼吸道吸入和口服者可在 10 分钟至 2 小时内出现症状。

1. 毒蕈碱样症状
主要是副交感神经末梢兴奋所致，出现最早，表现为平滑肌痉挛和腺体分泌增加，消化道、呼吸道症状比较突出。胃肠道症状常见恶心、呕吐、腹痛、腹泻、流涎；呼吸系统多见支气管痉挛及分泌物增多、胸闷、咳嗽、呼吸困难、发绀等，严重时发生肺水肿。还可引起大小便失禁、心跳减慢、瞳孔缩小、多汗等。

2. 烟碱样症状
主要是由于乙酰胆碱在横纹肌神经肌肉接头处蓄积，横纹肌运动神经过度兴奋，表现为肌纤维颤动，常先自小肌群如眼睑、面部、舌肌开始，逐渐发展至四肢、全身肌肉抽搐，患者常有全身紧束及压迫感，后期出现肌力减退和瘫痪，如发生呼吸肌麻痹可诱发呼吸衰竭。交感神经节受乙酰胆碱刺激，其节后交感神经纤维末梢释放儿茶酚胺使血管收缩，引起血压增高、心跳加快和心律失常，引起面、眼睑、舌、四肢及全身横纹肌发生纤维颤动，以至抽搐，最后可因呼吸肌麻痹而死亡。患者常有全身紧束和压迫感，而后发生肌力减退和瘫痪。呼吸肌麻痹可引起周围性呼吸衰竭。

3. **中枢神经系统症状** 中枢神经系统受乙酰胆碱刺激后早期可有头晕、头痛、倦怠无力、共济失调，逐渐出现烦躁不安、谵妄、抽搐和昏迷。严重时可发生呼吸中枢衰竭或因脑水肿而死亡。

4. **并发症** 少数急性重度中毒患者可出现迟发性神经病、中间综合征等并发症。

5. **临床分级** 急性有机磷杀虫药中毒根据临床表现和全血胆碱酯酶活力，可分为轻、中、重度。

（1）**轻度中毒** 有接触较大量有机磷杀虫药病史，出现头痛、头晕、恶心、呕吐、多汗、流涎、胸闷、视力模糊等，瞳孔可缩小，全血胆碱酯酶活力一般在50% ~70%。

（2）**中度中毒** 除上述症状外，出现肌纤维颤动、瞳孔明显缩小、轻度呼吸困难、流涎，大汗、腹痛、腹泻、意识清楚或轻度障碍等，全血胆碱酯酶活力降至30% ~50%。

（3）**重度中毒** 除上述症状外发生肺水肿、惊厥、昏迷及呼吸衰竭，全血胆碱酯酶活力降至30%以下。

【辅助检查】

1. **全血胆碱酯酶活力测定** 全血胆碱酯酶活力测定是诊断有机磷杀虫药中毒的特异性实验室指标，对于中毒严重程度的判断、疗效的判断及预后的估计都极为重要。正常人全血胆碱酯酶活力为100%，<70%为中毒。

2. **尿中有机磷杀虫药分解产物测定** 通过测定有机磷杀虫药中毒患者的尿液中是否有有机磷杀虫药分解产物，来判断患者是否接触或吸收毒物，如对硫磷和甲基对硫磷在人体内氧化分解生成的分解产物是硝基酚，美曲膦酯在体内的分解产物是三氯乙醇，均可从尿液中检测出来，有助于有机磷杀虫药中毒的诊断。

3. **毒物分析** 通过对有机磷杀虫药中毒患者的呕吐物、胃内容物等可能含毒的标本进行检测分析，确定中毒的种类，便于诊断与确定性治疗。

4. **其他** 可检测血常规、血糖、出凝血时间、心肌酶、肝功能、肾功能等，也可根据患者情况检测脑电图、肌电图等。

【急救要点】

急性有机磷杀虫药中毒发展迅速，死亡率高，应争分夺秒地进行抢救。

1. **迅速清除毒物**

2. **特效解毒药物的使用** 抗毒药分为抗胆碱能药和复能剂两大类。近年来正在推广应用复方抗毒药解磷注射液。

（1）**抗胆碱能药**

①阿托品：阿托品是最常用的抗胆碱能药，能阻断乙酰胆碱对副交感神经和中枢神经毒蕈碱样受体的作用，对减轻、清除毒蕈碱样症状和对抗呼吸中枢抑制有效，但对烟碱样症状和恢复胆碱酯酶活力无效。阿托品的使用原则是早期、足量、反复给药，直到毒蕈碱样症状明显好转，或有阿托品化表现（见"用药护理"）为止。当出现阿托品化

时，可逐渐减少阿托品用量，并延长注射间隔时间，待主要症状消失，病情基本恢复时停药。停药后仍需继续观察，如有复发征象，立即恢复用药。

②东莨菪碱：东莨菪碱药理作用与阿托品基本相同，其散瞳及抑制腺体分泌作用比阿托品强，对呼吸中枢具有兴奋作用，但对大脑皮质有明显的抑制作用，因此，不仅能对抗有机磷杀虫药引起的毒蕈碱样症状，而且能较好地减轻或消除有机磷杀虫药中毒出现的躁动不安、惊厥和呼吸中枢抑制。毒性较小，治疗量和中毒量之间距离较大。

③盐酸戊乙奎醚（长效托宁）：盐酸戊乙奎醚是一种新型选择性抗胆碱药，它能阻断乙酰胆碱对脑内毒蕈碱受体和烟碱受体的激动作用，因此能较好地拮抗有机磷毒物中毒引起的中枢中毒症状和毒蕈碱样中毒症状。盐酸戊乙奎醚比阿托品作用强，重复用药少，持续作用时间长，毒副作用小，尤其适用于毒性作用时间较长或使胆碱酯酶易老化的有机磷杀虫药。本药阿托品化的指标在心率的增加方面比阿托品低，一般为 80～90 次/分钟，出现躁动应提示为阿托品化与过量的分界线。

（2）胆碱酯酶复能剂　此类药物能夺取磷酰化胆碱酯酶中的磷酸基，使胆碱酯酶恢复活性，且能解除烟碱样症状如肌束震颤，但对解除毒蕈样症状和呼吸中枢的抑制效果差。胆碱酯酶复能剂应早期、首次足量运用，并且需要与抗胆碱能药物合用。目前常用的复活剂有氯解磷定、碘解磷定、双复磷等，一般首选氯解磷定，其重活化作用较强，毒性作用较小。胆碱酯酶复能剂的复活程度依据复活剂的种类和有机磷杀虫药的种类不同而不同。如对内吸磷、对硫磷、马拉硫磷等中毒重活化作用显著，对美曲膦酯、乐果、敌敌畏中毒碘解磷定的重活化作用较差，双复磷对美曲膦酯、敌敌畏中毒重活化效果较碘解磷定的效果好。

（3）复合制剂　含抗胆碱能剂和复能剂的复方制剂。最常用的是解磷注射液，每支 2ml 含阿托品 3mg、苯那辛 3mg、氯解磷定 400mg，重症患者可加用氯解磷定。具有标本兼治、起效迅速、控制症状全面、使用安全方便的优点。

3. 对症治疗　有机磷中毒死因主要是呼吸衰竭，其原因是肺水肿、呼吸肌瘫痪或呼吸中枢抑制所致，故维持正常呼吸功能极重要。及时吸氧、吸痰、保持呼吸道通畅，必要时气管插管、气管切开或应用人工呼吸机。发生休克、急性脑水肿、心脏骤停及时处理。防治感染应早期使用抗生素。为防止病情反复，症状消失后停药至少观察 3～7 天。一旦症状重复，应及时抢救。危重患者可用换血或血液灌洗疗法。对于有机磷杀虫药中毒迟发性神经病患者，可以按一般周围神经病处理。并发中间综合征的患者需及时建立人工气道，及时纠正水、电解质、酸碱平衡紊乱。

【护理措施】

1. 紧急处理

（1）立即脱离中毒的环境，根据中毒的途径彻底的清除毒物，注意保暖。喷洒农药中毒者除脱去衣物用大量的清水或肥皂水清洗皮肤外，注意指甲缝隙、头发是否清洗彻底，否则可引起病情反复。

（2）患者取平卧位，头偏向一侧。保持呼吸道通畅，充分给氧，松解紧身内衣，减少呼吸运动的障碍，一旦出现呼吸肌麻痹，应及时报告医生并准备机械通气。昏迷者肩部要垫高，以保持颈部伸展，或头偏一侧，防止舌根后坠，定时吸痰。

（3）**彻底洗胃** ①洗胃时机：凡误服有机磷农药患者，不论时间长短，病情轻重，有无并发症或疑似服毒但无中毒症状者均应尽快洗胃。②体位选择：一般患者取左侧卧位，头低于腰部，使口腔位置低于喉头，以减少胃内容物进入肠腔，防止胃液误入气管，引起窒息。此外，洗胃时宜变换体位数次，并反复按摩上腹部。③洗胃液注入量：总量为 5000～10000ml，根据病情可酌情增加洗胃次数与洗胃液的量。④洗胃液的选用：一般选用温清水、生理盐水。1605、1059、敌敌畏、乐果等中毒者禁用 1∶5000 高锰酸钾液，美曲膦酯禁用苏打水。⑤并发症：可能引起吸入性肺炎、胃出血、胃穿孔、窒息、水电解质紊乱及心搏骤停等并发症，因此应积极有效地综合处理及预防，减少并发症，降低死亡率。

（4）**迅速建立静脉通道** 遵医嘱准确及时给予特效解毒药物，准确记录出入量。

2. 病情观察

（1）患者出现咳嗽、胸闷、咳粉红色泡沫痰时需警惕急性肺水肿的发生。

（2）患者出现意识障碍伴有头痛、呕吐、惊厥、抽搐时应警惕急性脑水肿的发生。

（3）患者出现呼吸频率、节律及深度的改变应警惕呼吸衰竭的发生。

（4）患者经紧急救治病情好转后如果再次出现急性有机磷杀虫药中毒的临床表现，表现为精神萎靡、头昏、面色苍白、恶心、呕吐、皮肤出汗、流涎、分泌物增多、瞳孔缩小、胸闷、心悸、气促、气憋、心动过速甚至肌颤，呼吸衰竭等症状时，考虑发生"反跳"，应及时报告医生紧急处理。

3. 用药护理

（1）遵医嘱准确及时给予抗胆碱能及胆碱酯酶复能药，病情好转后药物不能减量过快或骤然停药，应逐渐减量继续观察使用 3～5 天，防止病情反复恶化。

（2）用药过程中注意观察阿托品化、阿托品中毒的表现，怀疑阿托品中毒时应提醒医生，做好给药、输液及药物反应的记录。

①阿托品化标准：颜面潮红、皮肤干燥、口干、肺部啰音减少或消失；瞳孔较前扩大，不再缩小；心跳加快，90～100 次/分；体温轻度升高。

②阿托品中毒的表现：应用阿托品后出现瞳孔散大、心率＞120 次/分、意识模糊、狂躁不安、抽搐甚至昏迷、尿潴留、肺水肿等，提示阿托品中毒，应及时停用阿托品，进行观察。对有心动过速、高热的患者应慎用阿托品。

（3）注意观察应用复能剂时的不良反应，防止过量中毒。常见不良反应有短暂的眩晕、视力模糊、复视、血压升高等，用量过大可引起癫痫样发作。碘解磷定剂量较大时有口苦、咽干、恶心，注射过快可致暂时性呼吸抑制。双复磷注射过快可出现口周、四肢或全身发麻、发热甚至心律不齐，少数患者可发生中毒性肝炎。

4. 饮食护理 患者神志清醒后 24～48 小时内暂禁食，病情好转后遵医嘱逐渐给予流质饮食、半流质饮食、软食、普通饮食。

5. 心理护理 对于自行服毒者，应有专人守护、关心体贴，循循善诱，给予心理治疗，使患者学会如何应对应激原的方法，消除患者的紧张、恐惧及消极情绪。向家属说明相关救治处理的必要性，取得家属的配合与情感支持。

6. 预防感染 昏迷患者要做好口腔清洁护理、皮肤的压疮预防护理；吸痰时注意吸痰管一次性操作，并定期消毒，避免交叉感染。

7. 健康教育

（1）普及预防有机磷农药中毒的有关知识 向生产者、使用者特别是农民要广泛宣传各类有机磷农药都可通过皮肤、呼吸道、胃肠道吸收进入体内而中毒。喷洒农药时应遵守操作规程，加强个人防护。农药盛具要专用，严禁装食品、牲口饲料等。

（2）休息与调养 患者出院后需要在家休息 2~3 周，按时服药不可单独外出，以防发生迟发性神经症。

第四节　食物中毒

食物中毒是由于进食含有细菌、细菌毒素、毒性物质的食物，导致机体损害引起的急性中毒性疾病，临床主要表现为胃肠道症状。其特点是潜伏期短，发病快、病程短，一般由几分钟到几小时发生，一般以急性胃肠道症状为主，兼有神经系统症状。

食物中毒的原因很多。主要可以分为以下几类：

1. 细菌性食物中毒 指人们摄入含有细菌或细菌毒素的食品而引起的食物中毒。引起食物中毒的原因有很多，其中最主要、最常见的原因就是食物被细菌污染。细菌性食物中毒约占食物中毒总数的 50% 左右，并与不同区域人群的饮食习惯有密切关系。

2. 真菌毒素中毒 真菌在谷物或其他食品中生长繁殖产生有毒的代谢产物，人和动物食入这种毒性物质发生的中毒，称为真菌性食物中毒。中毒发生主要通过被真菌污染的食品，用一般的烹调加热处理方法不能破坏食品中的真菌毒素。真菌生长繁殖及产生毒素需要一定的温度和湿度，因此中毒往往有比较明显的季节性和地区性。

3. 动物性食物中毒 食入动物性中毒食品引起的食物中毒即为动物性食物中毒。动物性中毒食品主要有两种：一种是将天然含有有毒成分的动物或动物的某一部分当做食品，误食引起中毒反应；另一种是在一定条件下产生了大量的有毒成分的可食的动物性食品。

4. 植物性食物中毒 主要包括：①将天然含有有毒成分的植物或其加工制品当作食品，如桐油、大麻油等引起的食物中毒；②在食品的加工过程中，将未能破坏或除去有毒成分的植物当作食品食用，如木薯、苦杏仁等；③在一定条件下，不当食用大量有毒成分的植物性食品，食用鲜黄花菜、发芽马铃薯、未腌制好的咸菜或未烧熟的扁豆等造成中毒。

5. 化学性食物中毒 主要包括：①误食被有毒的化学物质污染的食品；②因添加非食品级的或伪造的或禁止使用的食品添加剂、营养强化剂的食品，以及超量使用食品添加剂而导致的食物中毒；③因贮藏等原因，造成营养素发生化学变化的食品，如油脂酸败造成中毒。化学性食物中毒发病特点是：发病与进食时间、食用量有关。一般进食后不久发病，常有群体性，患者有相同的临床表现。剩余食品、呕吐物、血和尿等样品中可测出有关化学毒物。

细菌性食物中毒

【发病机制】

病原菌在污染的食物中大量繁殖，并产生肠毒素类物质，或菌体裂解释放内毒素。进入体内的细菌和毒素，可引起人体剧烈的胃肠道反应。引起细菌性食物中毒的主要有沙门菌、葡萄球菌、大肠杆菌、肉毒杆菌、肝炎病毒等。

1. **肠毒素** 上述大多数细菌能产生肠毒素或类似的毒素，尽管其分子量、结构和生物学性状不尽相同，但致病作用基本相似。由于肠毒素刺激肠壁上皮细胞，激活其腺苷酸环化酶，在活性腺苷酸环化酶的催化下，使细胞质中的三磷腺苷脱去二个磷酸，而成为环磷酸腺苷（CAMP），CAMP浓度增高可促进胞浆内蛋白质磷酸化过程，并激活细胞有关酶系统，促进液体及氯离子的分泌，抑制肠壁上皮细胞对钠和水分的吸收，导致腹泻。

2. **侵袭性损害** 沙门菌、副溶血弧菌、变形杆菌等，能侵袭肠黏膜上皮细胞，引起黏膜充血、水肿、上皮细胞变性、坏死、脱落并形成溃疡。侵袭性细菌性食物中毒的潜伏期较毒素引起者稍长，大便可见黏液和脓血。

3. **内毒素** 沙门菌菌体裂解后释放的内毒素致病性较强，能引起发热、胃肠黏膜炎症、消化道蠕动并产生呕吐、腹泻等症状。

4. **过敏反应** 莫根变形杆菌能使蛋白质中的组氨酸脱羧而成组织胺，引起过敏反应。其病理改变轻微，由于细菌不侵入组织，故可无炎症改变。

【临床表现】

最常见的症状是剧烈的恶心、呕吐、腹痛、腹泻，常因上吐下泻而出现脱水症状，如口干、眼窝下陷、皮肤弹性消失、肢体冰凉、脉搏细弱、血压降低等，最后可致休克。

葡萄球菌中毒呕吐明显，呕吐物含胆汁，有时带血和黏液，以上腹部及脐周腹痛多见，腹泻频繁，多为黄色稀便和水样便。侵袭性细菌引起的食物中毒可有发热，腹部阵发性绞痛和黏液脓血便。副溶血性弧菌食物中毒的病分病例粪便呈血水样。莫根变形杆菌食物中毒还可发生颜面潮红、头痛、荨麻疹等过敏症状。

细菌性食物中毒潜伏期的长短与食物中毒的类型有关。金黄色葡萄球菌食物中毒由积蓄在食物中的肠毒素引起，潜伏期1~6小时。产气荚膜杆菌进入人体后产生耐热肠毒素，潜伏期8~16小时。侵袭性细菌，如沙门氏菌、副溶血弧菌、变形杆菌等引起的食物中毒，潜伏期一般为16~48小时。

【辅助检查】

根据实际情况从多方面采集标本，如排泄物、呕吐物、粪便、剩余食物、用具等。

粪便细菌培养对临床确诊有重要意义，但有时粪便培养不一定有致病菌存在。也可配合分离鉴定菌型、血清学试验、双份血清凝集效价试验、动物试验等。

【急救要点】

在毒物性质未查明之前，不一定要等待明确诊断，只要符合食物中毒的特点，就应立即进行急救处理。

1. 排出毒物 尽快排除胃肠道内未被吸收的毒物，促进已被吸收毒物的排泄，防止毒物吸收，保护胃肠道黏膜。

2. 纠正水电解质及酸碱平衡紊乱 若病情严重，应大量静脉补液，每日补液量2500~3000ml，及时纠正水、电解质与酸碱平衡紊乱，并注意热量和各种维生素的补充。

3. 合理应用抗生素 根据患者药敏试验结果，选择对症的抗生素进行抗菌治疗。

【护理措施】

1. 紧急处理

（1）尽快排出毒物 催吐或洗胃为主要手段，达到清除毒素的目的。

（2）及时建立有效的静脉通道 正确执行医嘱应用治疗药物，及时纠正水、电解质及酸碱平衡紊乱。

2. 病情观察

（1）严密观察患者体温、脉搏、呼吸、血压、心率、心律等生命体征的变化，同时要关注患者的神志、呕吐的次数及呕吐物的性质、腹泻的次数及大便的性状等，发现休克征兆时应及时通知医生采取急救措施，并做好护理记录。

（2）严密观察出入水量的变化，患者由于吐泻丢失大量体液，准确及时遵医嘱给予补液治疗，监测水、电解质及酸碱平衡。

3. 饮食护理 患者吐泻严重时暂禁食，待病情好转，可进食流质或半流质饮食如米汤、稀粥、软面条等，同时可多饮茶水、淡盐水，以补充水分及盐分。

4. 对症护理 患者如出现高热予以物理降温，并严密观察体温的变化；吐泻严重者，注意做好口腔护理、肛周皮肤护理。

5. 健康教育 做好关于食品卫生安全的健康教育如不吃变质、腐烂的食品，不生吃海鲜、河鲜、肉类，不食用病死的禽畜肉；生、熟食品应分开放置，切过生食的菜刀、菜板不能用来切熟食；冷藏食品应保质、保鲜；动物食品食前应彻底加热煮透，隔餐剩菜食前应充分加热等。

毒 蕈 中 毒

蕈俗称蘑菇，是一类高等真菌，具有很高的食用价值，有的还能药用。有些蕈类含有毒素，容易因误食引起中毒，毒蕈中毒是常见的临床急症。全世界蘑菇的品种大概有5000种，其中已经确定对人体有毒的大概有50~100种，能致死的达30余种。

【原因和发病机制】

由于毒蕈种类众多，所含的毒素类型更是纷繁复杂，常见的毒素主要有以下几种。

1. **毒蕈碱**　是类似于乙酰胆碱的生物碱，毒性极强，可以兴奋胆碱能节后纤维，出现一系列中毒症状。

2. **毒蕈溶血素**　此类毒素可引起机体溶血。

3. **引起精神症状的毒素**　某些毒蕈中含有毒绳碱、蟾蜍素等毒素，可引起幻觉及精神异常。

4. **毒肽及毒伞肽**　此类毒素可引起心、脑、肝、肾等脏器功能的损害，尤其是肝损害最严重，可致中毒性肝炎。

各种毒蕈中毒引起的临床症状以及累及的脏器损害也迥然不同，目前尚无统一的中毒分型。国内学者习惯将毒蕈中毒类型分为神经精神型、溶血毒素型和内脏损害型。另有学者提出按临床表现分为：胃肠炎型、急性肾损害型、中毒性肝炎型和混合型。国外学者提出按早发（<6 小时）中毒型、迟发（6~24 小时）中毒型和缓发（>24 小时）中毒型分为三型，每型再按不同表现分成若干亚型。

1. **早发中毒型**　早发中毒型指中毒初发症状在进食蘑菇后 6 小时内出现，主要表现为神经毒性、过敏性、胃肠道毒性和混杂毒性等。

2. **迟发中毒型**　迟发型中毒发作时间为进食蘑菇后 6~24 小时，主要表现为肝脏毒性、肾毒性和红斑性肢痛病。

3. **缓发中毒型**　缓发型中毒的发病时间≥1 天，主要表现为肾毒性、横纹肌溶解症以及神经毒性。

【临床表现】

不同毒蕈所含的毒素不同，引起的中毒表现也各不相同，但一般可分为以下四类。

1. **消化道症状**　最常见的毒蕈中毒表现为消化道症状，一般潜伏期在 30 分钟至 3 小时内，轻者主要以恶心、呕吐、腹泻、腹痛为主，较重者常有剧烈呕吐及水样泻，可引起严重脱水及电解质紊乱，造成血容量不足、血压下降，甚至休克。

2. **神经精神症状**　含毒蕈碱蘑菇中毒潜伏期短，大约在 10 分钟至 2 小时之间出现症状，特征表现为多涎、流泪、排尿、腹泻及呕吐，并且常伴有瞳孔缩小、支气管黏液分泌增多和支气管痉挛。

3. **过敏性反应**

（1）**免疫性溶血综合征**　免疫性溶血综合征很罕见，是一种致命性的免疫变态反应，常见于反复摄入卷缘网褶菌后，首先于摄入 30 分钟至 3 小时后出现恶心、呕吐、上腹痛和腹泻，继而出现溶血性贫血，免疫复合物肾炎，患者出现血红蛋白尿、少尿、无尿和急性肾功能衰竭。

（2）**过敏性肺炎综合征**　该类中毒表现为一种急性过敏性支气管肺炎，主要临床表现为急性发作的恶心、呕吐和鼻咽炎，接着几天出现发热、不适、呼吸困难和炎症改变，胸片上显示为弥散网状结节浸润影。

4. 器官损害症状

（1）急性心肌损伤　在一些严重的毒蕈中毒中，可出现心肌损害，导致心律失常、低血压、休克、心肌梗死等。

（2）急性肝衰竭　误食含有环肽类毒素的毒蕈后，可引起强烈的细胞毒性，干扰蛋白合成，其中肝脏是主要的靶器官，一般在服用毒蕈3~4天后，出现黄疸、转氨酶增高、肝大、出血倾向等急性肝衰竭表现，甚至出现肝性脑病、DIC等导致死亡。

（3）肾毒性　急性肾功能不全一般由误食含有丝膜菌毒素的毒蕈引起，主要症状为恶心、乏力、肌痛、腰部及腹部疼痛、口渴、多尿和少尿，导致急性肾衰竭，少数可发展为慢性肾衰竭。

【辅助检查】

1. 对剩余食物或呕吐物内的毒蕈类物质进行检测。

2. 实验室检查　进行血、尿、粪常规检测、血液生化学检测如丙氨酸氨基转移酶、天门冬氨酸氨基转移酶、尿素氮、肌酐、肌酸激酶、肌酸激酶同功酶等。

3. 其他检查　如心电图、X线、超声波等。

【急救要点】

1. **维持生命**　患者出现危急状况时以积极维持生命，对症抢救为主。

2. **促进毒物排出**　结合使用催吐、洗胃、导泻等救治手段促进毒物的排出，减少在体内的吸收。

3. **解毒对症治疗**　目前国际上还没有完全有效的解毒剂，常以对症支持为主，纠正脱水、酸中毒及电解质紊乱。

①以器官损害为主要症状的双环类毒素中毒的患者可使用含巯基的解毒药。

②毒蕈碱中毒治疗主要为阿托品（0.01~0.02 mg/kg）静脉注射。阿托品可用于缓解腹痛、吐泻等胃肠道症状，对因中毒性心肌炎而导致的房室传导阻滞也有作用。

③肾上腺皮质激素适用于溶血型毒蕈中毒及其他重症中毒病例，特别是有中毒性心肌炎、中毒性脑炎、严重的肝损害及有出血倾向的患者皆可应用。

④有变态反应的患者，可应用抗过敏药物。

⑤对有肝损害者应给予保肝支持治疗。如有肾功能损害的，应早期应用血液透析和血液灌流来消除毒物。

⑥对于甲基肼类化合物引起的神经精神症状，可试验性予以大剂量维生素 B_6 及亚叶酸；有精神症状或有惊厥者，可予以镇静或抗惊厥治疗。

【护理措施】

1. 紧急处理

（1）保持气道通畅　及时清除呕吐物及清理呼吸道分泌物，防止窒息，有效给予氧气吸入。

（2）积极排出毒物 尽早进行催吐、洗胃导泻以减少毒物吸收。

（3）建立有效的静脉通道 正确执行医嘱应用抢救治疗药物，及时纠正水、电解质及酸碱平衡紊乱。

2. 病情观察

（1）严密观察患者病情变化 注意观察患者的生命体征、意识、瞳孔变化，进行心电监护及重要脏器功能的监测；观察呕吐物及大便颜色、量及性质并准确记录24h出入量。

（2）做好安全防护 对呕吐严重的患者给予平卧位、头偏向一侧，防止呕吐物引起窒息；躁动不安及有精神异常的患者应加床栏保护。

3. 健康教育 不要随便采食野蘑菇以免中毒，一般而言，凡色彩鲜艳、有疣、斑、沟裂、生泡流浆，有蕈环、蕈托及奇形怪状的野蕈皆不能食用。

亚硝酸盐中毒

亚硝酸盐中毒是指由于误食亚硝酸盐或亚硝酸盐含量较高的腌制肉制品及蔬菜而导致的以组织缺氧为主要表现的急性中毒。

【病因和发病机制】

1. 病因

（1）食用贮存过久的蔬菜、刚腌不久的蔬菜及放置过久的煮熟蔬菜导致中毒。

（2）误将亚硝酸盐当食盐加入食品，食用后导致中毒。

（3）腌肉制品加入过量硝酸盐和亚硝酸盐，食用后导致中毒。

（4）某些地区饮用水中含有较多的硝酸盐，当用该水煮粥或食物，再在不洁的锅内放置过夜后，硝酸盐在细菌作用下还原为亚硝酸盐，食用后导致中毒。

2. 中毒机理

亚硝酸盐为强氧化剂，进入人体后，可使血中低铁血红蛋白氧化成高铁血红蛋白，失去运氧的功能，致使组织缺氧，出现青紫而中毒。

【临床表现】

亚硝酸盐中毒发病急速，一般潜伏期1~3小时。中毒的主要特点是由于组织缺氧引起的紫绀现象，如口唇、舌尖、指尖青紫，重者眼结膜、面部及全身皮肤青紫。其他中毒表现有头晕、头疼、乏力、心跳加速、嗜睡或烦躁、呼吸困难、恶心、呕吐、腹痛、腹泻，严重者出现昏迷、惊厥抽搐、休克、大小便失禁，可因呼吸衰竭而死亡。

【辅助检查】

1. 对剩余食物中亚硝酸盐进行定量检测。

2. 实验室检查 血中高铁血红蛋白含量测定。

3. 其他检查　必要时做 X 线胸片、心电图检查。

【急救要点】

1. 彻底清除毒物　采用催吐、洗胃、导泻等方法清除体内毒物。洗胃液可用生理盐水或 1∶5000 高锰酸钾溶液，洗胃前先予催吐或用胃管抽出胃内残留毒物，必要时将残留液送检；再行反复洗胃，直到洗出液澄清无味为止。洗胃后遵医嘱使用 25% 硫酸镁溶液导泻，以加快毒物排泄，彻底清除胃肠道尚未吸收的毒物。

2. 吸氧　亚硝酸盐是一种氧化剂，可使正常低铁血红蛋白氧化成高铁血红蛋白，失去输氧能力而使组织缺氧，应立即清理呼吸道并保持通畅，给予高流量吸氧，必要时施行人工通气。

3. 应用特效解毒剂　亚甲蓝（美蓝）是亚硝酸盐中毒的特效解毒剂，能使血中高铁血红蛋白还原成低铁血红蛋白，促进氧的释放，纠正组织缺氧，改善脏器功能。在洗胃的同时建立静脉通路，用 10% 葡萄糖 250ml + 亚甲蓝 1～2mg/kg 静脉滴注。高渗葡萄糖可提高血浆渗透压，增加解毒功能并有短暂利尿作用。维生素 C 也具有还原作用，与亚甲蓝合用起协同作用。重症患者可用地塞米松等。

4. 对症治疗，防治并发症　积极控制休克、抽搐、呼吸衰竭等并发症。病情平稳后，给予能量合剂、维 C 等支持疗法。

【护理措施】

1. 紧急处理
（1）立即给予鼻导管氧气吸入，必要时使用面罩给氧。
（2）立即给予心电监测及血氧饱和度的监测，做好护理记录。
（3）尽早进行催吐、洗胃导泻以减少毒物吸收。
（4）在洗胃的同时迅速建立有效的静脉通道，遵医嘱使用特效解毒剂。

2. 病情观察
（1）因亚硝酸盐可使全身血管扩张，血压下降，应严密观察，防止休克。同时注意观察患者意识、血氧饱和度及紫绀情况，做好动态记录。
（2）患者频繁呕吐易导致脱水，引起水电解质紊乱，应及时做好监测，准确记录出入水量，防止水电解质失衡。
（3）给予氧疗者密切观察氧疗效果，发现异常及时报告医生处理。

3. 健康教育　蔬菜应妥善保存，防止腐烂，不吃腐烂的蔬菜；吃剩的熟菜不可在高温下存放长时间后再食用；腌菜时盐应多放，至少腌至 15 天以上再食用；腌菜时选用新鲜菜；不要在短时间内吃大量叶菜类蔬菜；防止错把亚硝酸盐当食盐使用。

第五节 急性酒精中毒

急性酒精中毒（acute alcohol poisoning）指因一次饮入过量的酒精或酒类饮料引起的以神经精神症状为主的中毒性疾病，可累及呼吸和循环系统，导致意识障碍，呼吸循环衰竭，甚至危及生命。

【病因病理】

酒中有效成分是乙醇，别名酒精，是无色、易燃、易挥发的液体，具有醇香气味，能与水和大多数有机溶剂混溶，更易溶于水。谷类或水果发酵制成的酒中含乙醇浓度较低，啤酒为 3%～5%，黄酒 12%～15%，葡萄酒 10%～25%；烈性酒如白酒、白兰地、威士忌等含乙醇 43%～60%。

1. 乙醇的吸收、分布、代谢和排出 空腹饮酒时，80%～90% 在 1 小时内完全吸收，分布于体内所有含水的组织和体液中。血中乙醇浓度可直接反映全身的浓度。乙醇 90% 在肝代谢、分解，由肾和肺排出至多占总量的 10%。乙醇先在肝内由乙醇脱氢酶氧化为乙醛，乙醛经乙醛脱氢酶氧化为乙酸，乙酸转化为乙酰辅酶 A 进入三羧酸循环，最后代谢为二氧化碳和水。乙醇的代谢是限速反应。乙醇清除率为每小时 100mg/kg，成人每小时可清除乙醇 7g（100% 乙醇 9ml）。虽然血乙醇浓度升高程度受个人耐受性的影响，但血液乙醇致死浓度并无差异，一般为纯乙醇 250～500ml。

2. 中毒机制

（1）中枢神经系统抑制作用 乙醇具有脂溶性，可迅速透过脑中神经细胞膜，并作用于膜上的某些酶而影响细胞功能。乙醇对中枢神经系统的抑制作用，随着剂量的增加，由大脑皮质向下，通过边缘系统、小脑、网状结构到延脑。小剂量出现兴奋作用，这是由于乙醇作用于脑中突触后膜苯二氮䓬-γ-氨基丁酸受体，从而抑制了 γ-氨基丁酸（GABA）对脑的抑制作用。血中乙醇浓度增高，作用于小脑，引起共济失调；作用于网状结构，引起昏睡和昏迷。极高浓度乙醇抑制延脑中枢引起呼吸、循环功能衰竭。

（2）代谢异常 乙醇在肝内代谢生成大量 NADH，使细胞内还原氧化比（NADH/NAD）增高，甚至可高达正常的 2～3 倍。酒精中毒时，依赖于 NADH/NAD 比正常的代谢可发生异常，如乳酸增高、酮体蓄积导致代谢性酸中毒；糖异生受阻可出现低血糖。

【临床表现】

急性酒精中毒者发病前往往有明确的饮酒过程，呼气和呕吐物有酒精的气味。急性中毒的表现大致可分为三期。

1. 兴奋期 患者血中乙醇浓度达到 11mmol/L（500mg/L）时，可出现头昏、头痛、欣快、兴奋。血中乙醇浓度超过 16mmol/L 时，患者言语增多、情绪不稳定、易激怒，可有粗鲁行为或攻击行为，也可沉默、孤僻。患者常脸色潮红或苍白，眼结膜充血。

2. **共济失调期**　患者血中乙醇浓度达到 11～33mmol/L（500～1500mg/L）时，出现肌肉运动不协调，行动笨拙，步态蹒跚，语无伦次，发音含糊、眼球震颤，视物模糊、复视，恶心呕吐。

3. **昏睡期**　患者血中乙醇浓度达到 54mmol/L（2500mg/L）以上时，患者进入昏睡期，表现为面色苍白，皮肤湿冷，口唇紫绀，呕吐，昏睡、瞳孔散大、体温降低。血中乙醇浓度超过 87mmol/L（4000mg/L）以上时，患者常陷入深昏迷，心率加快，血压下降，呼吸缓慢且带有鼾声，可出现呼吸、循环麻痹，有的可能出现高热、休克、颅内压增高、低血糖等危及生命。

【辅助检查】

1. **血清乙醇浓度**　急性中毒时患者呼气中乙醇浓度与血清乙醇浓度相当，可通过患者呼出的气体、呕吐物、血、尿等测定血清乙醇含量。

2. **动脉血气分析**　急性中毒时可出现轻度代谢性酸中毒。

3. **血液生化学检查**　急性中毒时可见低血钾、低血镁和低血钙；血糖降低等。

4. **肝功能检查**　可有明显肝功能异常。

5. **心电图检查**　可见心律失常和心肌损害。

【急救要点】

保持呼吸道通畅，维持生命体征的稳定；促进酒精的代谢与排泄，降低血中酒精浓度；催醒；防止并发症。

1. **轻度中毒**　一般不需治疗处理，注意休息。兴奋躁动的患者必要时加以约束。

2. **中度中毒**　共济失调患者注意休息，避免活动以免发生外伤。对于躁动不安或过度兴奋者，可小剂量使用地西泮，避免使用氯丙嗪、苯巴比妥类镇静剂。

3. **重度中毒**　重点是维持生命功能，昏迷患者注意鉴别是否同时服用其他药物。

（1）排出毒物　由于乙醇吸收速度快，而且大多数患者均有频繁自发呕吐，一般可不必洗胃。若饮酒量大，又未出现呕吐，可予催吐或洗胃，防止乙醇进一步吸收。洗胃后可灌入牛奶、蛋清等保护胃黏膜。酒精中毒常伴意识障碍，催吐或洗胃时应注意防止发生窒息或吸入性肺炎。

（2）保持呼吸道通畅、吸氧　如果持续低氧血症状态，必要时气管插管，进行呼吸机支持通气。

（3）催醒　采用纳洛酮静脉注射液，纳洛酮催醒是公认有效的治疗酒精中毒的首选药物。轻者可给予纳洛酮 0.4～0.8mg 静脉注射 1 次，严重者 0.4mg 每 30 分钟 1 次静脉注射，用量可达 2.0～4.0mg，直至患者清醒为止。

（3）促进酒精的代谢与排泄　通过补液、利尿等降低血中酒精浓度，可静脉输入 5% 葡萄糖盐水溶液等。必要时使用透析疗法促进排毒。

（4）维持水、电解质酸碱平衡，纠正低血糖　可注射 50% 葡萄糖注射液，补充维生素 B_1、维生素 B_6，加速乙醇在体内的氧化。

（5）治疗和预防并发症　预防呼吸道感染给予抗感染、预防上消化道出血给予抑酸治疗，可采用 H_2 受体阻滞剂如西咪替丁 0.4g 静注，合并上消化道出血者使用质子泵抑制剂，如泮托拉唑 40mg 加入 0.9% 氯化钠注射液 100ml 静滴等。

【护理措施】

1. 紧急处理

（1）保持呼吸道通畅　由于酒精中毒患者咽部反射减弱，出现频繁呕吐可能导致吸入性肺炎，甚至因窒息死亡，因此应将患者置于稳定性侧卧位或保持头偏向一侧，及时清理呼吸道，保持气道通畅，避免因误吸引起窒息。持续鼻导管或面罩吸氧，必要时气管插管机械通气。

（2）保暖、维持正常体温　饮酒后全身血管扩张，重症患者可全身湿冷，因此要注意保暖，以保持全身体温。

（3）建立静脉通道，及时用药　及时建立有效静脉通道，准确及时遵医嘱使用抢救治疗药物。

2. 病情观察

（1）密切观察生命体征及神志的变化，使用心电监护监测循环功能，如血压、脉搏、心率、心律的变化，及时发现休克征兆，并做好护理记录。

（2）准确记录出入水量，维持水、电解质及酸碱平衡。

（3）注意监测血糖情况，警惕低血糖的发生而危及生命。

3. 用药护理　因纳洛酮对心律有不良影响，在使用时应严密监测患者生命体征并做好护理记录。

4. 饮食护理　昏迷患者暂禁食，清醒后可给予流质饮食、半流质饮食、软食等，注意饮食清淡易消化，避免刺激性食物。

5. 健康教育　对患者加强早期戒酒的宣传，积极进行治疗及康复治疗。指导患者家属帮助患者并提供情感支持，加强文娱体育活动。

第六节　常见药物中毒

镇静催眠药中毒

镇静催眠药是中枢神经系统抑制药，具有镇静、催眠作用，大剂量使用可抑制延脑呼吸和血管运动中枢。短时间内服用大剂量此类药物可引起急性镇静催眠药中毒（acute sedative hypnotic poisoning），出现一系列以中枢神经系统过度抑制为主的症状和体征，如昏迷、呼吸抑制、休克等，甚至可危及生命。

【病因和发病机制】

1. 病因分类　镇静催眠药种类很多，主要包括以下四类。

（1）巴比妥类药　巴比妥类按作用时间分为超短效药物如硫喷妥钠，作用维持30分钟；短效药物如司可巴比妥，作用维持2~3小时；中效药物如异戊巴比妥，作用维持3~6小时；长效药物如苯巴比妥，作用维持6~8小时。

（2）苯二氮䓬类　包括长效药物如地西泮（安定）、氯西泮（氯安定）；中效药物如氯硝西泮、奥沙西泮、阿普唑仑、氯氮䓬、艾司唑仑等；长效药物如三唑仑等。

（3）非苯二氮䓬类　包括水合氯醛、格鲁米特（导眠能）、甲喹酮（安眠酮）、甲丙氨酯（眠尔通）、乙氯维诺。

（4）吩噻嗪类　吩噻嗪类属于抗精神病药，又称为强安定剂或神经阻断剂，按侧链结构的不同，又可分为三类：①脂肪族：如氯丙嗪。②哌啶类：如硫利达嗪（甲硫达嗪）。③哌嗪类：如奋乃静、氟奋乃静、三氟拉嗪。

2. 发病机制

（1）苯二氮䓬类　中枢神经抑制作用与增强 γ-氨基丁酸（GABA）能神经元的功能有关。在神经突触后膜表面有由苯二氮䓬类受体、GABA受体和氯离子通道组成的大分子复合物。苯二氮䓬类与苯二氮䓬受体结合后，可加强GABA与GABA受体结合的亲和力，使与GABA受体偶联的氯离子通道开放而增强GABA对突触后的抑制功能。

（2）巴比妥类　对GABA能神经有与苯二氮䓬类相似的作用。苯二氮䓬类主要选择性作用于边缘系统，影响情绪和记忆力；巴比妥类主要作用于网状结构上行激活系统而引起意识障碍。巴比妥类对中枢神经系统的抑制随着剂量的增加，由镇静、催眠到麻醉，以至延髓麻痹。

（3）吩噻嗪类药　主要作用于网状结构，能减轻焦虑紧张、幻觉妄想和病理性思维等精神症状。这类药物主要是抑制中枢神经系统多巴胺受体，减少邻苯二酚氨生成。该类药物又能抑制脑干血管运动和呕吐反射，阻断 α 肾上腺素能受体，具有抗组胺及抗胆碱能等作用。

各种镇静催眠药均可产生耐受性和依赖性，因而都可引起戒断综合征。发生机制尚未完全阐明。

【临床表现】

1. 急性中毒

（1）呼吸系统　主要表现是呼吸抑制，呼吸由浅而慢直至停止。长期昏迷患者可并发肺炎、肺水肿等。呼吸抑制是导致患者死亡的主要原因。

（2）中枢神经系统　主要表现是中枢神经系统抑制症状，如嗜睡、情绪不稳定、注意力不集中、记忆力减退、共济失调、发音含糊不清、步态不稳和眼球震颤；或体温下降、意识障碍进行性加重，肌张力下降，腱反射消失，出现脑水肿甚至昏迷。非巴妥非苯二氮䓬类甲喹酮中毒可出现锥体束征（如肌张力增强、腱反射亢进和抽搐等）。吩噻嗪类中毒最常见的为锥体外系反应，临床表现有以下三类：①震颤麻痹综合征；②静坐不能；③急性肌张力障碍反应，如斜颈、吞咽困难和牙关紧闭等。

（3）循环系统　主要表现是可发生心动过速、心律失常、心电图 PR 及 QT 间期延长、ST 段和 T 波变化、血压下降甚至休克。

（4）肝肾功能改变　水合氯醛中毒可出现肝肾功能损害。

2. 慢性中毒　长期滥用大量催眠药的患者可发生慢性中毒，常伴有精神症状如意识障碍和躁狂、智能障碍、人格变化等。

3. 戒断综合征　长期服用大剂量镇静催眠药患者，突然停药或迅速减少药量时，可发生戒断综合征。出现焦虑、易激动、失眠、头痛、厌食、无力和震颤、恶心、呕吐和肌肉痉挛。严重者可出现癫痫样发作，有时出现幻觉、妄想、定向力丧失、高热和谵妄。

【实验室及其他检查】

1. 留取血液、尿液、呕吐物、胃液等进行药物浓度测定。
2. 进行血糖、肝肾功能、电解质等血液生化检查。
3. 动脉血气分析。
4. 心电图检查。

【急救要点】

1. 维持重要脏器功能

（1）维持呼吸中枢兴奋促进意识恢复　尽早解除呼吸抑制是抢救患者生命的关键。如呼吸浅慢或停止，立即给予尼可刹米、洛贝林等呼吸兴奋剂；对于深昏迷伴有呼吸抑制者应首选贝美格。盐酸钠洛酮对于催醒、恢复患者意识有疗效。

（2）维持血压　镇静催眠药急性中毒容易出现低血压，多因血管扩张所致，故首先应输液补充血容量，如无效可考虑给予适量多巴胺、间羟胺等 α 受体兴奋剂。吩噻嗪类药物中毒禁用 β 受体兴奋剂如异丙肾上腺素、多巴胺等以免血压下降。

（3）心脏监护　心电图监护，如出现心律失常，酌情给予抗心律失常药。

（4）防治急性肾衰竭　多由休克所致，应及时纠正休克。少尿期，应注意维持水和电解质平衡。

2. 清除毒物

（1）洗胃　根据病情采取催吐、洗胃、导泻等方式排出毒物。

（2）促进已吸收毒物的排出　可以采用补充液体、利尿、碱化尿液等方法促进已吸收毒物的排出。对镇静催眠药和神经安定药中毒引起的昏迷，应首选血液灌流。

3. 特效解毒疗法　巴比妥类中毒、非巴比妥非苯二氮䓬类、吩噻嗪类药物目前无特效解毒药。氟马西尼是苯二氮䓬类拮抗剂，能通过竞争抑制苯二氮䓬类受体而阻断苯二氮䓬类药物的中枢神经系统作用。此药禁用于已合用可致癫痫发作的药物，特别是三环类抗抑郁药。

【护理措施】

1. 紧急处理

（1）保持呼吸道通畅　立即解开患者衣领、裤带以减轻呼吸困难，及时清理呼吸道分泌物，给予高流量吸氧。对深昏迷患者，尽早建立人工气道，如气管插管或气管切开，呼吸机辅助呼吸，以保证吸入足够的氧和排出二氧化碳。

（2）彻底洗胃　首选 1：5000 高锰酸钾溶液，也可以用生理盐水或温开水灌洗。对呼吸困难者，应先行气管插管，确保气道通畅的同时再行洗胃。洗胃后立即应用药用炭 20～30g，每 4～6 小时一次，并给予 50% 硫酸钠 40～60ml 导泻。

（3）建立静脉通道，及时用药、补水　立即建立有效的静脉通道，及时准确遵医嘱使用抢救药物，充分补液，并做好护理记录。

2. 病情观察

（1）密切观察患者生命体征及意识障碍程度、瞳孔大小及对光反射、尿量等变化，及时准确做好记录。

（2）由于镇静催眠药对呼吸有抑制作用，尤其应密切观察呼吸的变化，如呼吸的频率、速度及幅度等，发现异常情况及时报告医生并配合抢救处理。

（3）使用心电监护，监测心率、心律的变化及血氧饱和度的变化并准确及时做好护理记录。

3. 对症护理　体温低的患者应注意保暖；昏迷谵妄躁动的患者注意使用床栏保护，避免坠床；昏迷患者应做好基础护理，保持口腔、皮肤清洁干燥，定时翻身，防止肢体压迫。

4. 健康教育　向患者宣传合理用药的重要性及盲目用药的严重后果，如果随意加大药物剂量，变更服药时间，甚至乱用药最终可导致中毒。

中 药 中 毒

中草药的应用，在我国历史悠久，所以在人们的观念中以为中草药的毒性较低，副作用小，使用中药防病治病比较安全。其实，中草药中部分含氰苷类药、含乌头碱类药、含莨菪碱类药、含强心苷类药和含砷化物、汞化物、铅化物等的中药，应用不当会导致机体产生中毒反应，甚至剧烈反应，严重者可导致死亡。

【病因和发病机制】

1. 病因　由于中药来源十分广泛，品种繁多，发生中药中毒的原因主要有误用中毒、炮制不当、因长期服药积蓄中毒、配伍不当、在短时间内大剂量或超大剂量用药等，均可导致中毒。

2. 有毒中草药分类及发病机制

（1）含氰苷类药　此类药物主要含有有毒成分氰苷及氢氰酸，氰苷水解生成剧毒的氢氰酸和氰离子，氰离子与氧化型细胞色素氧化酶的三价铁结合，形成氰化高铁型细胞色素氧化酶，阻断电子传递，造成细胞内窒息。此外，氰化物对中枢神经系统有直接的损伤作用，使之先兴奋、痉挛，尔后抑制、麻痹。常见的有苦杏仁、李仁、桃仁、白果、枇杷仁、亚麻仁、瓜蒂、木薯等。

（2）含吗啡、可待因等的中药　如罂粟碱等药，可以产生类阿片的麻醉作用。

（3）**含乌头碱类药** 乌头碱对迷走神经有强烈的兴奋作用，对其他中枢神经及末梢神经先兴奋后抑制。常见川乌、草乌、附子等及某些中成药如大活络丹、小活络丹、壮筋丸、舒筋活血丸等。曼陀罗、颠茄、华山参、山莨菪等含莨菪碱类药物主要含有有毒成分为阿托品、莨菪碱类生物碱，能阻断节后胆碱能神经支配效应器上的 M 受体而呈现广泛的药理作用。

（4）**含强心苷类药** 中毒机制主要有：①刺激延脑呕吐中枢，引起胃肠功能紊乱；②抑制脑细胞对氧的利用；③减少肾流血量；④直接刺激窦房结或心肌细胞，导致心肌传导阻滞，心律失常；⑤直接抑制心肌细胞膜上 $Na^+ - K^+ - ATP$ 酶的活性，促使心肌细胞大量失钾，提高心肌兴奋性和自律性。此外可促使 Ca^{2+} 内流，引起心肌细胞滞后去极化，诱发异位节律，导致心律失常。常见的有夹竹桃、洋地黄、万年青、福寿草、蟾蜍等。

（5）**矿物类药** 矿物类药中含有砷化物、汞化物、铅化物等，能与体内含巯基的酶结合，使之丧失活性，阻止细胞的呼吸和正常代谢，导致细胞损害。含砷化物的矿物类药主要有砒霜、雄黄、雌黄、枯痔散等；含汞化物的矿物类药主要有朱砂、白降丹、三仙丹及安宫丸等；含铅化物的矿物类药主要有黄丹和红丹等。

【临床表现】

1. **含氰苷类药中毒** 临床表现为头昏、头痛、恶心、呕吐、腹痛、腹泻、紫绀、呼气中有苦杏仁味，呼吸困难、肺水肿、瞳孔扩大、昏迷抽搐等，多因呼吸中枢麻痹死亡。"电击型"死亡者服药后旋即丧失意识，四肢僵直，呼吸停止，数分钟内死亡。

2. **含吗啡、可待因等的中药中毒** 临床表现为紫绀、瞳孔缩小、昏迷、呼吸抑制等，死因多为呼吸麻痹。

3. **含生物碱类药中毒** 含乌头碱类药中毒临床表现为舌发麻、四肢麻木、烦躁、四肢抽搐、语言及神志不清、呼吸先快后慢直至麻痹、心悸、血压下降及各种心律失常、恶心、呕吐、腹痛腹泻、大小便失禁、瞳孔缩小等，直接死因是呼吸及循环功能衰竭。含莨菪碱类药中毒临床表现为颜面潮红、口干咽燥、声嘶、吞咽困难、头痛发热、步态不稳、幻觉幻听、谵妄惊厥、呼吸气促、心率快、瞳孔散大、尿潴留等，多因循环衰竭和呼吸衰竭而死亡。

4. **含强心苷类药中毒** 临床表现为恶心呕吐、眩晕、失眠或嗜睡、头痛、谵妄、共济失调、精神错乱、惊厥、昏迷及各种心律失常，常见的有多源性室性期前收缩、房室传导阻滞、室性心动过缓或室颤等。

5. **矿物类药中毒** 临床表现主要是中枢神经系统、心血管及消化系统、肾脏等损害的症状和体征。

【辅助检查】

1. 留取患者的血液、尿液、呕吐物、残余药液进行毒物检测。
2. 进行血液生化检测，监测肾功能及水电解质变化。

【急救要点】

中草药中毒与其他毒物一样，具有来势急，病情变化快的特点，因此一定要及时抢救生命、防治并发症。

1. 立即停止接触及服用有毒药物。

2. 尽快清除毒物　主要的治疗方法是催吐、洗胃与导泻。因为中草药中毒大多经食道而入，因此迅速清除胃肠道的毒物十分重要，催吐可用吐根糖浆，可用 0.02% ~ 0.05% 的高锰酸钾或等体温生理盐水洗胃，洗胃后注入药用炭，成人 50 ~ 100g，儿童 1 ~ 2g/kg。

3. 促进已吸收毒物的排出　在维持足够血容量和具有良好肾功能的情况下，给予患者输入利尿剂如 20% 甘露醇、呋塞米等，以促进毒物的排出。病情严重如出现急性肾衰竭和呼吸抑制时，可采用透析疗法使毒物排出体外。

4. 解毒及对症治疗

（1）解毒　目前中药中毒无特异性解毒剂，只能针对不同毒物，选用不同药物或食物进行解毒治疗，根据《本草纲目》记载，犀角、川连、黑豆、绿豆、甘草、生姜、芫荽等药物均有较好的解毒作用。如临床常用生姜、甘草各 15g，银花 20g，解乌头中毒。

（2）对症治疗　呼吸抑制可予吸氧、呼吸兴奋剂及人工通气；抽搐者予以止痉治疗；心力衰竭患者给予强心苷类药物治疗。乌头碱中毒常伴有严重呕吐、腹泻，易出现水、电解质及酸碱平衡紊乱，尤其是低钾血症，常又成为室性心律失常的诱因，故应及时纠正水、电解质及酸碱平衡紊乱，控制心律失常。

【护理措施】

1. **紧急处理**

（1）立即停止服用有毒中药，立即催吐、洗胃与导泻。

（2）保持呼吸道通畅，给予氧气吸入，必要时给予气管插管，机械通气。

（3）立即建立有效静脉通道，准确及时使用抢救药物。

（4）进行心电监护，严密观察生命体征及意识状态、心律、呼吸的变化，发现异常情况及时通知医生抢救治疗。

2. **病情观察**

（1）严密观察生命体征、神志、瞳孔、面色及各种排泄物的性质、气味、颜色和量的变化，并做好记录，预防并发症的发生。

（2）重点观察患者的意识状态、呼吸的频率、幅度，心率、心律的变化，并准确记录。

3. **对症护理**

（1）患者出现呼吸困难，可给予半卧位，给予氧气吸入。呼吸衰竭者遵医嘱给予呼吸兴奋剂等。

（2）患者出现烦躁不安、惊厥，应做好安全防护，如病床两旁加装床挡，以免坠床，必要时使用约束带；可遵医嘱给予镇静剂，如氯丙嗪、水合氯醛等。

（3）有轻生意念的患者，应专人守护，防止发生意外。

4. 健康教育

（1）做好卫生宣传，预防中草药中毒。纠正中草药不会中毒的错误观念，应在医师的指导之下正确用药，方中若有缺药，不能随便使用有毒副作用的中药代替，不要轻信偏方、验方或自采自制中草药。

（2）对于有毒副作用的中药，应将用药注意事项与使用方法对患者详细交代清楚，严格掌握药物性能和指征、用药剂量，避免滥用。

第七节　蛇咬伤中毒

全世界共有蛇类 2500 种，其中毒蛇约 650 余种，我国约有毒蛇 50 余种，剧毒、危害巨大的有 10 种，如大眼镜蛇、金环蛇、眼镜蛇、五步蛇、银环蛇、蝰蛇、蝮蛇、竹叶青、烙铁头、海蛇等，咬伤后能致人死亡。

【病因及发病机制】

蛇毒成分复杂，干蛇毒约 90% 为蛋白质，主要为酶和非酶多肽毒素，以及非毒蛋白质。蛇毒的有效成分包括神经毒、心脏毒、溶细胞毒、凝血素、各种酶等。

1. 蛇毒对伤口局部的作用　蛇毒中的神经毒可麻痹感觉神经末梢，引起肢体麻木；阻断运动神经与横纹肌之间的神经冲动，引起瘫痪。所含磷脂酶 A_2 可促使释放组胺、5-羟色胺和缓动素，引起伤口局部组织水肿、炎症反应和疼痛；透明质酸酶使局部炎症进一步扩展。蛋白质溶解酶破坏血管壁，引起出血，损伤组织或局部坏死。

2. 蛇毒对全身的作用　由于各种毒蛇的蛇毒成分不完全相同，因此对全身的损害亦有差别。毒蛇种类极多，蛇毒成分复杂，一般而言，眼镜蛇科的蛇毒以神经毒为主，蝰蛇科和蝮亚蛇科的蛇毒以心脏毒和凝血障碍为明显，而海蛇科的蛇毒则以肌毒为主。

【临床表现】

根据蛇毒的主要毒性作用，毒蛇咬伤的临床表现可归纳为以下三类：

1. 神经毒损害　被毒蛇咬伤后，局部伤口有微痒和轻微麻木、疼痛或感觉消失，约 1~6 小时后出现全身中毒症状，如全身乏力、头晕眼花，并出现呼吸困难、胸闷、恶心和晕厥，继而出现神经症状并迅速加剧，如眼睑下垂、斜视、视力模糊、语言障碍、吞咽困难、流涎、眼球固定和瞳孔散大。重症患者呼吸由浅而快且不规则，最终出现中枢性或周围性呼吸衰竭。

2. 凝血障碍毒损害　被毒蛇咬伤后，可引起全身广泛出血，包括颅内和消化道出血。大量溶血引起血红蛋白尿，出现血压下降、心律失常、循环衰竭和急性肾衰竭。

3. 肌毒损害　被毒蛇咬伤后局部仅有轻微疼痛，甚至无症状。约 30 分钟至数小时后，患者感觉肌肉疼痛、僵硬和进行性无力，腱反射消失、眼睑下垂和牙关紧闭。横纹肌大量坏死。释放钾离子引起严重心律失常，产生肌红蛋白可堵塞肾小管，引起少尿、无尿、导致急性肾衰竭。

【辅助检查】

1. 留取伤口渗液、血清、脑脊液和其他体液中用 ELISA 方法测定特异蛇毒抗原，确定蛇毒种类。

2. 进行血常规、尿常规、肝功能、肾功能、血生化等检查，必要时需要做辅助检查如心电图等。

【急救要点】

分秒必争，及时应用解毒剂，抢救生命，防治并发症。

1. **阻止毒液吸收，促进蛇毒的排出**　被毒蛇咬伤后，蛇毒在 3 ~ 5 分钟内就迅速进入体内，应尽早的采取有效措施，防止毒液的吸收与扩散。

2. **应用特效解毒药物**　抗蛇毒血清是中和蛇毒的解毒药，应尽早使用，在 20 ~ 30 分钟内使用更好。抗蛇毒血清用前先做皮内试验，一般用静脉注射。过敏试验方法：取 0.1ml 抗血清，加 1.9ml 生理盐水稀释 20 倍，取 0.1ml 于前臂掌侧皮内注射，20 ~ 30 分钟后注射部位皮丘在 2cm 以内，且周围无红晕和蜘蛛足者为阴性。反应阴性者方可使用。皮内试验阳性患者如必须应用抗蛇毒血清时，应按常规脱敏，并同时用异丙嗪和糖皮质激素。

3. **中医中药治疗**　中医中药在抢救毒蛇咬伤中有丰富的经验和实际的效果。我国针对毒蛇咬伤研制的中药制剂有南通蛇药片、广州蛇药片等。

4. **对症支持，防治并发症**　毒蛇咬伤后数日内中毒症状明显，常伴有不同程度的水电解质紊乱和休克，严重者会出现呼吸衰竭，心力衰竭，急性肾功能衰竭，溶血性贫血。因此应积极维护重要脏器的功能。

【护理措施】

1. **紧急处理**

（1）立即排出蛇毒

①绑扎法：在被毒蛇咬伤后，被咬伤肢体应限制活动，立即在伤口上方的近心端肢体，伤口肿胀部位上方用布条类、手巾或绷带等物压迫，以减少静脉及淋巴液的回流，从而达到暂时阻止蛇毒吸收、延迟蛇毒扩散的目的。绑扎法是一种简便而有效的方法，也是现场容易办到的一种自救和互救的方法。在后送途中应每隔 20 分钟松绑一次，每次 1 ~ 2 分钟，以防止肢体瘀血及组织坏死，直至注射抗蛇毒血清或采取有效伤口局部清创措施后，方可停止绑扎。有条件时，在绑扎的同时用冰块敷于伤肢，使血管及淋巴管收缩，减慢蛇毒的吸收。

②伤肢制动：受伤后走动要缓慢，不能奔跑，以减少毒素的吸收，最好是将伤肢临

时制动后放于低位。

③伤口清创 在伤口近心端有效绷扎后，局部伤口消毒，将留在组织中的残牙用刀尖或针细心剔除。常用1：5000高锰酸钾溶液，净水或盐水彻底清洗伤口。毒蛇咬伤15分钟内，在伤口处用吸引器持续吸引1小时，可以吸出30%～50%的毒液；毒蛇咬伤30分钟后切开伤口吸引反而有害，应避免。

（2）尽早使用特效解毒剂 不要因绑扎和清创而延迟应用抗蛇毒血清。

2. 病情观察

（1）严密观察患者的病情变化，密切观察神志、血压、脉搏、呼吸、体温等生命体征的变化；必要时进行心电监护，监测患者心率、心律、心电图的变化，发现异常及时通知医生并做好护理记录。

（2）注意监测肾功能的改变，观察尿量、尿常规、尿比重，观察患者有无溶血、出血倾向，发现异常及时通知医生。

（3）注意观察患者伤口的变化，有无肿胀、出血、渗液等情况，发现异常，及时通知医生处理。

3. 健康教育 重点应对多蛇地区的居民和被蛇咬伤机会较多的人群进行蛇咬伤防治知识的宣传教育。在野外从事劳动生产的人员，进入草丛前，应先用棍棒驱赶毒蛇，在深山丛林中作业与执勤时，要随时注意观察周围情况，及时排除隐患，应穿好长袖上衣，长裤及鞋袜，必要时戴好草帽。必要时四肢涂擦防蛇药液预防蛇咬伤。发动群众搞好住宅周围的环境卫生，彻底铲除杂草，清理乱石，堵塞洞穴，消灭毒蛇的隐蔽场所，经常开展灭蛇及捕蛇工作。

第八节 毒品中毒

毒品是一个相对概念，临床上用作治疗目的即为药品，如果非治疗目的的滥用就成为毒品。毒品（narcotics）是指能使人成瘾的麻醉（镇痛）药和精神药品，该类物质具有成瘾（或依赖）性。短时间内滥用、误用或故意使用大量毒品超过个体耐受量产生相应临床表现时称为急性毒品中毒（acute narcotics intoxication）。急性毒品中毒者常死于呼吸或循环衰竭，有时发生意外死亡。全球有200多个国家和地区存在毒品滥用，主要的毒品有大麻、苯丙胺类、海洛因、可卡因和氯胺酮等。所谓新型毒品，是一种相对于鸦片、海洛因等传统毒品而言，由人工化学合成的致幻剂、兴奋剂类毒品，主要有冰毒、麻果、摇头丸、K粉等。

吸毒除损害身体健康外，还给公共卫生、社会、经济和政治带来严重危害。第一次国际禁毒会议于1909年在上海召开，有13个国家代表参加，讨论阿片的国际管制问题，并通过有关麻醉品管制的"四项原则"，该原则被吸收到国际禁毒公约中。目前毒品中毒已成为许多国家继心、脑血管疾病和恶性肿瘤后的重要致死原因。为号召全球人民共同抵御毒品危害，联合国把每年的6月26日确定为"国际禁毒日"。

【病因及发病机制】

1. 病因 绝大多数毒品中毒为过量滥用引起，可以因误食、误用或故意大量使用引起中毒。

目前，我国将毒品分为麻醉（镇痛）药品和精神药品两大类。

（1）麻醉（镇痛）药 包括阿片类、可卡因类、大麻类。阿片类镇痛药具有强烈镇痛、止咳、止泻、麻醉、镇静和催眠等作用，包括天然阿片制剂、半合成阿片制剂和人工合成的阿片制剂。可卡因类包括可卡因、古柯叶和古柯膏等。大麻类含有主要的精神活性物质依次是△9－四氢大麻酚（delta－9－tetrahydrocannabinol，△9－THC）、大麻二酚、大麻酚及其相应的酸。大麻类包括大麻叶、大麻树脂和大麻油等。

（2）精神药 包括中枢抑制药、中枢兴奋药和致幻药。中枢兴奋药经常滥用的有苯丙胺及其衍生物，如甲基苯丙胺（俗称冰毒）、3，4－亚甲二氧基甲基苯丙胺（俗称摇头丸）等。致幻药包括麦角二乙胺、苯环己哌啶、西洛西宾和麦司卡林等。氯胺酮俗称K粉，是苯环己哌啶衍生物，属于一类精神药品。

2. 发病机制

（1）麻醉药

1）阿片类药：进入体内的阿片类药通过激活中枢神经系统内阿片受体起作用，使内源性阿片样物质（内啡肽）生成受抑制，外来的阿片类物质逐渐取代了原来内在的阿片类物质，扼制了原来人体内正常阿片类物质的形成和释放，从而破坏了人体内的正常平衡，停用阿片类药后，内啡肽不能很快生成补充，即会出现成瘾或戒断现象。脂溶性阿片类药（如吗啡、海洛因、丙氧芬、芬太尼和丁丙诺啡）进入血液后很快分布于体内组织，包括胎盘组织，可贮存于脂肪组织，多次给药可延长作用时间。吗啡进入体内后在肝脏主要与葡萄糖醛酸结合或脱甲基形成去可待因；海洛因较吗啡脂溶性强，易通过血脑屏障，在脑内分解为吗啡起作用；哌替啶活性代谢产物为去甲哌替啶，神经毒性强，易致抽搐。

2）可卡因：是一种脂溶性物质，通过黏膜吸收后迅速进入血液循环，为很强的中枢兴奋剂和古老的局麻药，容易通过血脑屏障，有中枢兴奋和拟交感神经作用，通过使脑内5－羟色胺和多巴胺转运体失去活性产生作用。滥用者常有很强的精神依赖性，反复大量应用还会产生生理依赖性，断药后可出现戒断症状，但成瘾性较吗啡和海洛因小。

3）大麻：作用机制尚不清楚，急性中毒时与酒精作用相似，产生神经、精神、呼吸和循环系统损害。长期应用产生精神依赖性，而非生理依赖性。

（2）精神药

1）苯丙胺类：苯丙胺是一种非儿茶酚胺的拟交感神经胺低分子量化合物，吸收后易通过血脑屏障，主要作用机制是促进脑内儿茶酚胺递质（多巴胺和去甲肾上腺素）释放，减少抑制性神经递质5－羟色胺的含量，产生神经兴奋和欣快感。

2）氯胺酮：氯胺酮是一种新的非巴比妥类静脉麻醉药，是中枢兴奋性氨基酸递质甲基－天门冬氨酸受体特异性阻断药，选择性阻断痛觉冲动向丘脑－新皮层传导，具有镇痛作用；对脑干和边缘系统有兴奋作用，能使意识与感觉分离；对交感神经有兴奋作用，快速大剂量给予时抑制呼吸。

【临床表现】

根据毒品对人体中枢神经系统的作用，分为抑制剂、兴奋剂、致幻剂等。几乎所有毒品滥用者均有不同程度的躁狂、易激惹等精神症状，常见症状包括以下四类：

1. 神经精神症状 临床表现为头晕、头痛、过度兴奋、幻觉、烦躁、精神错乱、易激惹等，严重的可出现抽搐、惊厥和谵妄、脑出血、意识障碍、昏迷甚至死亡。如甲基苯丙胺能迅速刺激中枢神经系统，服用过量时，可出现不吃不睡、活动过度、情感冲动、偏执狂、妄想、幻觉和暴力倾向；头昏、震颤、腱反射亢进、多语、易激惹、烦躁、偏执性幻觉或惊恐状态。氯胺酮过量可出现焦虑、心跳过速、血压上升、胸痛、呼吸抑制、眼球震颤、瞳孔散大，甚至出现意识丧失、牙关紧闭、双眼球上翻、口吐白沫、四肢抽搐等。

2. 心血管症状 临床表现为寒战、面色苍白、心悸、严重心律失常、急性心功能不全、心率增快、血压改变等。如甲基苯丙胺服用过量时，可出现面色苍白或发赤、心悸、心律不齐、心绞痛、血压升高、血压降低或虚脱。

3. 消化道症状 临床表现为口干、厌食，恶心、呕吐、流涎、腹泻、腹痛等。

4. 呼吸系统症状 临床表现为呼吸急促、呼吸困难、呼吸衰竭等。

【辅助检查】

1. 毒物检测 可以留取胃内容物、呕吐物或尿液、血液进行毒物定性检查，有条件时测定血药浓度协助诊断。

2. 动脉血气分析 严重麻醉药类中毒者表现为低氧血症和呼吸性酸中毒。

3. 血液生化检查 血糖、电解质和肝肾功能检查。

【急救要点】

1. 积极处理危及患者生命的情况 如患者出现严重呼吸困难、休克、心力衰竭和呼吸衰竭等危急情况时，应分秒必争，及时进行复苏对症处理。

2. 清除毒物 采用催吐、洗胃、导泻与药用炭吸附等措施及时排出体内毒物，减少吸收。另外，可给予维生素C加入5%～10%葡萄糖液中静脉滴注酸化尿液，促进药物排出。在保证有效循环血量、血压、中心静脉压正常的情况下，可予利尿剂如呋塞米以增加尿量，促进药物排泄。

3. 应用解毒药

（1）纳洛酮（naloxone） 为毒品中毒治疗首选药物，是阿片类受体的特异性拮抗剂，能竞争阻止并取代阿片样物质与受体结合，并阻止β－内啡肽，从而达到逆转中枢抑制作用，主要用于阿片类中毒时解除呼吸抑制。可静脉、肌内、皮下或气管内给药。

（2）纳美芬（nalmefene）　治疗吗啡中毒优于纳洛酮，给药途径多，作用时间长，不良反应少。

（3）烯丙吗啡（nalorphine）　对吗啡有直接拮抗作用，解除呼吸抑制，用于吗啡及其衍生物或其他镇痛药急性中毒的治疗。

（4）烯丙左吗南（levallorphan）　为阿片拮抗药，能逆转阿片中毒引起的呼吸抑制。对于非阿片类中枢抑制药（如乙醇等）中毒的呼吸抑制非但不能逆转，反而加重病情。

（5）纳曲酮（naltrexone）　适用于阿片类药中毒的解毒和预防复吸。

【护理措施】

1. 紧急处理

（1）保持呼吸道通畅　及时清理患者呼吸道和口腔的分泌物，牙关紧闭患者安置口咽通气管辅助通气。呼吸衰竭者必要时行气管内插管或气管造口、呼吸机辅助呼吸，并给予持续氧疗。

（2）清除毒物　催吐及洗胃可促进胃内未吸收药物排除。口服中毒者，不应常规洗胃。轻度中毒者可行催吐，中重度中毒患者洗胃时，注意保护呼吸道通畅，防止吸入性肺炎窒息的发生。神志清楚者禁用阿扑吗啡催吐，以防加重毒性。洗胃完毕后使用50%硫酸镁导泻，应用药用炭混悬液吸附未吸收的毒物。

（3）建立静脉通道，及时用药　迅速建立静脉通道，及时准确遵医嘱使用解毒药物及抢救药物。

2. 病情观察

（1）立即给予床旁心电监护，密切观察患者生命体征的变化、特别是意识、瞳孔、心率、心律、血压、血氧饱和度的变化，注意有无头痛、抽搐症状，发现异常及时通知医生并准确记录。

（2）密切观察患者的面色、口唇及血氧饱和度情况，观察用氧的效果，根据病情调整用氧的方式，合理氧疗。

（3）对于有意识障碍伴有呕吐的患者，应严密监测呼吸情况，防止因误吸导致窒息。

3. 用药护理　应用胺碘酮、利多卡因控制心律失常时，注意监测心率、心律、心电图的变化；血压明显升高应用酚妥拉明、硝普钠等控制血压时，严格控制液体滴速，监测血压的变化，并依据血压水平及时调节。

4. 对症护理

（1）安全防护　对极度兴奋、烦躁、惊厥的患者给予床栏、约束带等保护措施，同时遵医嘱可用安定类药物如地西泮 10~20mg 静脉注射，反复发作者用小剂量持续静脉滴注。

（2）补液护理　由于患者长时间处于兴奋状态，消耗大量体力，可导致脱水和高钠血症，应通过静脉补充大量电解质和能量，并通过补液促进毒品从尿液中排出。补液治疗时应选择粗、大、直、易于固定的血管进行静脉留置针穿刺并妥善固定，保证静脉输液持续有效。

5. 健康教育 加强毒品危害的教育，指导患者建立良好的生活习惯，用健康的方式表达自己的思想、情感和欲望。受到挫折时应采取积极的应对机制。鼓励患者家庭成员参与治疗干预。

【病案讨论】

1. 患者，女，25 岁，1 小时前因与家人争执后自服不明药物 1 瓶，10 分钟后出现腹痛、恶心，呕吐一次，吐出物有大蒜味，神志不清，汗出量多，大小便失禁，急送就诊。查体：T 36.0℃，P 60 次/分，R 30 次/分，Bp 110/80mmHg，平卧位，神志不清，呼之不应，皮肤湿冷，肌肉颤动，双侧瞳孔针尖大小，对光反射弱，口中流涎，两肺较多哮鸣音和散在湿啰音。

思考题：

（1）如何对患者分诊？

（2）应采取哪些救护措施？

2. 患者，男，68 岁，因昏迷半小时入院。半小时前发现患者呼叫不醒，房间有一煤火炉，查体：T 36.8℃，P 98 次/分，R 24 次/分，Bp 160/90mmHg，昏迷，皮肤黏膜无出血点，浅表淋巴未触及，巩膜无黄染，双侧瞳孔等大，直径 3mm，对光反射灵敏，口唇呈樱桃红色，其他查体无异常。

思考题：

（1）如何对患者分诊？

（2）应采取哪些救护措施？

第九章 环境及物理因素损伤

物理因素损伤是指由外界环境中某些物理性危险因子如高温、低温、强电流等对人体所造成的损伤。中暑、淹溺、触电是常见的物理性损伤，既往健康的人或有基础疾病的人遭遇此类损伤很快出现危及生命的病理、生理变化，三种损伤均属于环境性急症。

第一节 中 暑

中暑（heat illness），民间又称"发痧"，是在暑热天气、湿度大和无风的环境条件下，表现以体温调节中枢障碍、汗腺功能衰竭和水电解质丧失过多为特征的疾病。根据发病机制和临床表现不同分为三型：热痉挛（Heat Cramp）、热衰竭（Heat Exhaustion）和热（日）射病（Heatstroke, Sun Stroke）。

【病因及发病机制】

1. 病因

（1）环境原因 对高温环境适应不充分是致病的主要原因。在大气温度升高（＞32℃）、湿度较大（＞60%）和无风的环境中，长时间工作或强体力劳动，缺乏对高热环境适应者，年老体弱、肥胖又无充分防暑降温措施时，易发生中暑。通常，湿热（气温高和湿度大）环境较干热（气温高和辐射强）环境更易发生中暑。

（2）诱发因素 人体产热增加：如从事重体力劳动、发热、甲状腺功能亢进症和应用某些药物（如苯丙胺）；人体散热障碍：如湿度较大、过度肥胖或穿透气不良的衣服等；汗腺功能障碍：如系统性硬化病、广泛皮肤烧伤后瘢痕形成或先天性汗腺缺乏症等患者。

2. 发病机制

正常人体在下丘脑体温调节中枢的控制下，产热和散热处于动态平衡，维持体温在37℃左右。当气温超过皮肤温度（一般为32~35℃）或环境中有热辐射源（如电炉、明火），或空气中湿度过高通风又不良时，机体内的热难于通过辐射、蒸发、对流、传导等方式散发，甚至还会从外界环境中吸收热，造成体内热量蓄积引起中暑。

（1）体温调节

①体温调节方式 见表9-1。

表9-1 体温调节方式

产热	散热
人体产热主要来自体内氧化代谢过程，气温在28℃左右时，静息状态下，人体产热主要来自基础代谢，产热量为210~252KJ/（h·㎡）。剧烈运动时产热增加2520~3780KJ/（h·㎡）。运动时肌肉产热占90%。	体温升高时，通过自主神经系统调节皮肤血管扩张，血流量增加约为正常的20倍，大量出汗促进散热。大量出汗又会引起水盐丢失 散热的方式 辐射：占散热量的60%。室温在15~25℃，辐射是人体主要散热方式 蒸发：约散热量的25%。在高温环境下，蒸发是人体主要散热方式 对流：约占散热量的12%，散热速度取决皮肤与环境温度差和空气流速 传导：约占散热量的3%。如果人体皮肤直接与水接触，因为水比空气热导性强，散热速度是正常的20~30倍

(2)高温环境适应　在高温环境中工作7~14天后，人体对热应激的适应能力增强，具有对抗高温的代偿能力，表现为心排血量和出汗量增加，汗液钠含量较正常人少等。完全适应后，通过出汗散发出的热量为正常的2倍。无此种适应代偿能力者，易发生中暑。

（2）高温环境对人体各系统影响　中暑损伤主要是由于体温过高（>42℃）对细胞直接损伤作用，引起酶变性、线粒体功能障碍、细胞膜稳定性丧失和有氧代谢途径中断，导致多器官功能障碍或衰竭。

①中枢神经系统　高热能引起大脑和脊髓细胞的快速死亡，继发脑局灶性出血、水肿、颅内压增高和昏迷。

②心血管系统　中暑早期，皮肤血管扩张引起血液重新分配，同时心排血量增加，心脏负荷加重。持续高温引起心肌缺血、坏死，促发心律失常、心功能障碍或心力衰竭。继而引起心排血量下降和皮肤血流减少，进一步影响散热，形成恶性循环。

③呼吸系统　高热时，呼吸频率增快，通气量增加，如果持续不缓解会引起呼吸性碱中毒。

④水和电解质代谢　正常人出汗最大速率为1.5L/h。大量出汗常导致水和钠丢失，引起脱水和电解质平衡失常。

⑤肾脏　由于严重脱水、心血管功能障碍和横纹肌溶解等，可发生急性肾衰竭。

⑥消化系统　中暑时的直接热损伤和胃肠道血液灌注减少可引起缺血性溃疡，易发生消化道大出血。

⑦血液系统　严重中暑患者，发病后2~3天可出现不同程度的DIC。

⑨肌肉　劳力性热射病患者，由于肌肉局部温度增加、缺氧和代谢性酸中毒，常发生严重肌损伤，引起横纹肌溶解和血清肌酸激酶升高。

【临床表现】

1. 先兆中暑　典型的临床表现为在高温、通风不好的环境下，劳动或运动一定时间后，出现头昏眼花、大汗、口渴、注意力分散、烦躁不安、胸闷气促、恶心欲呕、神疲乏力等症状。

2. 轻度中暑 除有以上症状外，患者神志清楚、面色潮红、心悸、体温升高（＞38℃），伴有恶心呕吐、面色苍白、四肢湿冷、多汗、脉速、血压下降、休克等早期周围循环衰竭表现。如及时给予有效的救治措施，3～4小时可缓解症状或恢复正常。

3. 重度中暑 除具备轻度中暑症状外，同时伴有痉挛、高热、脱水、晕厥、昏迷等表现。根据不同的临床表现可分为三种类型：

（1）**热痉挛** 多见于健康青壮年，在高温环境下进行剧烈运动后大量出汗，大量饮水而氯化钠补充不足，活动停止后常发生肌肉痉挛，主要累及骨骼肌，持续约数分钟后缓解，无明显体温升高，是热射病的早期表现。

（2）**热衰竭** 此型最常见，常发生于老年人、儿童和慢性疾病患者。严重热应激时，由于体液和体内钠离子丢失过多引起循环容量不足。表现为多汗、疲乏、无力、恶心、呕吐、头晕、头痛、胸闷、脉搏细速、呼吸增快、手足抽搐、血压下降、直立性晕厥、有明显脱水征等症状。此型不及时治疗可发展为热射病。

（3）**热射病** 是一种致命性急症，可发生在各种人群，但以老年人或有心血管疾病的患者多见，主要表现为高热（直肠温度≥41℃）和神志障碍。早期受影响的器官依次为脑、肝、肾和心脏。根据发病时患者所处的状态和发病机制，临床上分为两种类型：劳力性和非劳力性（或典型性）热射病。劳力性热射病主要是在高温环境下内源性产热过多；非劳力性热射病主要是在高温环境下体温调节功能障碍引起散热减少。

1）劳力性热射病（exertional heatstroke）：多见于平素健康的年轻人。在高温、湿度大通风又不良时，从事重体力劳动或剧烈运动数小时后发病，约50%患者大量出汗，心率可达160～180次/分，脉压增大。此种患者可发生横纹肌溶解、急性肾衰竭、肝衰竭、DIC或多器官功能衰竭，病死率较高。

2）非劳力性热射病（nonexertional heatstroke）：多见于居住在拥挤又通风不良的环境下的城市年老体衰居民，高危人群包括精神分裂症、帕金森病、慢性酒精中毒、偏瘫或截瘫患者。在高温环境下，表现皮肤干热和发红，84%～100%病例无汗，直肠温度＞41℃，可高达46.5℃。病初表现行为异常或癫痫发作，继而出现谵妄、昏迷和瞳孔对称缩小，严重者可出现低血压、休克、心律失常及心力衰竭、肺水肿和脑水肿。约5%病例发生急性肾衰竭，可有轻、中度DIC，常在发病后24小时左右死亡。

【辅助检查】

1. 血常规 白细胞总数及分类中性粒细胞升高，应与是否合并感染相区别。

2. 尿常规 有蛋白尿、管型尿，尿液分析有助于区分横纹肌溶解和急性肾功能衰竭。

3. 生化检查 血尿素氮、血肌酐可升高，血清电解质可有高钾、低氯、低钠血症。严重病例出现肝、肾、胰腺和横纹肌损害的实验室改变，如血清门冬氨酸氨基转移酶（AST）、丙氨酸氨基转移酶（ALT）、乳酸脱氢酶（LDH）、肌酸激酶（CK）值异常。

4. 凝血功能 有凝血功能异常时应考虑DIC。

5. **心电图**　可有心律失常及（或）ST – T 改变。

6. **CT 扫描**　可有颅内出血或脑水肿（如中暑高热、有意识障碍）。

【急救要点】

1. 脱离高温环境。

2. 立即降温。

3. 保护重要脏器功能，防治并发症。

【护理措施】

1. 紧急处理

（1）现场救治

①立即停止高温环境下活动，迅速将患者转移至通风良好的阴凉处休息或静卧。解开患者衣扣或脱去衣服，松开裤带以利于散热。饮用含盐冰水或饮料。

②用井水或冰水擦浴，擦到皮肤潮红，以促使散热，用冷水或冰水毛巾放于患者颈、腋窝、腹股沟大血管处加速散热。

③尽快建立静脉通道，补充等渗葡萄糖盐水或生理盐水，以纠正休克的发生。注意输液速度不可过快，以防心脏负荷增加，发生肺水肿。

④中医中药降温

刮痧疗法　常选择颈部及脊椎旁两侧。

针刺疗法　可针刺人中、合谷等穴，十宣、委中穴刺后放血。

推拿疗法　高热者拿肩井，按揉膀胱经穴，疏通经络以助退热。

中药疗法　可口服十滴水、藿香正气水，或用风油精、薄荷油涂擦患者太阳穴、合谷、风池等穴位。体温持续 38.5℃以上者可服牛黄清热丸。

（2）院内救治

①一般处理　将患者安置于 20 ~ 25℃房间内，解开或脱去外衣，取平卧位。保持呼吸道通畅，低流量吸氧。

②迅速降温　是决定患者预后及抢救重症中暑的关键。降温措施包括物理降温、药物降温。

2. 病情观察

（1）生命体征　按时测量，并准确记录体温、脉搏、呼吸、血压等的变化，及时处置异常情况。注意观察降温效果，每 15 ~ 30 分钟测量肛温 1 次。

（2）泌尿系统　行留置导尿术，观察尿量，准确记录出入量，测量尿比重，防止急性肾衰竭。

（3）呼吸系统　保持呼吸道通畅。

（4）水电解质　密切观察血生化变化，及时处置异常情况。

3. 对症护理

（1）惊厥的护理　烦躁不安患者上床栏，防止坠床。为防止患者舌咬伤，应备开口器和舌钳。

（2）**皮肤护理**　防止压疮的发生，对于意识障碍或冬眠疗法中的患者，要保持床铺清洁平整、干燥，按时翻身。

（3）**口腔护理**　高热患者口唇干裂者可涂以紫莲膏，用芦根或石斛煎水漱口，清洁口腔，以防止感染与溃疡。

（4）**饮食护理**　高热患者应进食高蛋白、高维生素、易消化、清淡饮食。鼓励患者多饮水及果汁（如西瓜汁、雪梨汁、苦瓜汁），多食新鲜蔬菜。忌油腻、煎炸、辛辣等燥热之品。

4. 用药护理

（1）纠正水电解质紊乱，发生早期循环衰竭患者，应补充血容量，给予 5% 葡萄糖盐水 500ml 快速静脉滴注，当血容量及血压恢复在正常范围内，要控制速度防止心衰或肺水肿。

（2）热痉挛患者主要为钠丢失过多所致，故重点补钠。

（3）痉挛严重时，可静脉推注 10% 葡萄糖酸钙 10～20ml。

5. 健康教育

（1）向患者及家属宣传预防中暑的知识，加强在高温环境下工作的自我保护意识（如室外高温作业必需戴帽，尽量避免日光直晒头部），有中暑先兆时，立即将患者置于阴凉通风处，解开衣襟，让患者平卧休息，给予清凉饮料，以清热解暑，并作物理降温。对高热患者要严密观察病情变化。

（2）夏季暑热，饮食宜清淡，多吃水果和绿豆汤、西瓜汁等，以助解暑热。忌油腻辛辣燥火的食品。禁忌姜汤、热汤等。夏季汗出较多者，应补充足够的淡盐水，常备仁丹、藿香正气水及清凉油等防暑药品。

（3）保持心情愉快，使之气机畅达、气血流畅。劳逸结合，提高机体耐热能力。

第二节　淹　溺

淹溺（Drowning）是指人浸没于水或其他液体后，液体充塞呼吸道及肺泡或反射性引起喉痉挛发生窒息和缺氧的危急病症称为淹溺；严重者可导致呼吸、心跳停止而死亡，称为溺死（Drown）。

【病因及发病机制】

1. 病因

（1）人落入水中，因水域杂草丛生，水流过急，手足被缠绕不能自拔，水进入气管，惊恐、寒冷等刺激引起反射性的喉头、气管、支气管痉挛所致的呼吸道梗阻而窒息。

（2）水上运动意外，如跳水或潜水可因头部撞击硬物或木桩等引起头颈或脊髓损伤。或因长时间潜水，在水中出现头晕、头痛、肌无力、共济失调，发生昏迷或死亡。

（3）人误入粪池、古井、污水池、化学物质储存池中，造成淹溺及全身损伤、中毒等。

（4）潜在性心、脑血管等慢性病在水中发作可引起淹溺。

（5）酒后游泳或游泳前服用镇静药。

2. 发病机制 根据发病机制，淹溺可分为湿性淹溺和干性淹溺；根据发生水域的不同，淹溺可分为淡水淹溺和海水淹溺等不同类型。

（1）湿性淹溺与干性淹溺发病机制（表9-2）。

表9-2 湿性淹溺和干性淹溺发病机制

	湿性淹溺	干性淹溺
缺氧原因	反应性屏气、缺氧	水中激烈挣扎，加重缺氧
呼吸道情况	大量水、污泥、杂草进入呼吸道	紧张、惊恐、寒冷等刺激引起喉头、气管反射性痉挛
主要致死原因	全身缺氧和二氧化碳潴留、窒息	窒息、缺氧导致呼吸及心搏停止
发病率	90%	10%

（2）淡水淹溺和海水淹溺病理改变特点比较（表9-3）。

表9-3 淡水淹溺和海水淹溺病理改变特点比较

	淡水淹溺	海水淹溺
水源性质	江、河、湖泊、水池属于低渗	海水属于高渗
血容量	增加	减少
血液性状	血液稀释	血液浓缩
红细胞损害	大量	很少
心室颤动	多见	很少发生
血浆电解质变化	低钠、低氯和低蛋白、高钾血症	高血钠、高血钙、高血镁
主要致死原因	急性肺水肿、急性肾衰竭、心室颤动、心力衰竭	急性肺水肿、脑水肿、心力衰竭

【临床表现】

根据溺水量的多少及持续时间长短等因素的不同，临床上可将溺水分为轻度溺水、中度溺水和重度溺水，其症状由轻到重见表9-4。

表9-4 轻度溺水、中度溺水和重度溺水临床表现比较

	轻度溺水	中度溺水	重度溺水
溺水时间	落水片刻	1~2分钟后	3~4分钟
神志	清楚	模糊	昏迷
呼吸情况	有反射性呼吸暂停	呼吸浅表或呼吸不规则	窒息
生命体征	心率加快、血压升高	心跳减慢、血压下降、反射减弱	面色青紫、腹部膨隆、呼吸停止、心跳停止、瞳孔散大

【辅助检查】

1. **动脉血气分析**　可有不同程度的低氧血症及代谢性酸中毒。

2. **血常规检查**　外周血白细胞总数和中性粒细胞增多，红细胞和血红蛋白因血液浓缩或稀释情况不同而变化不同。

3. **尿常规检查**　短期内可有蛋白尿及管型尿，严重者可出现血红蛋白尿。

4. **生化检查**　淡水淹溺者可出现低钠、低氯和低蛋白血症，溶血时出现高钾血症；海水淹溺者可出现血钠、血氯及镁浓度增加，血钾变化不明显。严重者出现肾功能异常如血中尿素氮增高。

5. **X 线检查**　见肺纹理增多，肺野有炎症改变或絮状渗出；两肺弥漫性肺水肿伴不同程度炎症。

6. **心电图**　偶有心律失常。

7. **CT 扫描**　可有肺水肿、脑水肿。

【急救要点】

1. 迅速将淹溺者救离出水。
2. 保持呼吸道通畅。
3. 实施有效的心肺脑复苏术，维持循环功能。
4. 对症处理，防治并发症。

【护理措施】

1. **紧急处理**

（1）**现场救治**

1）迅速将溺水者救上岸　救护者应沉着冷静，尽量脱去衣、裤、鞋子，游到溺水者后方，一手托着淹溺者的头颈或抓住腋窝仰游将其救上岸。立即松解患者衣领，启开口腔，清除口、鼻中的水、污泥、杂草及其他分泌物，有义齿者取出义齿，必要时将淹溺者的舌头拉出口外，以保持呼吸道通畅。

2）倒水救治

膝顶法：抢救者将淹溺者腹部横置于抢救者屈膝的大腿上，头部下垂，同时用手掌平压其背部，将呼吸道和胃内的水倒出（图 9 - 1A）；

肩顶法：抢救者可抱住淹溺者的双腿，其腹部放在抢救者的肩部，头部下垂，抢救者用肩部有节奏的顶压淹溺者腹部，以利于倒出水（图 9 - 1B）；

抱腹法　抢救者可抱起淹溺者的腰腹部，使背部朝上，头部下垂以倒水（图 9 - 1C）。注意切忌控水时间过长，以免影响心肺脑复苏。

3）如呼吸、心跳已停止者，应立即进行心肺脑复苏术，迅速转送医院，途中不中断护。

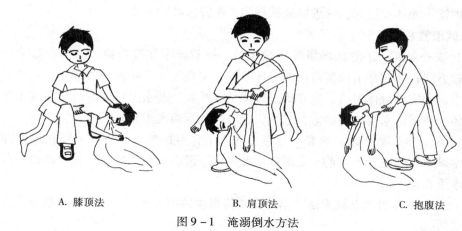

A. 膝顶法　　　　　　　　B. 肩顶法　　　　　　　　C. 抱腹法

图 9 - 1　淹溺倒水方法

（2）院内救治

1）迅速安置患者于抢救室，更换衣服，防寒保暖。

2）有效的生命支持　进一步维持呼吸功能高流量氧气吸入，必要时人工辅助通气，建立静脉通路，根据病情对症用药。心搏恢复后，常伴有生命体征不稳定。为判定血容量状况、预防低血容量，宜作中心静脉压（CVP）监测，根据临床表现、辅助检查、尿量、CVP 检查结果综合分析以指导临床用药和输液治疗。心搏骤停患者若胸外心脏按压无效，应持续 24 小时心电监测，如有室颤，可采用电除颤或药物除颤。

3）对症处理　纠正肺水肿、防治脑水肿、降低颅内压、控制肺部感染、纠正水电解质和酸碱失衡。

2. 病情观察

（1）严密观察患者的神志、呼吸频率、深度，判断呼吸困难程度。观察有无咯痰咳嗽症状，听诊肺部啰音及心电监护心率、心律情况，测量血压、脉搏。如有异常应及时报告医生配合抢救。

（2）注意监测尿的颜色、量、性质，准确记录 24 小时尿量。

3. 对症护理

（1）加强基础护理　做好口腔护理，对呼吸道分泌物多者，应采取翻身拍背、雾化吸入、电动吸痰等方法，以利痰液排出。

（2）复温护理　及时复温对纠正体温过低造成的严重影响是非常重要的，患者心跳呼吸恢复后，应脱去患者湿冷的衣物，除用干爽的衣被包裹全身外，还可用热水浴、热水袋等方法复温。

（3）心理护理　消除患者的焦虑、紧张心理，使其能积极配合；对自杀淹溺者，应尊重其隐私权，引导他们正确对待。同时做好家属工作，协同帮助患者消除自杀念头。

4. 用药护理

（1）掌握好输液量和速度。对海水淹溺者，切忌输入生理盐水。

（2）对淡水淹溺者，用输液泵严密控制输液速度，从小剂量、低速度开始，防止短时间内输入液体量过大，导致血液稀释和二次肺水肿的发生。

5. 健康教育

（1）安全教育　①游泳场所配备救生员、抢救设施和警告牌；游泳者要学会水中自救互救方法；②游泳前根据自己的身体状况一定要先活动肢体，做好热身运动，在游泳过程中，如突感身体不适，要立即上岸休息或呼救；③水温较低的应先在浅水处用水淋洗身体，待适应水温时再游泳，以免引起肢体痉挛而发生意外。

（2）水下作业安全防护教育　严格遵守水下作业的操作常规。不要在地理环境不清楚的水域水下作业，下水前一定要确保此处水下没有杂草、岩石或其他障碍；避免雷雨天气水下作业。

（3）广泛宣传溺水急救方法　向公众宣传溺水的相关知识并掌握正确的施救方法

第三节　电　击

电击（electrical injury）俗称触电（electrical shock）是指人体触及带电体，一定量的电流或电能量（静电）通过人体，引起组织局限性和全身性损伤或器官功能障碍，严重者可致呼吸和心跳停止。

【病因及发病机制】

1. 病因

（1）人为因素　用电人员缺乏用电的安全意识、违反用电或检修电器操作规程。

（2）自然因素　狂风暴雨、雷击、地震、冰灾、火灾、水灾等都可使带电的导线断落而造成意外触电事故。

（3）其他因素　由于某些原因电器设备绝缘受到破坏而漏电。

2. 发病机制　电击对人体的伤害包括电流本身以及电流转换为电能后热和光效应两个方面的作用。电流击伤对人的致命作用：一是低电压电击引起心室颤动，导致心脏停搏。二是高电压电击对延髓呼吸中枢的损害，引起呼吸中枢的抑制、麻痹，导致呼吸停止。另外，高压电击电流转换为热和光效应可使机体组织烧伤，轻者仅烧伤局部皮肤和浅层肌肉，重者可烧伤肌肉深层、内脏器官、甚至骨骼。电击引起的一系列急骤、严重的病理改变极为复杂。但主要的发病机制是组织缺氧。

（1）触电的方式

1）单相触电　指人体触及某相带电体，电流经过人体皮肤与地面接触形成回路的触电方式。此种触电是日常生活中最常见的电击方式。

2）二相触电　指人体不同的两处同时触及某二相带电体，电流从电位高的一相向电位低的一相传导，人体形成环形回路而触电的方式。此触电方式危险性很大。

3）跨步电压触电　是指电压较高的带电体落地时，此点形成一个圆周由高到低的电位差，离电线落地的中心点越近的电压越高，离中心点越远的电压越低，这种电位差称为跨步电压。当人体靠近中心点周围时电流从电压高的一端进入，从电压低的一端流出，形成回路导致触电，引起肌肉痉挛。如果人跌倒，电流可流进心脏，造成更大的损伤。

（2）电压对人体的作用 皮肤干燥时 25 伏以下为安全电压。电压越高，产生的电流越大，对人体损害越重。

（3）电阻大小 电阻越小，电流越大，对机体组织损害越严重。机体不同组织所含的水分和电解质含量不同，电阻大小也不同。电阻依次增大的组织为：血管、神经、肌肉、皮肤、脂肪、肌腱和骨骼。

（4）电流对人体的作用 触电的损伤程度与电流的类型、大小、电压高低、接触部位、持续时间及人体健康状况等均有密切关系。电流对人体的作用如表 9 - 5 所示。

表 9 - 5 电流对人体的作用

电流（毫安）	作用的特征	
	50 ~ 60 赫交流电（有效值）	直流电
0.6 ~ 1.5	开始有感觉 手轻微颤抖	没有感觉
2 ~ 3	手指强烈颤抖	没有感觉
5 ~ 7	手指痉弯	感觉痒和热
8 ~ 10	手已较难摆脱带电体 手指尖至手腕均感剧痛	热感觉较强 上肢肌肉收缩
50 ~ 80	呼吸麻痹 心室开始颤动	强烈的灼热感 上肢肌肉强烈收缩痉挛 呼吸困难
9 ~ 100	呼吸麻痹 持续时间 3 秒钟以上则心脏麻痹 心室颤动	呼吸麻痹
300 以上	持续 0.1 秒以上可致心跳 呼吸停止 机体组织可因电流的热效应而致破坏	

【临床表现】

1. 局部症状 低压电击引起的损伤伤口面较小、与健康皮肤分界清、边缘整齐，焦黄或灰白色，一般不损伤内脏；高压电击引起的损伤主要见于电流进口出口，面积大、伤口深。伤口呈干性创面，可有水泡，或坏死、炭化，可累及深部肌肉水肿或坏死。高压电击损伤时常发生前臂腔隙综合征，因肌肉组织损伤，使肌肉筋膜下组织压力增加，出现神经血管受压体征，表现为脉搏减弱，感觉及痛觉消失，常需行筋膜切开术。

2. 全身症状

（1）轻型 情绪紧张、恐惧、表情呆滞、脸色苍白、呼吸心跳加快。触电部位肌肉收缩，且有头晕、晕厥或短暂意识丧失。恢复期肌肉疼痛、神疲乏力、头痛及精神兴奋等。

（2）重型 多发生在高压电击，出现意识丧失、心搏和呼吸骤停，如抢救不及时可在数分钟内死亡。幸存者可有定向力丧失和癫痫发作。部分病例有心肌和心脏传导系统及肾脏直接损伤，可发生心肌梗死和急性肾衰竭。

3. 并发症

（1）循环系统　心肌损伤、心律失常和心功能障碍，严重者心搏骤停。

（2）神经系统　短期可有精神异常，继发肢体瘫痪、周围神经病。严重者有意识丧失，甚至昏迷。

（3）呼吸系统　吸入性肺炎、肺水肿、呼吸肌麻痹、呼吸停止。

（4）肾脏系统　急性肾功能衰竭。

（5）消化系统　内脏破裂、消化道出血或穿孔、麻痹性肠梗阻等。

（6）电解质紊乱　高钾血症、酸中毒。

（7）其他　继发感染、继发性出血或供血障碍、DIC或溶血，局部组织坏死、高压电击大肌群强直性收缩、发生脊柱压缩性骨折或骨关节脱位，伤者被抛掷可造成全身或局部骨折。

4. 后遗症

（1）眼、耳电击后　角膜烧伤、视网膜脱离、单侧或双侧白内障和视力障碍，严重者永久性失明或耳聋。

（2）孕妇电击后　常发生流产，死胎或宫内发育迟缓。

【辅助检查】

1. **ECG**　部分触电者有频发性或多源性室性期前收缩、心房颤动、心肌梗死和非特异性ST段降低。

2. **生化检查**　早期可有肌酸磷酸激酶（CPK）、谷氨酸草酰乙酸转氨酶（GOT）的活性增高。

3. **尿常规**　可见血红蛋白或肌红蛋白尿。

4. **动脉血气分析**　低氧血症和代谢性酸中毒。

【急救要点】

1. 迅速脱离电源。

2. 争分夺秒，就地有效抢救。

3. 妥善处理创面。

4. 防治并发症。

【护理措施】

1. 紧急处理

（1）现场救治

①迅速脱离电源　根据触电现场情况，采用最安全、最迅速的办法，使触电者脱离电源。

②保护创面　用干净的布或纸类进行包扎，减少污染，有利于院内治疗。

③轻型触电者　就地观察及休息1~2小时，以减轻心脏负荷，促进恢复。

④重型触电者　对心脏停搏或呼吸停止者立即进行心肺脑复苏，以减少并发症和后遗症，并迅速转送医院，途中加强监护。

（2）院内救治

1）保持呼吸道通畅　清除气道内分泌物，早期气管插管，给予高流量氧气吸入或人工呼吸，正压吸氧维持有效呼吸。

2）维持有效循环　首选盐酸肾上腺素，一般采用 1～5mg 静脉注射或气管内滴入，如无效可每 5 分钟注射一次以恢复心跳。心电监护及纠正心律失常，常用药物利多卡因，对异位心律有效，室颤时首次用量 1mg/kg，稀释后静脉缓慢注射，必要时 10 分钟后再注射 0.5mg/kg，总量不超过 3mg/kg。

3）防治脑水肿　患者头戴冰帽，颈、腋窝、腹股沟大血管处放置冰袋，乙醇擦浴使皮肤散热。当肛温降至 32℃时，暂停降温。应给予 20% 甘露醇、高渗糖及能量合剂，以减轻脑水肿，降低颅内压。

4）创面处理　包扎保护创面，防止感染，必要时用抗生素抗感染，注射 TAT 预防破伤风的发生，伤后 3～6 天切痂植皮。

5）筋膜松解术和截肢　肢体受高压电热灼伤，大块软组织灼伤引起的局部水肿和小血管内血栓形成，可使电热灼伤远端肢体发生缺血性坏死。需进行筋膜松解术，减轻灼伤部位周围压力，改善肢体远端血液循环。必要时行截肢手术。

2. 病情观察

（1）监测体温、呼吸、脉搏、血压及血氧饱和度。注意呼吸、脉搏的频率、节律，判断有无窒息及心律失常。注意患者的神志、瞳孔变化。

（2）观察尿的颜色和量的变化，对严重肾功能损害或脑水肿使用利尿剂和脱水剂者，应准确记录出入量。

（3）观察有无其他合并伤，做好护理记录并给予针对性的护理措施。

3. 对症护理

（1）保持呼吸道通畅　昏迷患者易发生坠积性肺炎，需加强肺部护理，按时翻身拍背，吸痰，清除气道内分泌物。

（2）加强基础护理　病情严重者做好口腔、皮肤护理，预防压疮的发生。保持患者局部伤口敷料的清洁、干燥。

（3）心理护理　对清醒患者应给予心理安慰，消除其恐惧、焦虑、紧张心理，解释治疗措施及目的，使其能积极配合。

4. 用药护理　维持水电解质平衡纠正酸中毒，可静脉滴注 5% 碳酸氢钠溶液，在用药过程中同时密切监测患者酸碱状态，避免用药不当造成碱中毒。

5. 健康教育

（1）普及安全用电知识　安全用电，严格遵守用电操作规程。

（2）向公众宣传防电常识　雷雨天应远离高压电杆、铁塔和避雷针；各项施工中要避开高压线的保护距离至少在 20m 以外。

（3）掌握发生电器火灾时灭火措施　立即切断电源，用二氧化碳灭火器灭火，切不可用水或泡沫灭火器灭火。

【病案讨论】

1. 患者，男，40 岁，烈日下工作 3 小时后，出现大量出汗、口渴、胸闷、心悸、恶心等症状，血压 84/46mmHg，经静脉滴注葡萄糖盐水后，上述症状明显减轻。

思考题：

（1）如何对患者进行现场急救？

（2）如何对患者进行健康教育？

2. 患者，男，45 岁，钓鱼时钓鱼竿触到高压线时突然跌倒，意识丧失 3 分钟。

思考题：

（1）请问该患者发生了什么情况？

（2）如何对患者进行现场急救？

第十章　脏器功能衰竭

第一节　急性心力衰竭

急性心力衰竭是由于急性心脏病变引起心排血量显著、急骤降低导致的组织器官灌注不足和急性淤血综合征。临床上，急性左心衰竭较为常见，病情凶险，须立即抢救；急性右心衰竭即急性肺源性心脏病较少单独出现，常继发于右心室梗死、急性肺栓塞和右侧心瓣膜病。本节主要讲述急性左心衰竭。

【病因及发病机制】

1. 病因

（1）慢性心力衰竭急性加重

（2）急性心肌严重损害　如急性心肌梗死、急性心肌炎、心肌病等。

（3）急性容量负荷（前负荷）过重　见于输血、输液过多过快，心肌梗死引起的室间隔穿孔、腱索断裂，心内膜炎、瓣膜病引起的瓣膜关闭不全，某些有分流的先心病等。

（4）急性压力负荷（后负荷）过重　见于急进性恶性高血压，严重的心脏瓣膜狭窄，突然中断降压药治疗，心房黏液瘤或血栓堵塞瓣膜口等。

（5）急性心室充盈受限　如急性心脏压塞、限制性心肌病、缩窄性心包炎等。

（6）恶性心律失常　如房颤伴快速心室率、室上性心动过速、室性心动过速、室颤等。

2. 发病机制

上述原因可导致心肌损伤和坏死，心脏收缩力突然严重减弱，血流动力学障碍，神经内分泌激活，心肾综合征，或左室瓣膜急性反流，心排血量急剧降低，肺静脉压突然升高，肺毛细血管压随之升高使血管内液体渗入到肺间质和肺泡内形成急性肺水肿。

【临床表现】

1. 呼吸困难

（1）劳力性呼吸困难　最初仅发生在重体力劳动时，休息后可缓解。随着病情的进展，日渐减轻的体力负荷亦可引起呼吸困难，劳动能力逐渐降低乃至丧失。

（2）端坐呼吸　呼吸困难发生在卧位时，采取高枕卧位、半卧位甚至端坐位方使症状减轻。

（3）夜间阵发性呼吸困难　入睡 1~2 小时后突然因憋气而惊醒，被迫坐起，呼吸深快，端坐后症状可自行缓解。

（4）急性肺水肿　患者突然出现呼吸困难，呼吸频率达每分钟 30~40 次，强迫坐位，口唇发绀，大汗，频繁咳嗽，咳大量白色或粉红色泡沫样痰。双肺满布哮鸣音和湿啰音，心率增快，肺动脉瓣区第二心音亢进，心尖部第一心音减弱，频率快，可闻及收缩期杂音和舒张期奔马律。

2. 咳嗽、咳痰、咯血

3. 乏力、疲倦、嗜睡

【辅助检查】

1. **血流动力学**　急性左心功能衰竭时，肺毛细血管楔压、心室舒张末期压升高，心排出量、心脏指数、射血分数降低。其中肺毛细血管楔压和左室舒张末期压是监测左心功能的敏感指标。

2. **动脉血气分析**　病情早期，二氧化碳分压降低；病情继续发展，患者呼吸肌无力或发生神志改变，出现二氧化碳分压升高。

3. **胸片**　病情进展至肺泡水肿，两肺出现广泛分布的斑片状阴影，常融合成片，聚集于以肺门为中心的肺野中心部分，呈"蝴蝶状或翼状"，肺尖、肺底及肺野外围部分清晰。

4. **超声心动图**　可以证实结构性改变、协助病因诊断。

【急救要点】

争分夺秒地进行抢救，救治原则是降低左房压和（或）左室充盈压，增加左室心搏量，减少循环血量和减少肺泡内液体渗入，以保证气体交换。

1. **纠正缺氧**　首先应给予吸氧，4~6L/min，以增加心肌及其他脏器的供氧。为减少气道中水肿液产生的大量泡沫对通气和弥散的影响，可在湿化瓶中加入消泡沫剂（如30%酒精）。如高流量吸氧（8~10L/min）仍不能使氧饱和度维持在90%以上，可考虑使用无创通气。若面罩无创通气的效果仍不好，则需气管插管使用正压通气。

2. **体位**　端坐卧位。

3. **镇静**　患者呼吸困难、精神紧张、烦躁不安，这些症状既增加氧耗，又加重心脏负担，要及时正确地使用镇静剂。吗啡是目前最有效的药物，皮下或肌肉注射 5~10mg，紧急时可静脉注射 3~5mg，可以镇静、降低紧张情绪、减慢心率、减少心肌耗氧、扩张周围容量血管，减少回心血量，使血液由肺部转移到周围循环中，还可以松弛支气管平滑肌，使通气功能改善。

4. **血管扩张剂**　可以减轻心脏的前、后负荷。临床首选硝酸甘油，硝酸酯类药物主要作用在较大静脉，可以增加血管床容积，减少回心血量。未建立静脉输液途径时可舌下含化硝酸甘油片 0.3~0.6mg，静脉滴注时，自 10μg/min 开始，逐渐增加剂量，每次增加 5~10μg，维持收缩压在 100mmHg 左右，原有高血压者血压降低幅度以不超过 80mmHg 为度。还可以使用酚妥拉明、硝普钠等药物，以扩张动脉，降低外周血管阻力，减轻心脏后负荷。

5. 氨茶碱 可缓解支气管痉挛，增强心肌收缩力，扩张外周血管。支气管哮喘与心源性哮喘无法鉴别时也可应用。常以 0.25g 用 20ml 液体稀释后缓慢静脉推注。

6. 利尿剂 血管扩张及利尿可迅速减少血容量，降低心脏前负荷，有利于肺水肿的缓解。如呋塞米 20~40mg 静脉注射，10 分钟左右出现血管扩张作用，15 分钟发挥利尿作用，可维持 2 小时。

7. 强心剂 分为洋地黄类及非洋地黄类。洋地黄类常用速效制剂，如毛花苷 C 0.2~0.4mg 稀释后静脉缓慢推注，起效时间为 10~30 分钟，峰效时间 1~2 小时，2 小时后可酌情再给 0.2~0.4mg。低钾情况下，容易发生过量中毒，须予以注意；心梗急性期 24 小时内不宜用洋地黄类药物。非洋地黄类强心剂有多巴胺、多巴酚丁胺、米力农、氨力农等，也可使用。

8. 糖皮质激素 对急性肺水肿的治疗有一定价值，它可降低毛细血管通透性，减少渗出，扩张外周血管，解除支气管痉挛，稳定细胞溶酶体和线粒体，减轻细胞和机体对刺激性损伤所致的病理反应。在病程早期足量使用，常用地塞米松 5~10mg/次或氢化可的松 100~200mg/次，静脉给药，根据病情可重复使用。

9. 去除病因和诱发因素 在抢救急性心力衰竭的同时，应努力寻找并积极消除病因和诱发因素，如治疗肺部感染、控制高血压、消除心律失常等。

10. 辅助循环 ①主动脉内球囊反搏（intra - aortic balloon pump，IABP）：在药物治疗无明显效果时可采用。其作用原理是：在左心室收缩时，主动脉球囊放气以降低心脏后负荷；心室舒张早期球囊下端的副囊先行膨胀，以阻止上部主球囊膨胀时该部位主动脉内血液向下半身流去；心室舒张中晚期球囊完全膨胀，使冠状动脉及主动脉弓分支的血流增多，从而增加心肌和脑部供血。②心脏起搏器：在窦性心动过缓、房室传导阻滞等情况时可考虑使用。

【护理措施】

1. 紧急处理

（1）体位 采取坐位或半坐位，双腿下垂，并提供依靠物，如高枕、高被、小桌等，以节省患者体力，减少回心血量，必要时可轮流结扎四肢。注意保护，防止坠床。

（2）吸氧 注意保持鼻导管的通畅。

（3）镇静 遵医嘱给予镇静剂，并陪伴安慰患者，消除患者不安、恐惧、烦躁等情绪，减轻心脏负荷。

（4）建立静脉通道 至少开放 2 条静脉通道，并保持通畅。

2. 病情观察 严密观察患者生命体征变化、呼吸困难程度、咳嗽与咳痰情况以及肺内啰音变化。

3. 对症护理 用力排便和排尿是诱发或加重心力衰竭的常见原因，要给予高纤维饮食，必要时服用缓泻剂。对前列腺肥大引起排尿不畅者，放置导尿管。

4. 用药护理 使用利尿剂时，应记录出入量，注意电解质问题，利尿剂应用时间较长的患者要补充多种维生素和微量元素，应用髓襻利尿剂情况下不要过分限制钠盐摄入量，以避免低钠血症；使用血管扩张剂要控制输液速度，并监测血压，防止低血压；使用硝普钠时应避光，并现配现用；吗啡对呼吸有抑制作用，使用吗啡要密切观察呼吸变化；洋地黄类药物中毒可引起胃肠道反应，黄视或绿视以及复视，神经系统症状如头晕、头痛、倦怠，心律失常等，要严密观察，若出现中毒反应，应立即停用洋地黄类药物。

5. 健康教育 有心脏病病史的患者要注意日常防护，保持情绪稳定；输液、输血不宜过快；遵医嘱服用药物；进食易消化食物，避免一次大量进食，不宜饱餐。在总量控制下，可少量多餐（6～8 次/天），避免低血压。

第二节 急性呼吸衰竭

呼吸衰竭（Respiratory Failure）是指各种原因引起的肺通气和（或）换气功能严重障碍，以致在静息状态下亦不能维持足够的气体交换，导致低氧血症伴（或不伴）高碳酸血症，进而引起一系列病理生理改变和相应临床表现的综合征。根据病程，分为急性和慢性呼吸衰竭；根据二氧化碳分压是否升高，分为 I 型（低氧血症，二氧化碳分压正常或降低）和 II 型呼吸衰竭（低氧血症伴二氧化碳潴留）；根据发病机制的不同，分为通气性和换气性呼吸衰竭；根据原发病变的不同，分为中枢性和外周性呼吸衰竭。本节讲述急性呼吸衰竭。

急性呼吸衰竭是由于某些突发的致病因素，如严重呼吸系统或颅内感染、创伤、休克、电击、急性气道阻塞、急性肺水肿等，使肺通气和（或）换气功能迅速出现严重障碍，在短时间内引起呼吸衰竭。急性呼吸衰竭起病急骤，进展迅速，特别是完全窒息或呼吸骤停最为危险，可在数分钟内致命。

急性呼吸窘迫综合征（Acute Respiratory Distress Syndrome，ARDS）是指由于严重感染、休克、创伤及烧伤等非心源性的各种肺内、外致病因素导致的急性低氧性呼吸功能不全或衰竭。

【病因及发病机制】

1. 病因

（1）**呼吸道疾病** 慢性支气管炎、支气管哮喘、肿瘤、异物吸入等使气道阻力增加或完全阻塞导致急性呼吸衰竭。

（2）**胸廓疾病** 大量胸腔积液、气胸、广泛胸膜肥厚粘连、胸廓畸形、外伤、手术等影响胸廓、肺的弹性和扩张。

（3）**神经肌肉系统疾病** 如脑肿瘤、脑血管疾病、脑炎、颅脑外伤、镇静药物中毒等直接损伤呼吸中枢，抑制自主呼吸；脊髓灰质炎、急性感染性多发性神经根炎、重症肌无力、高位颈髓损伤、抗胆碱酯酶药物中毒等因素使呼吸肌失去正常的舒缩功能，通气不足，引起呼吸衰竭。

（4）**肺实质疾病** 如重症肺炎、肺间质纤维化、放射性肺炎、吸入毒性气体对肺组织的破坏，各种原因引起的急性肺水肿等。

2. 发病机制

（1）**通气功能障碍** 引起通气功能障碍的原因主要有两种：一是限制性通气功能障碍，因肺泡扩张受限引起；二是阻塞性通气功能障碍，因气道阻力增高引起。健康成人在静息状态下约需 4L/min 的肺泡通气量才能保证有效的氧和二氧化碳交换，维持血氧和二氧化碳分压正常。上述病因导致呼吸停止或呼吸肌无力，肺泡通气不足，妨碍氧气的吸入和二氧化碳的排出，使肺泡中氧分压降低，二氧化碳分压升高，肺泡-毛细血管压力差减小，影响气体的弥散。

（2）**通气/血流比例失调** 正常情况下，通气/血流比例为肺泡通气量（4L/min）与心排出量（5L/min）之比，约为 0.8，如果通气/血流比例 >0.8，空气进入肺泡也不能与血液发生气体交换，称为无效腔样通气，即通气过度而血流量不足，称为"有气无血"；如果通气/血流比例 <0.8，经过肺泡的血流未经过气体交换就进入肺静脉，称为功能性分流，即有血流灌注而无通气，称为"有血无气"。无效腔样通气和功能性分流均影响气体交换，导致低氧血症。

（3）**弥散障碍** 上述疾病导致肺泡毛细血管膜面积减少、厚度增加，会影响气体的弥散。二氧化碳的弥散力是氧气的 20 倍，弥散功能障碍首先引起低氧血症，只有当弥散功能严重受损时，才会影响二氧化碳的弥散，引起二氧化碳潴留。

【临床表现】

主要表现是低氧血症所致的呼吸困难和多器官功能障碍。

1. 呼吸困难 是呼吸衰竭最早出现的症状，表现为鼻翼扇动、呼吸急促、点头或提肩呼吸、三凹征。中枢型呼吸衰竭或周围型呼吸衰竭发展至肺性脑病时，表现为呼吸频率和节律的改变，而无呼吸困难。

2. 发绀 为缺氧的典型表现，取决于缺氧的程度、血红蛋白量、心功能等因素的影响。一般氧饱和度低于 90%，可在口唇、指甲出现发绀。贫血者发绀不明显或不出现发绀。

3. 精神神经症状 急性缺氧可出现神志恍惚、烦躁、谵妄、抽搐、昏迷等症状；轻度二氧化碳潴留表现为兴奋症状，如失眠、烦躁、躁动等，若未引起重视，急性二氧化碳潴留则可出现中枢抑制，表现为神志淡漠、嗜睡、昏迷等，称为"肺性脑病"。

4. 循环系统症状 由于缺氧，心率增快，血压升高，肺循环小血管收缩，肺动脉压力升高；严重缺氧出现血压下降、心律失常、心室颤动以至心搏骤停。二氧化碳潴留可直接作用于血管平滑肌，使血管扩张，表现为浅表静脉充盈、皮肤温暖、潮湿多汗、脉搏洪大，严重二氧化碳潴留时血压下降。

5. 其他　缺氧和二氧化碳潴留对胃肠道、肝、肾功能均有影响，可引起消化道出血、转氨酶升高、蛋白尿、血尿素氮升高等，均为可逆性，可随呼吸衰竭的纠正而好转。

【辅助检查】

1. 动脉血气分析　是诊断呼吸衰竭的主要指标，对于判断呼吸衰竭和酸碱失衡的严重程度有重要意义。动脉血氧分压（PaO_2）低于 60mmHg，二氧化碳分压（$PaCO_2$）正常或降低，为 Ⅰ 型呼吸衰竭；若同时伴有 $PaCO_2 > 50$mmHg，为 Ⅱ 型呼吸衰竭。

2. 肺功能检查　除血气分析外，其他一些呼吸生理功能指标测定也能帮助诊断呼吸衰竭，如最大吸气口腔闭合压 > 26.6（kPa）提示呼吸衰竭，13.3 ~ 26.6（kPa）为前驱性呼吸衰竭。

3. 影像学检查　影像学检查对明确呼吸衰竭的病因有很大的帮助，如胸部 X 线检查有助于明确肺栓塞、肺炎、气胸、胸腔积液或多发性肋骨骨折等，心电图检查有助于明确急性呼吸衰竭出现的心动过速和其他各种心律失常。

【急救要点】

1. 机械通气　各种类型的呼吸衰竭，只要氧疗、药物治疗无效就应及时应用机械通气。

2. 氧疗　不同类型的呼吸衰竭其氧疗的指征和给氧的方法不同。原则是：Ⅰ 型呼吸衰竭给予较高浓度（ > 35%）吸氧。Ⅱ 型呼吸衰竭给予较低浓度（ < 35%）持续吸氧。

3. 呼吸兴奋剂　必须在保持气道通畅的前提下使用。我国常用尼可刹米和洛贝林，现有争议，国外用多沙普仑取代。

4. 病因及对症治疗　在治疗呼吸衰竭的同时，要分析病情，寻找病因，积极处理原发病，如解除呼吸道梗阻、控制感染、纠正心衰等。呼吸衰竭导致的消化道出血、肝肾功能障碍、酸碱失衡、电解质紊乱等，也要给予对症处理。

【护理措施】

1. 紧急处理

（1）氧疗　根据病情和医嘱选择吸氧方式、浓度及时间。若吸入高浓度或纯氧要严格控制吸氧时间，避免氧中毒。

（2）保持气道通畅　①胸部理疗：鼓励患者咳嗽，每 1 ~ 2 小时变换 1 次体位，通过体位引流、背部拍击和振动等胸部理疗技术促进痰液排出；②气管内抽吸：气管内插管或气管造口患者应及时进行气管内抽吸，清除气道分泌物。

2. 病情观察

（1）监测生命体征　尤其是呼吸频率的变化，如呼吸频率过快或过慢，常提示呼吸功能不全。

（2）**密切观察全身状况**　观察意识状态、发绀、皮肤的温湿度、出血倾向、球结膜有无充血水肿、呼吸运动的对称性、呼吸音和啰音、尿量、有无腹胀、消化道出血，昏迷患者要检查瞳孔大小及对光反射、肌张力、腱反射和病理体征等。

（3）**动脉血气分析**　可监测是否缺氧和二氧化碳潴留、有无酸碱失衡，也是调整呼吸机参数的依据。

（4）**脉搏氧饱和度**　无创连续监测，与动脉血氧饱和度有很好的相关性，能够反应患者氧供的情况、氧疗效果。

（5）**二氧化碳分压监测**

3. 机械通气患者的护理

（1）记录上机时间、设置的参数，观察呼吸机的工作状况及患者的情况，如气道压、呼吸频率、潮气量等，防止人机对抗、气压伤（如气胸、皮下气肿）等并发症。

（2）注意加强人工气道的管理，如湿化、吸痰、换药、气囊的充放气等。

（3）注意吸痰前后检查肺部的体征，以判断吸痰的效果。

（4）加强管道护理，防止脱管、堵塞等。

4. 用药护理　使用呼吸兴奋剂时必须保持气道通畅，以免促发呼吸肌疲劳，加重 CO_2 潴留；当大剂量应用时可出现血压增高、心悸、心动过速、咳嗽、呕吐、皮肤瘙痒、震颤、肌强直、出汗、颜面潮红和发热，甚至可出现惊厥、中枢抑制等症状应及时停药。

5. 健康教育　向患者说明保持呼吸道通畅的重要性，指导有效排痰；上呼吸机前要向意识清楚的患者解释使用呼吸机的必要性及如何配合；建立人工气道后患者失去了语音表达能力，要积极采用语言及非语言的沟通方式（如手势、写字板等）加强与患者的交流，了解其需求，提供必要的帮助；安排家人、朋友的探访，缓解其心理压力，促进康复。

第三节　急性肝衰竭

急性肝衰竭的定义和命名，至今存在争议。目前，绝大多数学者认为急性肝衰竭（Acute Liver Failure，ALF）是原来无肝细胞疾病的个体，由多种病因使肝细胞大量坏死或功能障碍而导致的一种综合征，临床以黄疸迅速出现并进行性加深、凝血功能障碍和肝性脑病为主要临床特征。包括暴发性肝衰竭（Fulminant Hepatic Failure，FHF）和亚暴发性肝衰竭（Subfialminant Hepatic Failure，SHF）。

【病因及发病机制】

1. 病因

（1）**病毒性肝炎**　是我国最重要的原因，以乙肝最常见，其他还有甲、丙、丁、戊、庚型肝炎病毒，EB 病毒，巨细胞病毒，柯萨奇病毒等。

（2）**代谢失常**　如急性肝豆状核变性、Reye 综合征（水杨酸类药物的使用与本病的发生有密切关系）和妊娠急性脂肪肝等。

（3）药物中毒 以抗结核药、抗抑郁药、非甾体抗炎药和抗癌药最常见，如利福平、异烟肼、对乙酰氨基酚、四环素、氟烷、铅、酒精等均可损伤肝细胞。

（4）毒物 四氯化碳、磷、锑、三氯乙烯、氯仿、硝基苯、毒蕈、鱼胆等均可引起严重的肝损害。

（5）其他 自身免疫性肝炎、恶性肿瘤、脓毒症、中暑、短期大量饮酒等。

2. 发病机制

急性肝衰竭的发病机制非常复杂，不同病因所致的 ALF 发病机制不同，同一病因所致的 ALF 不同发展阶段发病机制也有主次、轻重之分，肝细胞缺血缺氧（如休克、肝血管阻塞）、对肝细胞产生毒性作用（如药物中毒）、免疫反应（如病毒性肝炎）以及有关的细胞因子和炎性介质（如肿瘤坏死因子、白细胞介素）等都可造成肝细胞坏死和肝功能障碍，引发一系列代谢紊乱。

【临床表现】

1. 症状 全身无力，恶心，呕吐，食欲减退，明显腹胀。

2. 体征 黄疸进行性加深，进展快。

3. 并发症

（1）肝性脑病 是 ALF 最重要的表现和主要的诊断依据。可分为四期：

Ⅰ期（前驱期）：出现头痛，头晕，轻度情绪和行为改变，多语，注意力和计算能力下降，轻度协调能力障碍。此期易被忽略。

Ⅱ期（昏迷前期）：行为异常，间歇性定向力障碍，扑翼样震颤，构音障碍，有腱反射亢进、肌张力增高、Babinski 征阳性等神经体征。

Ⅲ期（昏睡期）：昏睡，但可唤醒，语无伦次各种神经体征持续或加重，脑电图异常。

Ⅳ期（昏迷期）：昏迷，不能唤醒，对疼痛刺激无反应，去大脑强直。

（2）脑水肿 约50%～80%的患者可出现脑水肿，与肝性脑病极难鉴别，漏诊率高，表现为昏迷程度迅速加深、频繁抽搐、呼吸不规则、瞳孔异常、血压持续升高、视盘水肿。

（3）凝血功能障碍 因肝脏合成凝血因子减少、DIC、血小板减少等因素影响，可出现皮肤、黏膜、内脏广泛出血，甚至危及生命。

（4）肝肾综合征 ALF 引起的急性肾衰竭，患者出现少尿或无尿、氮质血症、酸中毒、高钾血症等表现，大多数为功能性。当 ALF 经治疗改善后，肾衰竭可逆转。

（5）其他 如腹水、呼吸衰竭、低血压、心律失常、继发感染等。

【辅助检查】

1. 肝炎病毒学检查 甲、乙、丙、丁、戊型肝炎标志物检测有助于病因诊断。

2. 肝功能 ①转氨酶和胆红素均迅速、明显升高，数日内胆红素升至 171.1μmol/L

或每日上升 17.1μmol/L 以上，如果出现"胆 - 酶分离"现象，即胆红素继续上升，转氨酶反而下降，提示预后不良；②白蛋白/球蛋白比例倒置；③血氨升高。

3. 血生化 ①电解质紊乱：可有低钾、低钙、低钠、低镁等改变；②低血糖：空腹血糖可 <2.22mmol/L；③血胆固醇降低：与肝细胞脂肪代谢障碍，不能正常合成胆固醇有关，<2mmol/L 时预后不良。

4. 凝血指标 凝血酶原时间延长，凝血酶原活动度降低，血纤维蛋白原减少。ALF 合并 DIC 时要求凝血酶原时间 >15s，纤维蛋白原 <1.25g/L，血小板 <50×10⁹/L。

5. 血气分析 早期呈呼吸性碱中毒，与通气过度有关；低钾可致代谢性碱中毒；肝肾综合征时出现代谢性酸中毒。

【急救要点】

ALF 的治疗原则是加强支持治疗，预防和及时处理并发症，维持各脏器功能，为肝细胞再生赢得时间和条件。

1. 一般治疗 绝对卧床休息，给予低脂、低蛋白、高碳水化合物饮食，保证供给足够的热量（每日 25～35kcal/kg）和维生素，每日或隔日输新鲜血浆、白蛋白，以提高胶体渗透压、补充凝血因子、携带转运胆红素。

2. 保肝治疗 应用细胞活性药物、胰岛素—胰高血糖素疗法、促肝细胞生长素、前列腺素 E 等药物治疗。

3. 并发症处理

（1）肝性脑病 ①减少肠道氨的产生和吸收：禁食蛋白质；生理盐水清洁灌肠或白醋保留灌肠；口服 33% 硫酸镁或 20% 甘露醇导泻；②抑制肠道细菌生长：口服新霉素或甲硝唑；③促进毒物的代谢清除：常用谷氨酸钠、谷氨酸钾、精氨酸、支链氨基酸等静脉滴注。

（2）脑水肿 给予甘露醇快速静滴或与呋塞米交替使用。

（3）肝肾综合征 按急性肾衰竭治疗。

（4）出血 ①预防应激性溃疡；②补充 VitK₁、新鲜血浆、纤维蛋白原、凝血酶原复合物等；③合并 DIC：早期肝素治疗，继发纤溶亢进时加用抗纤溶药物。

（5）预防感染 全身使用有效抗生素预防肠道、腹腔、肺部感染。

4. 其他 通过血液净化治疗，减轻对机体的影响。如肝细胞破坏广泛，或为终末期肝病，可进行肝移植。

【护理措施】

1. 紧急处理 及时清除呼吸道分泌物，保持气道通畅，防止气道阻塞和继发感染；采取半卧位，头部抬高 20°～30°，有利于肺脏扩张和改善肺通气。

2. 病情观察 密切观察生命体征、神志、皮肤有无出血点、瘀斑、性格异常及其他神经系统的症状和体征等。

3. 对症护理

（1）对大量腹水的患者，定期测量腹围，密切观察腹水消长情况；记录液体出入量和体重；给予低盐或无盐饮食，严重者限制每日的入水量；使用利尿剂者注意监测血生化指标，避免电解质紊乱；必要时酌情放腹水，一次放液量3000~5000ml，同时补充白蛋白。

（2）注意保持皮肤清洁卫生，水肿部位的皮肤防止受压和破损。

4. 饮食护理　给予高热量、高维生素且易消化的低盐、低脂食物，适当限制动物脂肪的摄入。

5. 用药护理　慎用各种易诱发肝性脑病的药物。注意药物不良反应。

（1）新霉素和甲硝唑　长期口服有耳毒性和肾毒性等，注意观察听力和肾功能。

（2）谷氨酸钠、谷氨酸钾、精氨酸　滴注过快可引起流涎、呕吐、皮肤潮红等。注意：①少尿、尿闭禁用，肾功能不全者慎用；②用药期间应注意观察电解质平衡，必要时测血二氧化碳结合力及血钾、血钠、血氯含量。

（3）支链氨基酸　输注过快时，可引起恶心、呕吐等不良反应，故输注速度宜慢；遇冷易析出结晶，可微温溶解后再使用。

（4）禁用肥皂水灌肠

6. 健康教育　告知患者不能随意使用对肝有损害的各种药物，不食用可疑的野生蘑菇，禁酒，避免进食粗糙、坚硬或刺激性食物，不进食增加肝脏解毒负荷的食物和药物。关心、安慰和鼓励患者，减轻焦虑，增强自信心。

第四节　急性肾衰竭

急性肾衰竭（Acute Renal Failure，ARF）是由各种原因引起的肾功能在短时间内突然下降而出现的氮质滞留和尿量减少综合征。急性肾衰竭有广义和狭义之分，广义的急性肾衰竭分为肾前性、肾性和肾后性三类；狭义的急性肾衰竭指急性肾小管坏死。

【病因及发病机制】

1. 病因

急性肾衰竭可见于各科疾病，不同的病因、病情、病期导致的急性肾衰发病机理、临床表现、治疗和预后均不相同。引起急性肾衰竭的原因有很多，可以归纳为以下三大类：

（1）肾前性　各种肾前性因素，如大出血、脱水、大量腹水、严重水肿、心功能衰竭等。

（2）肾性　由各种肾实质性疾病或肾前性肾衰竭发展而来。见于以下情况：①肾小管疾患：缺血缺氧、肾毒性药物、异型输血、高钙血症等均可损伤肾小管，引起急性肾衰竭，是急性肾衰竭的主要病因；②肾小球疾患：见于各型急进性肾小球肾炎、急性弥漫性狼疮性肾炎等；③肾间质疾患等。

（3）肾后性　各种原因引起的急性尿路梗阻，梗阻上方压力升高，压迫肾实质使肾功能急剧下降。可见于结石、肿瘤、血块、坏死肾组织、肥大的前列腺引起的尿路梗阻，以及输尿管外肿瘤压迫、纤维组织粘连引起的梗阻等。

2. 发病机制　急性肾衰竭发病机制复杂，有多种因素参与，至今未完全阐明。

（1）肾血流动力学异常　主要为肾血流量下降，肾内血流重新分布，表现为肾皮质血流量减少、肾髓质充血。

（2）细胞代谢障碍　细胞缺血缺氧使 ATP 含量明显下降，导致 ATP 依赖的转运泵（如 Na－K－ATP 酶、Ca－ATP 酶）活力下降，细胞内外离子梯度丧失，细胞水肿，胞浆中钙离子蓄积，导致细胞功能不全，最终死亡。

（3）肾小管损伤学说　肾小管损伤严重时，上皮细胞脱落，在管腔中形成管型，管腔被堵塞，压力升高，一方面妨碍肾小球滤过，另一方面使管腔内液体经过受损的细胞间隙反漏入间质，造成肾间质水肿，进一步加重缺血，降低肾小球滤过。

【临床表现】

急性肾衰竭的病因不同，临床表现也有差异。典型的临床经过分为三期：

1. 起始期　此期患者常遭受一些病因如低血压、缺血、脓毒血症和肾毒素等影响，但尚未发生明显的肾实质损伤，此期可预防，如果病因加重，肾小球滤过率下降，急性肾衰竭的表现变得明显，则进入维持期。

2. 维持期　也称为少尿期。持续二、三天或三、四周，平均 10 天左右，超过 1 个月，提示肾损害严重，有广泛的肾皮质坏死。本期有以下临床表现：①尿量明显减少：少于 400ml/d 为少尿，少于 100ml/d 为无尿；②水电解质紊乱：全身水肿，体重增加，血压升高，并出现低钠、低钙、高钾等电解质紊乱；③循环系统：心包炎、左心衰竭、高血压；高血钾抑制心脏出现房室传导阻滞、心率减慢甚至心搏骤停；④呼吸系统：咳嗽、胸痛、呼吸困难；⑤消化系统：厌食、恶心、呕吐、腹胀、消化道出血等；⑥神经系统：神志模糊、抽搐、昏迷等；⑦血液系统：贫血及出血倾向。

3. 恢复期　持续 1～3 周，可进入多尿期，尿量增加甚至超过正常，每日达 3000～5000ml 以上，患者可能出现脱水、血压下降，血尿素氮、肌酐仍可进一步升高，可能出现感染、其他脏器功能衰竭等并发症。多尿期之后肾功能恢复正常约需 3 个月到 1 年，部分患者遗留有不同程度的肾功能损害。

【辅助检查】

1. 尿液检查　对病因诊断有重要的意义。红细胞管型提示肾小球肾炎或血管炎；棕色尿，离心后可看到较多肾小管上皮细胞时，支持急性肾小管坏死的诊断；有较多嗜酸性粒细胞，提示间质性肾炎；有色素管型，提示为血红蛋白或肌红蛋白尿引起。急性肾小管坏死时，尿比重 < 1.016，尿渗透压 < 350mmol/L，尿肌酐/血肌酐 < 20；肾前性少尿时，尿比重 > 1.020，尿渗透压 > 500mmol/L，尿肌酐/血肌酐 > 40。

2. 血生化　①血尿素氮、肌酐升高：血尿素氮每日升高 3.6～7.1mmol/L，肌酐每日升高 44.2~88.4μmol/L，但在高分解状态下，要远远高于此水平。②低钠：肾脏排尿减少导致水、钠潴留，当水潴留超过钠时，发生稀释性低钠血症。③高钾：由于排泄减少，酸中毒，组织分解等因素使血钾升高，一般每日不超过 0.5mmol/L，当合并感染、溶血、组织破坏时，每日可达 1~2mmol/L。④酸中毒：酸性代谢产物不能排出而引起，血生化中二氧化碳结合力下降，或血气分析中 pH 降低，HCO_3^- 降低。⑤其他：如低钙、低氯、高镁、高磷等。

3. 影像学检查　①B 超：可以了解肾脏大小、结构，有无结石及肾盂积水等，有助于鉴别诊断。②逆行肾盂造影：适用于高度怀疑梗阻性无尿，一侧肾盂插管持续有尿导出，即可确诊梗阻性无尿，将导管暂时留置引流有助于改善病情。③肾血管造影：适用于肾血管因素导致的急性肾衰竭的诊断和鉴别诊断。④放射性核素检查：肾图、肾扫描对少尿鉴别诊断有帮助，但必须结合临床资料，因肾前性少尿常出现梗阻现象。

4. 肾穿刺　病因不明确、临床表现不典型，难以确定治疗方案者，进行肾活检有助于诊断、治疗及判断预后。

【急救要点】

主要有病因和诱因治疗，控制发病环节，纠正严重代谢失常等并发症，血液净化，对症支持治疗。

1. 纠正可逆性病因

（1）去除诱发因素　迅速纠正休克，恢复有效血容量，缩短肾脏缺血缺氧的时间；有效控制感染；慎用肾毒性药物。

（2）利尿冲刷治疗　如休克纠正后仍无尿，提示肾细胞已受损伤，有发展成为肾小管坏死的危险，应用甘露醇、呋塞米等利尿剂可增加尿量，减少肾小管堵塞，降低管内压，增加肾小球滤过率。

（3）药物　血管紧张素转换酶抑制剂可抑制血管紧张素 Ⅱ 生成，阻滞管－球反馈，使激肽释放酶增加，改善肾血流；前列腺素 E_1 可增加肾血流及肾小球滤过率；钙离子拮抗剂（如维拉帕米、硝苯地平）可以减少钙离子内流，扩张肾血管，增加肾血流，对缺血性急性肾衰竭有预防作用。

2. 各期治疗

（1）少尿期

①严格限制液体入量　量出为入，每日入量≤前一天尿量＋肾外丢失量（呕吐、大便、引流等）＋500ml（不显性失水），参考体温、湿度的影响，以每日体重减轻 0.5kg 以下为限，体重丢失过多有脱水的危险。

②纠正酸碱、电解质紊乱　电解质紊乱、高钾是少尿期主要的死亡原因，应将血钾控制在 6mmol/L 以下，可采取以下措施：限制钾的入量；减少组织分解，避免输库存血；促进钾由细胞外向细胞内转移：5% 碳酸氢钠 100ml~200ml 静滴，纠正酸中毒，滴注 50% 高渗糖 50ml＋胰岛素 10u；拮抗钾离子：钠、钙离子均可起到拮抗钾离子的作用，可缓慢推注 10% 葡萄糖酸钙 10~20ml，静滴 3% NaCl 溶液。

③营养支持 积极有效的营养支持有利于损伤细胞的再生修复，减少自身组织的分解，延缓血尿素氮、肌酐上升的速度。一般急性肾衰竭患者每日需能量为 30～45kcal/kg，使用葡萄糖、脂肪乳双能源供热，脂肪供热占 30%～50%，供给蛋白质 0.6g/（kg·d）。但具体的营养支持方案还要根据患者的原发病、分解状态、是否透析等做出调整。还可使用生长激素等促蛋白合成药物。

（2）多尿期 尿量增多，但肾功能尚未恢复，尿素氮、肌酐仍有所上升，此期仍应重视原发病和感染、消化道出血等并发症的治疗；同时，由于尿量增多，要注意由此带来的脱水、电解质紊乱问题。

（3）恢复期 无特殊处理，要避免使用肾毒性药物。

3. 透析疗法 透析疗法是抢救急性肾衰最有效的措施，原则上应尽早进行，对纠正氮质血症、高钾血症，水中毒所致的肺水肿、脑水肿及高血压，纠正酸中毒和改善症状均有效。

【护理措施】

1. 紧急处理

（1）尽快去除诱发因素。如迅速纠正休克，恢复有效血容量，缩短肾脏缺血缺氧的时间；针对患者出现的心力衰竭、高血压、贫血、感染等采取对症处理。

（2）严格卧床休息，改善肾脏血流，减轻肾脏损害。

（3）必要时遵医嘱给予透析治疗。

2. 病情观察 严密观察和监测危重患者的症状、体征和实验室参数。特别注意观察尿量、体重和出入量、生命体征、口腔黏膜和皮肤。注意评估患者的意识状态、贫血及尿毒症面容，有无血压升高、水肿情况，呼出气有无尿味，皮肤是否干燥并有无抓痕，有无恶心、呕吐、腹泻、呼吸困难，心律是否失常，有无心包摩擦音等。每日记录出入量。

3. 对症护理

（1）消化系统 注意口腔护理，每日早晚及餐后协助患者漱口，保持口腔清洁，防止细菌生长；少量多餐；夜间睡前饮水 1～2 次，以免夜间脱水使尿素氮升高；观察呕吐物和大便颜色，发现消化道出血及时处理。

（2）神经系统 保持病房安静，使用镇静剂需防止蓄积中毒。

（3）心血管系统 注意降压药物的不良反应，出现心功能不全、急性肺水肿时，及时报告医师。

（4）造血系统 贫血严重者起、坐、下床动作宜缓慢，有出血倾向者应避免使用抑制凝血药物及纤溶药物。

（5）呼吸系统 注意观察患者有无胸闷、呼吸困难，若出现深大呼吸伴嗜睡，提示代谢性酸中毒。

（6）皮肤护理 因尿素霜沉积，刺激皮肤，患者常有皮肤不适感或瘙痒，并影响睡眠，如抓破极易感染，应勤用温水擦洗，勤换衣裤被单，保持皮肤清洁。水肿患者注意保护皮肤，防止压疮。

（7）血液透析患者的护理

1）透析前向患者说明透析目的、过程和可能出现的问题，以避免紧张，增加安全感。

2）透析中观察患者意识、血压、脉搏、呼吸、体温、皮肤的变化，注意有无出血、低血压、过敏、失衡综合征的发生；注意无菌操作；建立血管通路，妥善固定；合理调节、设置透析机的参数，观察设备运转是否正常；填写透析记录单，记录透析时间、超滤液体量、抗凝剂种类、剂量等。

3）透析后观察患者全身情况有无好转；留取血标本进行化验，了解透析疗效；拔除导管，压迫止血，部位要准确，时间要足够，注意观察局部有无渗血、血肿；需保留导管者，以肝素盐水封管。

4. 用药护理　注意利尿剂的肾毒性和电解质紊乱等副作用。前列腺素 E_1 不能与输液以外的药品混合使用，避免与血浆增溶剂（右旋糖酐、明胶制剂等）混合，与液体混合后在 2 小时内使用，残液不能再使用。

5. 健康教育　去除诱发因素，有效控制感染，慎用肾毒性药物，保证有效血容量。急性肾衰患者往往病情危重，患者对透析疗法存在恐惧感和绝望，应多与患者沟通，讲解疾病的有关知识，使其正确对待疾病，树立信心，配合治疗。肾功能不全患者的营养管理应及早开始，摄取高热量、高维生素、高钙、低磷和优质蛋白饮食，适当限制钠盐和钾盐。对伴有高分解代谢，肠内营养不能满足需要者，可经胃肠道外补充热量，以减慢血氮质升高速度，增加抗感染能力。

第五节　多器官功能障碍综合征

多器官功能障碍综合征（Multiple Organ Dysfunction Syndrome，MODS）是指机体在遭受急性严重感染、严重创伤、大面积烧伤等突然打击后，机体同时或先后出现 2 个或 2 个以上器官功能障碍，以致在无干预治疗的情况下不能维持内环境稳定的综合征。概念强调：①原发致病因素是急性的，且较严重；②致病因素不是导致器官损伤的直接原因，而是经过体内某个过程所介导，逐渐发展而来；③器官功能障碍为多发的、进行性的，是一个动态的过程，肺和消化器官最易受累；④器官功能障碍为可逆的，经过及时地干预治疗，功能有望恢复。

随着人们对 MODS 认识的逐渐深入，其诊断方法和标准也在不断变化，一般认为，在剧烈的全身炎症反应过程中出现或加重的器官功能不全才可诊断为 MODS。MODS 的诊断应具备两条：全身炎症反应综合征（Systemic Inflammatory Response Syndrome，SIRS）并有 2 个或 2 个以上器官功能不全。

1. SIRS 的诊断标准　具备以下两项或两项以上即可诊断：①体温 >38℃ 或 <36℃；②心率 >90 次／分；③呼吸 >20 次／分或 $PaCO_2$ <32mmHg；④白细胞 >12 × 10^9/L 或 < 4 × 10^9/L，或未成熟中性粒细胞 >10%。

2. 器官功能障碍的诊断标准 目前常用的是评分制，计分分数与病死率呈显著正相关。我国也在对计分系统进行探讨，如在 1995 年制定了"庐山会议"标准。临床可根据具体情况选择标准。庐山会议 MODS 病情分期诊断及严重程度评分标准如下（表 10-1）。

表 10-1 MODS 病情分期诊断及严重程度评分标准

受累器官	评分	诊断依据
外周循环	1	无血容量不足，MAP = 60 mmHg，尿量 ≈40ml/h，低血压时间持续 4h 以上
	2	无血容量不足，肢体冷或暖，无意识障碍，50mmHg < MAP < 60mmHg，20ml/h < 尿量 < 40ml/h
	3	无血容量不足，肢体冷或暖，多有意识恍惚，MAP < 50mmHg，尿量 < 240ml/h
心	1	心动过速，体温升高 1℃，心率升高 15~20 次/分，心肌酶正常
	2	心动过速，心肌酶异常
	3	室性心动过速，室颤；Ⅱ-Ⅲ度房室传导阻滞；心搏骤停
肺	1	具备以下 5 项中 3 项：呼吸 20~25 次/分，60mmHg < PaO_2 ≤70mmHg，PaO_2/FiO_2 > 300，P（A-a）DO_2（$FiO_2$1.0）> 25~50mmHg，X 线胸片正常
	2	具备以下 6 项中 3 项：呼吸 > 28 次/分，50mmHg < PaO_2 ≤60mmHg，PCO_2 < 35 mmHg，PaO_2/FiO_2 ≤300，100mmHg < P（A-a）DO_2（$FiO_2$1.0）< 200mmHg，X 线胸片肺泡实变 ≤1/2 肺野
	3	具备以下 6 项中 3 项：呼吸窘迫，呼吸 > 28 次/分；PaO_2 ≤50mmHg；PCO_2 ≤45mmHg；PaO_2/FiO_2 ≤200；P（A-a）DO_2（$FiO_2$1.0）> 200mmHg；X 线胸片肺泡实变 ≤1/2 肺野
肾	1	无血容量不足，尿量 ≈40ml/h，尿 Na+、血肌酐正常
	2	无血容量不足，20ml/h < 尿量 < 40ml/h，利尿剂冲击后尿量增多，尿 Na+ 20~30mmol/L、血肌酐 ≈176.8mmol/L
肾	3	无血容量不足，尿量 < 20ml/h，利尿剂冲击后尿量不增多，尿 Na+ > 40mmol/L、血肌酐 > 176.8 mmol/L。非少尿型肾衰者：尿量 > 60ml/24h，但血肌酐 > 176.8mmol/L，尿比重 ≤1.012
肝脏	1	SGPT > 正常值 2 倍以上，17.1μmol/L < 血清总胆红素 < 34.2μmol/L
	2	SGPT > 正常值 2 倍以上，34.2μmol/L < 血清总胆红素
	3	肝性脑病
胃肠道	1	腹部胀气，肠鸣音减弱
	2	腹部高度胀气，肠鸣音近于消失
	3	麻痹性肠梗阻或应激性溃疡出血
凝血功能	1	血小板计数 < 100×10^9/L，纤维蛋白酶原正常，PT 及 TT 正常
	2	血小板计数 < 100×10^9/L，纤维蛋白酶原 ≥2.0~4.0g/L，PT 及 TT 比正常值延长 ≤3s，优球蛋白溶解 > 2h，全身性出血不明显
	3	血小板计数 < 50×10^9/L，纤维蛋白酶原 < 2.0g/L，PT 及 TT 比正常值延长 > 3s，优球蛋白溶解 < 2h，全身性出血明显

续表

受累器官	评分	诊断依据
脑	1	兴奋或嗜睡，语言呼唤能睁眼，能交谈，有定向障碍，能听从指令
	2	疼痛刺激能睁眼，不能交谈，语无伦次，疼痛刺激有屈曲或伸展反应
	3	对语言、疼痛刺激无反应
代谢	1	血糖 < 3.9mmol/L 或 > 5.6mmol/L，血 Na + < 135mmol/L 或 > 145mmol/L，pH < 7.35 或 > 7.45
	2	血糖 < 3.5mmol/L 或 > 6.5mmol/L，血 Na + < 130mmol/L 或 > 150mmol/L，pH < 7.20 或 > 7.50
	3	血糖 < 2.5mmol/L 或 > 7.5mmol/L，血 Na + < 125mmol/L 或 > 155mmol/L，pH < 7.10 或 > 7.55 以上标准均需持续 12 小时以上

MODS 是一个渐进损伤的过程，在功能正常、功能不全和功能衰竭之间并非泾渭分明，而是有一定范围的重叠，很难划定一个明确的界限。着眼早期治疗，重视其发展趋势更为重要，只要患者器官功能不断恶化并超出目前公认的正常范围，即可认为发生了"器官功能不全"。

【病因及发病机制】

1. 病因

（1）**感染性因素** 严重感染是 MODS 最常见的一个诱发因素。腹腔感染、败血症、重症肺炎等很容易导致 MODS 的发生。

（2）**非感染性因素** 严重创伤、大面积烧伤、低血容量性休克、大手术后、急性脑功能障碍患者也常出现多脏器功能衰竭。休克复苏以后，还会由于血流的再灌注，产生大量氧自由基，也会导致 MODS 的发生。

（3）**危险因素** 危险因素主要有三类：与第一次打击有关的早期的危险因素，包括组织损伤的严重程度、休克或缺血再灌注损伤的严重程度、全身炎症反应的严重程度；与第二次打击有关的危险因素，包括再次手术、院内感染、输注长时间贮存的血液制品；特殊的宿主因素，包括年龄、并存疾病、宿主生理状况等。

2. 发病机制

MODS 的发病机制十分复杂，涉及神经、体液、内分泌、免疫、营养代谢等多个方面。既往的研究从不同角度对其成因进行了探讨，提出以下学说：

（1）组织缺血再灌注损伤。

（2）炎症反应失控。人们形象地把炎症反应比作"双刃剑"。

（3）肠道屏障功能破坏。

（4）肠道细菌、毒素移位。有学者称胃肠道为 MODS 的"始动器官"或"发动机"。

（5）"两次打击"或"双相预激"假说。

（6）基因调控等。

各种学说相互之间有一定的重叠，从不同侧面阐明了 MODS 的发病机制。目前较一致的看法是：组织缺血 - 再灌注和（或）全身炎症反应是其共同的病理生理基础。由创伤、休克、感染等因素导致的失控的免疫炎症反应可能是形成 MODS 最重要的原因，全身炎症反应不仅始终伴随 MODS，而且是 MODS 的前驱。

【临床表现】

1. **肺脏** 早期可见呼吸频率（RR）加快 > 20 次/分，吸空气时动脉氧分压（PaO_2）下降 ≤ 70mmHg，PaO_2/FiO_2 > 300，X 线胸片可正常。中期 RR > 28 次/分，PaO_2 ≤ 60mmHg，动脉二氧化碳氧分压（$PaCO_2$）< 35mmHg，PaO_2/FiO_2 < 300，胸片可见肺泡实性改变（≤ 1/2 肺野）。晚期则呼吸窘迫，RR > 28 次/分，PaO_2 ≤ 50mmHg，$PaCO_2$ > 45mmHg，$PaO2/FiO_2$ < 200，胸片肺泡实性改变加重（≥ 1/2 肺野）。

2. **心脏** 由心率增快、心肌酶正常，发展到心动过速、心肌酶（CPK、GOP、LDH）升高，甚至室性心律失常、Ⅱ - Ⅲ度房室传导阻滞、室颤、心跳停止。

3. **肾脏** 轻度肾功能障碍，在无血容量不足，尿量能维持 40ml/h，尿钠、血肌酐可正常。进而尿量 < 40ml/h，使用利尿剂后尿量可增加，尿钠 20 ~ 30mmol/L、血肌酐约为 176.8μmol/L。严重时无尿或少尿（< 20ml/h，持续 6 小时以上），利尿剂冲击后尿量不增加，尿钠 > 40mmol/L、血肌酐 > 176.8μmol/L。非少尿肾衰者尿量 > 600ml/24h，但血肌酐 > 176.8μmol/L，尿比重 ≤ 1.012。

4. **肝脏** SGPT > 正常值 2 倍以上、血清胆红素 > 17.1μmol/L 可视为早期肝功能障碍，进而血清胆红素可 > 34.2μmol/L，重者出现肝性脑病。

5. **胃肠道** 可由腹部胀气，肠鸣音减弱，发展到腹部高度胀气，肠鸣音消失，重者出现麻痹性肠梗阻，应激性溃疡出血。

6. **血液系统** 轻者可见血小板计数减少 < 100×10^9/L，纤维蛋白原、凝血酶原时间（PT）及凝血酶原激活时间（TT）正常。进而纤维蛋白原可 ≥ 2.0 ~ 4.0g/L、PT 及 TT 比正常值延长 3s，重者血小板计数 < 50×10^9/L，纤维蛋白原可 < 2.0g/L、PT 及 TT 比正常值延长 > 3s，优球蛋白溶解试验 < 2h，有明显的全身出血表现。

7. **中枢神经系统** 早期有兴奋或嗜睡表现，但有定向障碍。进而可发展为对疼痛刺激能睁眼、有屈曲或伸展反应，但不能交谈、语无伦次。重者则对语言和疼痛刺激均无反应。

8. **代谢** 可表现为血糖升高或降低、血钠降低或增高、酸中毒或碱中毒。

【辅助检查】

由于受累功能障碍器官不同、器官功能障碍程度不同，MODS 的检查缺乏特异性，相关检查特别强调对各器官生理、生化指标监测，影像学及其他特殊检查。

【急救要点】

严密监护，早期发现并早期干预病程进展；去除诱因，治疗原发病因，支持脏器功能。

1. 早期复苏

2. 清除氧自由基，防止再灌注损伤　休克复苏后早期的主要风险是再灌注后产生的大量自由基带来的损伤，应该早期、足量使用抗氧化剂。

3. 控制感染

4. 脏器功能的监护与支持

5. 中医药支持　运用中医"活血化瘀"、"清热解毒"、"扶正养阴"的理论，宜采用以当归、大黄、生脉等为主药的治疗。

【护理措施】

1. **紧急处理**　早期复苏，保持呼吸道通畅，遵医嘱给予抗生素，及时发现，及时处理。

2. **病情观察**　通过先进的监护设备和技术，连续、动态、定量地对生命体征及器官功能的变化进行监测，并通过综合分析确定其临床意义，为临床治疗提供依据。

（1）体温　MODS 多伴各种感染，严重感染时，体温可高达 40℃ 以上，而体温低于 35℃，提示病情严重，是危急或临终表现。

（2）脉搏　观察脉搏快慢、强弱、规则情况，注意有无交替脉、短绌脉、奇脉等表现。

（3）呼吸　注意观察呼吸的快慢、深浅、规则等，观察有否 Kussmaul 呼吸、Cheyne – Stokes 呼吸、Biot 呼吸、胸或腹壁出现矛盾活动的反常呼吸，以及点头呼吸等。

（4）血压　血压能反应器官的灌注情况，尤其血压低时注意重要器官的保护。

（5）心电监测　观察心率、心律和 ECG 变化并及时处理。

（6）意识　注意观察意识状态及昏迷程度。

（7）尿　注意尿量、色、比重、酸碱度和血尿素氮、肌酐的变化，警惕非少尿性肾功能衰竭的发生。

3. **对症护理**　MODS 时机体免疫功能低下，抵抗力差，极易并发感染。常见的有呼吸道、泌尿系统、静脉导管及皮肤的感染。定时翻身、拍背，加强呼吸道管理，严格无菌操作，防止交叉感染。MODS 时机体处于高代谢状态，体内能量消耗很大，患者消瘦、免疫功能受损、内环境紊乱，保证营养至关重要。尽量通过肠内营养途径补充热量、维生素及微量元素。

4. **用药护理**　用药过程中可能引起各种不良反应，如过敏反应，肝损害，肾损害，白细胞、红细胞、血小板减少，甚至再生障碍性贫血、溶血性贫血等，还可能出现恶心、呕吐、腹胀、腹泻和便秘等消化道反应，甚至神经系统损害，勤巡视，多观察，注意药物不良反应的发生。

5. **健康宣教**　预防 MODS 的发生，消除诱发全身炎症反应的可能因素，改善患者的免疫功能，勿滥用皮质激素和免疫抑制剂，适当使用免疫增强剂等。了解患者心理状况和需求，帮助患者树立战胜疾病的信心，促进患者康复。

【病案讨论】

1. 患者，女，75 岁，因高热、肺部感染急诊入院。患者自行调快输液速度后，突然出现呼吸困难，强迫坐位，口唇发绀，大汗，频繁咳嗽，咳大量白色泡沫样痰。查体：T 38.9℃，P 106 次/分，R 38 次/分，Bp 130/80mmHg，双肺满布哮鸣音和湿啰音，肺动脉瓣区第二心音亢进，心尖部第一心音减弱，频率快，可闻及收缩期杂音和舒张期奔马律。腹平软，肝脾未触及，下肢不肿。

思考题：

（1）此患者出现了什么情况？

（2）你将采取哪些护理措施？

2. 患者，女，65 岁，因进行性黄疸、嗜睡和意识混乱急诊入院。

既往有肝炎病史。查体：生命体征平稳，深度黄疸，无皮肤红斑，轻微外周性水肿，轻度扑翼样震颤。腹部轻微隆起，右上腹轻触痛。

实验室检查：轻度肾功能不全，丙氨酸氨基转移酶（ALT）680 IU/L，天冬氨酸氨基转移酶（AST）1090 IU/L，总胆红素（TB）34.7 mg/dl，白蛋白（ALB）24g/L，凝血酶原时间国际标准化比值（INR）显著延长（INR 为 4.0）。对比患者前次住院时的检查结果，可见胆－酶分离现象。各项肝炎病毒学检查均为阴性。抗核抗体（ANA，1：80）和抗平滑肌抗体（SMA，1：40）为阳性。

影像学检查：腹部超声示少量腹水，肝内可疑多发占位病变，未见胆管扩张。腹部磁共振成像（MRI）检查未见强化的肝内占位，脑电图异常。

思考题：

（1）此患者最可能的诊断是什么？

（2）该病有哪些并发症？该患者属于并发症的哪一期？

（3）应采取哪些护理措施？

第十一章　常见中西医急症

第一节　神　昏

神昏是指以神志障碍为特征的病证。轻者神志恍惚或朦胧，重者不省人事，又称"昏迷"、"昏愦"或"昏不知人"。临床上许多病证，如中风、时疫温病、厥证、热病、痛证、颅脑损伤、消渴、癃闭、鼓胀等，在发病过程中均可出现神昏。

现代医学中流行性脑脊髓膜炎、肺源性脑病、心源性脑缺血综合征、流行性乙型脑炎、中毒性肺炎、中毒性菌痢、肝性脑病、糖尿病酸中毒、尿毒症以及中毒、中暑、电击等意外所致的昏迷，均可参考本节内容进行辨证施护。

【病因病机】

1. **外感邪热**　六淫之邪，蒙蔽心窍，热灼营血，内陷心包，或热结肠胃，上扰神明，热郁气逆，闭塞清窍等，均可导致神昏。

2. **风痰上扰**　素体脾虚湿盛，或感受湿邪，聚湿成痰，风痰上冲，蒙蔽清窍而发神昏。

3. **湿浊内阻**　湿毒郁结于内，气机郁闭，蒙蔽心窍而发神昏。

4. **阴阳俱虚**　病久体弱，邪盛正衰或邪气内闭日久，阴精耗竭，阳无所附，阴阳两虚，以致阴阳离决，而发神昏。

病位在心和脑。心主神明，为五脏六腑之大主；脑主思，为元神之府，两者均为主宰思维活动和精神意识之官，多脏病变导致心脑受邪，皆可引起神明失用。病理因素主要为热、痰、浊、瘀。病性属实，多为邪实窍闭所致，如正不胜邪，脏器衰败，气脱阳亡，可见内闭外脱，虚实夹杂之候。少数患者亦可出现阴阳俱虚。

【辅助检查】

1. **实验室检查**　血尿粪常规、血液生化学检查、血清酶学检查等。

2. **影像学检查**　CT 及 MRI 等。

3. **其他检查**　心电图等。

【急救要点】

1. 对于神昏患者，首先应根据急则治其标，缓则治其本的原则进行紧急处理。病情稳定后辨明虚实，辨证施治。

2. 常用的急救方法有指掐或针刺人中、劳宫等穴，对轻度神昏初起者有一定效果；高热神昏者，可针刺十宣穴放血，或针刺大椎、陶道、曲池等穴。

【护理措施】

1. 一般护理

（1）等级护理　生命体征不稳定的患者给予特级护理，生命体征稳定的患者给予一级护理，做好护理记录，根据等级护理的要求，落实基础护理和专科护理，预防并发症的发生。

（2）病室环境　病室内及周围环境要保持安静，空气流通，温度适宜，光线柔和，避免各种不良刺激。病室内应备齐急救药品和器械，设专人守护，并做好记录。

（3）病情观察　神昏患者病情变化快，应密切观察患者的生命体征及角膜反射、瞳孔大小及对光反射等变化。如出现呼吸深大或浅快，或逐渐减慢以致暂停，或呼吸深大与暂停交替出现，或体温骤降，或血压过高、过低、瞳孔不等大、对光反射迟钝等均为危重或濒死的征象，应及时报告医师，配合抢救处理。

（4）保持气道通畅　对喉间痰涎壅盛或伴呕吐者，应将头偏向一侧，及时清除呕吐物或分泌物，以防阻塞气道而窒息。重度昏迷常因舌根部后缩而阻塞气道，应用纱布包住舌体将其轻轻拉出。为防止咬伤口舌，可用裹上纱布的牙垫或压舌板垫入上下牙齿臼齿之间。每次翻身时，应轻轻叩拍背部，以利痰液排出，预防并发症发生。伴喘促、紫绀者，应及时给予氧气吸入。

（5）口腔护理　用两层生理盐水湿纱布覆盖于口鼻部，以湿润吸入的空气，保护口腔黏膜。每日3次用2%黄柏水或银花甘草液清洗口腔，有口疮时，可用冰硼散或养阴生肌散喷涂。牙龈出血、红肿者可用黄芩或五倍子或地骨皮等煎水清洗口腔。有假牙者应将假牙取下，置清水中浸泡。伴抽搐时应留置牙垫，以防止咬伤口舌。

（6）保护眼睛　对眼睑闭合不全的，每日须用生理盐水或氯霉素眼药水滴眼，并用凡士林油纱布覆盖双眼，每日更换两次，以免因角膜长期暴露于外，因干燥受损。

（7）保持二便通畅　如三天未解大便时可给缓泻剂或灌肠通便。对尿潴留的，可进行小腹热敷、按摩或针刺。取穴：水道、膀胱俞、中极等。必要时可行导尿术。

（8）饮食护理　神昏初期可通过静脉补充营养和水分。根据病情遵医嘱给予清淡易消化饮食，病情危重者给予鼻饲饮食。神昏初期以实证居多，鼻饲饮食宜清淡易消化，如米汤、果汁、牛奶、豆浆、鸡蛋等，后期多转虚证或虚实夹杂，可根据辨证给予营养丰富易消化吸收的食品，待恢复吞咽动作，再改用口服进食。

（9）情志护理　神昏患者间有清醒时，易产生恐惧、紧张、求生等心理变化，医务人员应注意语言行为，尽量给患者创造一个安全、舒适的治疗与康复氛围，避免不良的精神刺激。

2. 辨证施护

（1）热毒内陷

症状　①热入心包者神志不清，高热，烦躁谵语，面赤气粗，或伴抽搐，舌质红绛而干，舌苔黄，脉细数；②热结阳明者躁扰不宁，谵语，便秘，腹满坚硬，苔黄焦而燥烈，脉细实有力；③热动肝风者高热，面红耳赤，伴牙关紧闭，颈项强直，角弓反张，四肢抽搐，舌绛苔黑而干，脉洪数。

治法　①热入心包：清心开窍，泄热护阴；②热结阳明：通腑泄热，急下存阴；③热动肝风：平肝息风，清热开窍。

方药　①热入心包：清营汤煎服，安宫牛黄丸一粒，兑药化服；②热结阳明：大承气汤，水煎凉服，腹满便秘者，可用增液承气汤口服或保留灌肠；③热动肝风：羚角钩藤汤或紫雪丹。

护理　①高热者给予物理降温；②谵语狂躁，大便秘结者，可按摩腹部或遵医嘱鼻饲中药通便，必要时灌肠；③颈项强直、抽搐患者应采取安全防护措施，避免发生意外；④如为时疫瘟病，应注意隔离，防止交叉感染。

（2）风痰上扰

症状　面红耳赤，躁扰不安，渐至神昏，呼吸气粗，喉间痰鸣，大便干结，小便红赤，舌苔黄腻，脉濡滑而数。

治法　清热化痰开窍。

方药　黄连温胆汤送服至宝丹。

护理　①采取静脉补液、鼻饲补水等措施促进痰液稀释；②采取胸部物理疗法及吸痰等措施促进痰液的排出；③必要时使用呼吸机。

（3）湿浊内闭

症状　面色苍白，畏寒肢冷，尿少浮肿，嗜睡，昏愦不醒，口臭，恶心呕吐，舌淡体胖苔白腻，脉沉细。

治法　扶正化浊开窍。

方药　温脾汤送服苏合香丸。

护理　①注意保暖，肢冷者可酌情进行四肢末端的按摩；②有口臭者应及时做好口腔护理；③浮肿者适当限制盐的摄入，观察尿量变化；④尿潴留者可按摩膀胱区或遵医嘱行导尿术；⑤保持床单位清洁无渣屑，避免皮肤的破损感染。

（4）亡阴亡阳

症状　①亡阴：神志昏迷，汗出，面红身热，唇舌干红，脉象虚数；②亡阳：神识不清，手撒肢冷，大汗淋漓，目合口开，鼻鼾息微，面色苍白，二便失禁，唇舌色淡，甚则口唇青紫，脉微欲绝。

治法　①亡阴宜救阴敛阳；②亡阳宜回阳救逆。

方药　①亡阴选用生脉散；②亡阳选用参附汤。

护理　①保持病室温暖、安静。②严密观察神志、脉象、舌苔、面色及唇色等变化。③加强基础护理，可助患者取昏迷休克卧位，必要时加床档。④若汗出过多，应及时擦干。⑤尿失禁者，保持外阴清洁，遵医嘱留置导尿管并定时冲洗膀胱；大便失禁者，保持肛周皮肤及床单位清洁、干燥并应及时更换内衣裤及床单。⑥神昏后期多转虚证，可给予营养丰富易消化的食品；待患者吞咽动作恢复后，可将鼻饲改为口服进食。

第二节 中 风

中风又名卒中，是以突然昏仆，不省人事，半身不遂，口眼歪斜，或不经昏仆而仅见半身不遂、口眼歪斜、言语謇涩或不语等症状为主症的病证。

根据病情的轻重缓急，中风分为中经络和中脏腑。中经络者，一般无神志改变而病轻。中脏腑者，常有神志不清而病重。后者是本节讨论的重点。

中风一证，其临床表现与西医学的急性脑血管疾病相似，包括出血性中风（脑出血、蛛网膜下腔出血）和缺血性中风（脑血管痉挛、脑血栓、脑栓塞）。

【病因病机】

本病是在人体气血内虚的基础上，因劳逸失度，忧思恼怒，饮酒饱食，嗜食肥甘厚味或外邪侵袭等触发，以致脏腑阴阳失调，气血逆乱，肝阳上亢，肝风内动，夹痰夹火，蒙蔽神窍，形成脑络痹阻或血溢脑脉之外发为中风。

1. **积损正衰** 气血亏虚，肝肾阴虚。
2. **劳欲过度** 操劳过度，形神失养，以致阴血暗耗，虚阳化风上扰；纵欲伤精，水亏火旺，水不制火致阳亢风动亦可发为本病。
3. **饮食不节** 过食肥甘醇酒，脾失健运，聚湿生痰，痰湿化热，引动肝风，夹痰上扰，可致本病。
4. **情志所伤** 五志过极，心火暴甚，引动内风而发卒中，尤以郁怒伤肝多见。
5. **气虚邪中** 气血不足，脉络空虚，尤其在气候突变之际。如入冬骤然变冷，寒邪入侵，血脉收引，气血凝滞，血瘀脑脉而发病；早春骤然转暖之时，正值厥阴风木主令，内应于肝，风阳暗动而发病。

本病病位在脑，与肝、肾密切相关。病理性质为本虚标实，上盛下虚。主要病机为虚（阴虚、气虚），火（肝火、心火），风（肝风、外风），痰（风痰、湿痰），气（气逆），血（血瘀）六种，其中以肝肾阴虚为根本。

【辅助检查】

1. **实验室检查** 血尿粪常规、脑脊液检查等。
2. **影像学检查** 颅脑 CT 及 MRI 等。
3. **其他检查** 眼底检查等。

【急救要点】

1. 中脏腑者以就地抢救为原则，尽量避免搬动和长途转院。

2. 在救治方法上应根据辨证的不同而采取不同的措施　①闭证：息风清火，豁痰开窍；②脱证：救阴回阳固脱；③内闭外脱之证：醒神开窍且扶正固脱。

3. 可立即针刺内关、人中、十宣等穴以开窍醒神。

【护理措施】

1. 一般护理

（1）起居护理　①保持病室环境安静，光线柔和，空气流通、新鲜，温湿度适宜；②患者应取适宜体位卧床休息，中脏腑者头部抬高 15°～30°，注意患肢保暖防寒，保持肢体功能位置，避免搬动。

（2）保持气道通畅　及时清除口腔内的分泌物和呕吐物，取出义齿，头偏向一侧，防止窒息；给氧，及时做好吸痰的准备，必要时予气管切开；烦躁不安者，加用护栏，防止坠床。

（3）病情观察　严密观察患者的意识状态及生命体征的变化，注意观察瞳孔、面色、呼吸、汗出等变化，防止脑疝及中风脱证的发生。若意识障碍程度进行性加重，血压升高，脉搏慢而有力，或脉微欲绝，呼吸慢而不规则，或呼吸微弱，一侧瞳孔改变或喷射状呕吐等症状时，应立即报告医生，协助抢救。

（4）加强口腔、眼睛、皮肤及会阴的护理　用盐水或中药液清洗口腔；眼睑不能闭合者，覆盖生理盐水湿纱布；保持床单清洁，定时为患者翻身拍背；尿失禁者给予留置导尿，定时进行膀胱冲洗。

（5）饮食护理　饮食宜清淡易消化，忌食肥甘厚味。以新鲜蔬菜、水果为主。昏迷和吞咽困难者，可采用鼻饲，以保持营养。

（6）情志护理　中脏腑昏迷者，应指导家属不要慌张。待患者清醒后，积极疏导，消除其悲观失望情绪，使其树立信心，积极配合治疗。

（7）神昏护理　伴神昏者参照神昏护理。

2. 辨证施护

中风的辨证要点包括：①辨中经络、中脏腑；②中脏腑辨闭证与脱证；③闭证辨阳闭和阴闭；④辨病期。中脏腑是中风的重症，以下将着重讨论急性期中脏腑的辨证施护。

（1）闭证

症状　突然昏仆，不省人事，半身不遂，口眼歪斜，语言不利，肢体强痉拘急，项强身热，躁扰不宁，甚则手足厥冷，频繁抽搐，鼻鼾痰鸣，气粗口臭，偶见呕血，舌红苔黄腻，脉弦滑数。

治法　熄风清火，豁痰开窍。

方药　羚羊钩藤汤加减。

护理　①加强对患者的安全防护，防止其突然跌倒或坠床；②痰热阻于气道者，应及时吸痰，保持气道通畅；③腑实热结导致便秘者应做好口腔护理，必要时给予开塞露或灌肠；④可选人中、涌泉、十宣等穴位针刺疗法。

（2）脱证

症状　突然昏仆，不省人事，半身不遂，肢体软瘫，口眼歪斜，语言不利，目合口张，鼻鼾息微，手撒肢冷，冷汗淋漓，大小便自遗，舌萎软，脉细弱或脉危欲绝。

治法　益气回阳，救逆固脱。

方药　参附汤合生脉散加减。

护理　①用药后随时观察患者的神志、面色、瞳孔、出汗情况以及生命体征的变化。如双侧瞳孔散大，大汗淋漓，各种反射消失，为脱证的临终征象，应通知医生及时抢救。②二便失禁者，及时更换尿垫及中单，做好臀部擦洗，局部涂抹爽身粉，保持会阴及肛周部位干燥。③可针刺人中、涌泉、三阴交、中极等穴位；灸气海、关元、百会、神阙等穴位。

第三节　血　证

血证是指由多种原因，引起火热熏灼或气虚不摄，致血液不循常道，或上溢于口鼻诸窍，或下泄于前后二阴，或渗出于肌肤，所形成的疾患，统称为血证。即非生理性的出血性疾患，称为血证。在古代医籍中，亦称之为血病或失血。

现代医学中多种急、慢性疾病所引起的出血，包括某些系统的疾病（如呼吸、消化、泌尿系统疾病）有出血症状者，以及造血系统病变所引起的出血性疾病，均可参考本节辨证论治及施护。

血证的范围广泛，凡以出血为主要临床表现的病证，均属本证。本节将讨论常见的鼻衄、齿衄、咳血、吐血、便血、尿血等急性血证。

【病因病机】

1. 感受外邪，以热邪为主　外邪侵袭，损伤脉络而引起出血，其中以感受热邪者较多见。如风、热、燥邪损伤上部脉络，引起衄血、咳血、吐血；热邪或湿热损伤下部脉络，引起尿血、便血。

2. 饮食不节　饮酒过多及过食辛辣厚味，或滋生湿热，热伤脉络，引起衄血、吐血、便血；或损伤脾胃，脾胃虚衰，血失统摄，而引起吐血、便血。

3. 情志过极　忧思恼怒过度导致肝气郁结化火，肝火上逆犯肺则引起衄血、咳血；肝火横逆犯胃则引起吐血。

4. 过度劳倦　脾主肌肉，体劳伤脾；心主神明，神劳伤心；肾主藏精，房劳伤肾。过度劳倦会导致心、脾、肾气阴的损伤。伤气，则气虚不能摄血，致血溢脉外而出现衄血、吐血、便血、紫斑；伤阴，则阴虚火旺，迫血妄行而致尿血、衄血、紫斑。

5. 久病体虚　久病伤津，致阴虚火旺，迫血妄行而致出血；久病使正气亏损，气虚不摄，血溢脉外而致出血；久病入络，致血脉瘀阻，血行不畅，血不循经而致出血。

各种原因所致的出血，其共同的病机可以归结为火热熏灼、迫血妄行及气虚不摄、血溢脉外两类。

【辅助检查】

血证的常规检查有红细胞、血红蛋白、白细胞计数及分类、血小板计数等。不同的血证有其相应的检查。

咳血：实验室检查如血沉、痰培养、胸部 X 线检查、支气管镜检或造影、胸部 CT 等，有助于明确咳血的病因。

吐血：呕吐物检查及大便隐血试验、肝功能，甲胎蛋白测定，癌胚抗原，唾液检测等；纤维胃镜、上消化道钡餐造影、B 超等。

便血：大便隐血试验；直肠指检、肠镜检查等。

尿血：尿常规检查；超声波、膀胱镜检查等。

【急救要点】

1. 血证所致大出血者均属临床急症，总的救治原则为治火、治血、治气。

（1）治火　火热熏灼，损伤脉络，是血证最常见的病机，应根据证候虚实的不同，实火当清热泻火，虚火当滋阴降火。

（2）治血　要达到治血的目的，最主要的是根据各种证候的病因病机进行辨证论治，其中包括凉血止血、收敛止血或化瘀止血等方法。

（3）治气　气为血帅，气能统血，血与气休戚相关，故对实证当清气降气，虚证当补气益气。

2. 迅速建立静脉通道，及时输血、输液以补充血容量。

【护理措施】

1. 一般护理

（1）紧急处理　①出血时绝对卧床休息，平卧双下肢略抬高，呕血或咳血时取头偏向一侧，及时清理口腔内的血块，保持呼吸道通畅；②迅速建立静脉通道，遵医嘱补充血容量；③意识清醒者可酌情口服简便验方，丹参三七粉为血证的一般通用方，尤适用于有瘀象者。

（2）病室环境　保持病室光线柔和、环境安静。

（3）病情观察　①观察出血的时间、次数、量、颜色及诱因等，同时测量血压、心率、脉搏；②观察患者的面色、呼吸、神志、大小便、肢体温度等的变化；③观察患者神志的改变，有无心慌、气短、烦躁等症状。

（4）饮食护理　呕血、恶心等应禁食，上述症状缓解后，饮食宜清淡易消化，可食白木耳、藕粉、百合、新鲜蔬菜、水果等。

（5）情志护理　对于神志清醒的患者，应稳定其情绪，消除恐惧和紧张心理，以便配合治疗。

2. 辨证施护

（1）鼻衄

鼻衄多由火热迫血妄行所致，其中以肺热、胃热、肝火为常见。另有少数患者，可因正气亏虚，血失统摄引起。

1）热邪犯肺

症状　鼻燥衄血，口干咽燥，或兼有身热、咳嗽痰少等症，舌质红，苔薄，脉数。

治法　清泄肺热，凉血止血。

方药　桑菊饮加减。

护理　①保持室内适宜的湿度；②患者应多食凉性蔬菜水果，汤药宜凉服；③嘱患者取平卧低枕位或坐位头后仰，头部冷敷，禁挖鼻孔。

2）胃热炽盛

症状　鼻衄，或兼齿衄，血色鲜红，口渴欲饮，鼻干，口干臭秽，烦躁，便秘，舌红，苔黄，脉数。

治法　清胃泻火，凉血止血。

方药　玉女煎加减。

护理　①室内温度不宜过高；②嘱患者取平卧低枕位或坐位头后仰；③可用凉水浸湿毛巾敷前额，亦可用拇指与食指捏紧两侧鼻翼根部以初步止血；④饮食宜清淡易消化，忌辛辣、烟酒，汤药宜凉服。

3）肝火上炎

症状　鼻衄，头痛，目眩，耳鸣，烦躁易怒，两目红赤，口苦，舌红，脉弦数。

治法　清肝泻火，凉血止血。

方药　龙胆泻肝汤加减。

护理　①用棉球蘸三七粉塞鼻孔以止血，鼻衄不止时可用大蒜捣泥贴于同侧涌泉穴以引血下行或针刺少商穴；②指导患者避免情绪激动；③保持病室安静，避免噪音刺激；④进食清热、凉血、止血的蔬菜水果如菠菜、黄花菜、雪梨、枇杷等。

（2）齿衄

因阳明经入于齿龈，齿为骨之余，故齿衄主要与胃肠及肾的病变有关。

齿衄可由局部病变或全身疾病所引起。前者一般属于口腔科范畴。后者多由血液病、维生素缺乏及肝硬化等疾病引起，属内科范畴。

1）胃火炽盛

症状　齿衄，血色鲜红，齿龈红肿疼痛，口臭，头痛，舌红苔黄，脉洪数。

治法　清胃泻火，凉血止血。

方药　加味清胃散合泻心汤加减。

护理　①饮食宜清淡，忌辛辣肥甘之品及烟酒；②注意口腔卫生，常以银花甘草液漱口；③刷牙方法正确，防止损伤牙龈；④保持大便通畅，减少肠胃积滞；⑤可用大黄、生地切片，贴于牙龈出血处。

2）阴虚火旺

症状　齿衄，血色淡红，起病缓，常因受热及烦劳诱发，齿摇不坚，舌红苔少，脉细数。

治法　滋阴降火，凉血止血。

方药　六味地黄丸合茜根散加减。

护理　①饮食宜清淡，尤以食用具有清热凉血、滋阴降火作用的食品为佳，如鲜藕、芹菜、苦瓜等；②可以西洋参切片含于口内，或用地骨皮15~30g，煎水代茶饮。

（3）咳血

1）燥热伤肺

症状　喉痒咳嗽，痰中带血，口鼻干燥，或有身热，舌红少津苔薄黄，脉数。

治法　清热润肺，宁络止血。

方药　桑杏汤加减。

护理　①保持病室凉爽、湿润；②饮食宜清淡，忌辛辣；③汤药不宜久煎，宜温服；④可用银耳，水煎服；⑤可用泻法针刺肺俞、列缺、鱼际等穴。

2）肝火犯肺

症状　阵发咳嗽，痰中带血或纯血鲜红，胸胁胀痛，烦躁易怒，口苦，舌红苔薄黄，脉弦。

治法　清肝泻肺，凉血止血。

方药　泻白散合紫蛤散加减。

护理　①保持病室安静；饮食宜清淡，忌辛辣；②做好情志疏导，减少对患者的精神刺激；③禁用吗啡，以免抑制呼吸；④做好病情观察，避免出现咳血窒息。

3）阴虚肺热

症状　咳嗽痰少，痰中带血或反复咳血，血色鲜红，口咽干燥，颧红，潮热盗汗，舌红，脉细数。

治法　滋阴润肺，宁络止血。

方药　百合固金汤加减。

护理　①保持口腔清洁，可用银花甘草液漱口，或用地骨皮煎水漱口；②宜食甲鱼、百合、木耳、淡菜等滋补肺肾的清热之品，忌辛辣；③使用补法针刺肺俞、尺泽、太冲、三阴交等穴。

（4）吐血

吐血主要见于上消化道出血，其中以消化性溃疡出血及肝硬化所致的食管、胃底静脉曲张破裂最多见。

1）胃热壅盛

症状　脘腹胀闷作痛，吐血色红或紫暗，常夹有食物残渣，口臭，便秘，大便色黑，舌红苔黄腻，脉滑数。

治法　清胃泻火，化瘀止血。

方药　泻心汤合十灰散加减。

护理　①大量吐血时应禁食，血止后可给清淡易消化的流质、半流质饮食，可饮用鲜藕汁、马齿苋汁等，忌辛辣、粗糙饮食；②呕吐时头偏向一侧，及时清除口腔内血块以免窒息，吐后给淡盐水漱口；③胃痛者可针刺内关、中脘、足三里等穴。

2）肝火犯胃

症状　吐血色红或紫暗，口苦胁痛，心烦易怒，寐少梦多，舌红，脉弦数。

治法　泻肝清胃，凉血止血。

方药　龙胆泻肝汤加减。

护理　①指导患者保持心情愉快，胁痛者可给予焦栀子粉、延胡索粉各1.5g，温开水送服；②吐血不止者，可针刺合谷、内关、足三里等穴位；③饮食调护同胃热壅盛证。

3）气虚血溢

症状　吐血缠绵不止，时轻时重，血色暗淡，神疲乏力，心悸气短，面色苍白，舌淡，脉细弱。

治法　健脾养心，益气摄血。

方药　归脾汤加减。

护理　①大量吐血者应禁食，出血停止后，可选用富有营养并易消化的流质或半流质食物；日常饮食中可用山药、莲子、粳米煮粥食用；食物不宜过凉，以防伤脾。②注意休息，不宜过劳。

（5）便血

便血均由胃肠之脉络受损所致。

1）肠道湿热

症状　便血色红，大便不畅或稀清，或有腹痛，口苦，舌红苔黄腻，脉濡数。

治法　清化湿热，凉血止血。

方药　地榆散或槐角丸加减。

护理　①伴吐血应禁食，可用三七粉、白及粉各1.5g，温水送服；②饮食宜清淡易消化，可偏凉。

2）气虚不摄

症状　便血色红或紫暗，纳少体倦，面色萎黄，心悸，少寐，舌淡，脉细。

治法　益气摄血。

方药　归脾汤加减。

护理　饮食中可添加益气摄血之品，如党参、黄芪、酸枣仁、龙眼、甘草、大枣等。

3）脾胃虚寒

症状　便血紫暗，或呈黑色，腹部隐痛，喜热饮，面色不华，神倦懒言，便溏，舌淡，脉细。

治法　健脾温中，养血止血。

方药　黄土汤加减。

护理 ①嘱患者多卧床休息，避免久立行走，以防劳累伤脾；②饮食宜温、易消化，可多食红枣、鸡、肉等，忌生冷瓜果，以防伤脾；③出血不多者可针刺中脘、百会、足三里、三阴交等穴，亦可选用耳针的肾上腺、神门、皮质下等穴以健脾止血。

（6）尿血

1）下焦湿热

症状 小便黄赤灼热，尿血鲜红，心烦口渴，面赤口疮，夜寐不安，舌红，脉数。

治法 清热泻火，凉血止血。

方药 小蓟饮子加减。

护理 ①鼓励患者多饮水增加尿量，以减轻疼痛和排尿困难；②多食新鲜蔬菜水果。

2）肾虚火旺

症状 小便短赤带血，头晕耳鸣，神疲，颧红潮热，腰膝酸软，舌红，脉细数。

治法 滋阴降火，凉血止血。

方药 知柏地黄丸加减。

护理 ①饮食宜清淡有营养，多食河鱼、甲鱼等，忌辛热之品；②节制房事，避免过劳。

3）脾肾两虚

症状 久病尿血，血色淡红或兼见齿衄、肌衄，纳少体倦，气短声低，面色不华，头晕耳鸣，神疲腰酸，舌淡，脉细弱。

治法 补脾益气、补肾固涩

方药 补中益气汤、无比山药丸加减。

护理 ①尿血严重者应卧床休息，避免剧烈活动；②长期尿血者易致贫血，应多摄入含铁丰富的食物，如蛋黄、动物肝脏、豆制品、菠菜、牛肉等。

第四节 痛 证

痛证是患者的自觉症状，是各种因素引起的机体刺激性的感觉反应。痛证可在很多病证中出现，严重的痛证可使气血紊乱，甚至引起晕厥。头痛和急性腹痛是危重病证中常出现的症状，这两种痛证也本节讨论的重点。

头 痛

外感或内伤导致脉络失养，清窍不利均可引起头痛。头痛常出现在危重病证中，如中风、脑瘤、脑外伤、脑炎、重症高血压等。

【病因病机】

头痛的病因可分为外感和内伤两大类。

1. **外感头痛** 多因起居不慎，感受风邪所致。所谓"伤于风者，上先受之"，"巅高之上，唯风可到"。风常兼邪为患，临床以挟寒、挟湿热者为多。外邪自表侵袭经络，上犯巅顶，清阳之气受阻，气血不畅，阻遏络道，而致头痛。

2. **内伤头痛** 多与情志、体质、饮食和生活起居等有关。①情志失调：忧怒伤肝，肝气郁结，气郁化火，上扰头目，发为头痛。或肝火久郁，伤阴耗血，肝肾亏虚，精血不承，也可引发头痛；②久病体虚，营血亏虚，不能上荣于脑髓脉络，而引发头痛；③饮食不节致脾失运化，痰湿内生，阻遏清阳，上蒙清窍，发为头痛；④房事不节，损伤肾精，脑失所养，发为头痛；⑤外伤跌仆，久病入络，络行不畅，瘀血阻于脑络，不通则痛，发为头痛。

头为"清阳之府"、"诸阳之会"，又为髓海所在，凡五脏精华之血，六腑清阳之气皆上注于头，故外感六淫、内伤诸疾，都可发生头痛。

【辅助检查】

1. **实验室检查** 血常规、脑脊液等。
2. **其他检查** 脑电图、脑多普勒、颅脑 CT、MRI 检查等。

【急救要点】

1. 祛风和养血是救护头痛的两大原则。

（1）**外感头痛** 祛邪活络，以祛风为主，兼以散寒、清热、祛湿。

（2）**内伤头痛** 实证以平肝潜阳、化痰祛瘀为主；虚证者以滋阴养血、益肾填精为主。

2. 根据证型不同可用针刺、推拿、外敷等方法应急止痛，如风寒型头痛，巅顶痛可取穴百会、通天、阿是穴等，亦可用白附子、肉桂、川芎等，研成粉末外敷于太阳穴24 小时，对剧烈疼痛者有缓解作用。

【护理措施】

1. **一般护理**

（1）**起居护理** ①保持病室环境安静，光线柔和，空气流通、温湿度适宜。②头痛者应卧床休息，头痛缓解后可适当锻炼、劳逸结合；外感头痛轻者注意休息，勿过劳，重者应卧床；内伤头痛勿过劳或用脑过度，头痛发作时协助取舒适卧位休息，保证睡眠充足；肾虚、肝阳上亢者，取头高或半卧位，血虚宜头低位。

（2）**病情观察** 密切观察头痛的部位、性质、发生的时间及伴随的症状等，以辨别外感头痛和内伤头痛。

（3）**饮食护理** 饮食清淡易消化，忌辛辣油腻食品，忌烟酒。

（4）**用药护理** 风寒型头痛汤药宜煎后热服，服药后可饮热粥，促其微微发汗，驱邪外出。风热型头痛汤药宜煎后凉服，余证型汤药均为煎后温服。

（5）**情志护理** 注意患者情志变化，嘱其静心休养，避免急躁，保持心情开朗。

指导患者放松心情，不宜烦劳。

2. 辨证施护

（1）外感头痛

1）风寒头痛

症状　全头痛，痛势较剧，痛连项背，常喜裹头，遇风尤剧，口不渴，苔薄白，脉浮紧。

治法　疏散风寒。

方药　川芎茶调散加减。

护理　①室内温度宜偏温，嘱患者注意头部保暖，不宜吹风；②患者服药后若有汗出，应及时擦干汗液或更换衣服以防受凉；③可按摩太阳、印堂等穴位或外用清凉油涂搽以缓解头痛，鼻塞流涕者可热敷或按揉迎香穴以宣通鼻窍。

2）风热头痛

症状　头胀痛，甚至头痛如裂，发热恶风，面红目赤，口渴欲饮，便秘溲黄，舌红苔黄，脉浮数。

治法　疏风清热。

方药　芎芷石膏汤加减。

护理　①保持室内空气新鲜，常通风换气，但要避免患者直接吹风；②多饮温开水或清凉饮料以增加尿量，饮食宜清淡易消化，忌食辛辣刺激之品，鼓励患者多食蔬菜水果；③用药后注意观察患者头痛、面色、舌苔、脉象、体温、大小便等的变化。

（2）内伤头痛

1）肝阳头痛

症状　头胀痛而眩，多为两侧头痛，心烦易怒，夜寐不宁，或兼胁痛，面红口苦，舌红苔薄黄，脉弦有力。

治法　平肝潜阳。

方药　天麻钩藤饮加减。

护理　①指导患者保持情绪稳定，避免不良刺激；②原发性高血压头痛严重者，宜卧床休息，保持安静；③配合针刺太冲、三阴交、百会等穴以泻肝火止痛，肝火上炎、头昏胀痛者可用冷毛巾外敷或局部外搽清凉油；④饮食宜低脂、低胆固醇，忌辛辣动火之品及小公鸡、鹅肉、猪头肉等动风发物，忌烟酒。

2）肾虚头痛

症状　头痛而空，常兼眩晕，腰痛酸软，神疲乏力，遗精带下，耳鸣少寐，舌红苔少，脉细无力。

治法　养阴补肾。

方药　大补元煎加减。

护理　①头痛兼眩晕者应防止跌伤；②保持良好作息习惯，不熬夜；③注意锻炼身体，增强体质。

3）血虚头痛

症状　头痛隐隐，心悸不宁，遇劳则重，自汗，气短，畏风，神疲乏力，面色㿠白，舌淡苔薄白，脉细弱。

治法　滋阴养血。

方药　加味四物汤。

护理　①加强营养，多食血肉有情之品；②保证睡眠，勿用脑过度。

4）痰浊头痛

症状　头痛昏蒙，胸脘痞闷，呕恶痰涎，舌胖大有齿痕，苔白腻，脉弦滑或滑。

治法　化痰降逆。

方药　半夏白术天麻汤加减。

护理　①饮食忌肥甘厚味；②头痛兼眩晕者应防止跌伤，多休息。

5）瘀血头痛

症状　头痛剧烈，久不愈，痛如锥刺，固定不移，或有头部外伤史，舌紫或有瘀斑，苔薄白，脉细涩。

治法　活血化瘀。

方药　通窍活血汤加减。

护理　头痛剧烈时可按头痛部位循经取穴给予针灸。

急 性 腹 痛

急性腹痛是指胃脘以下、耻骨毛际以上的腹部内在脏腑病变所致的剧烈疼痛，临床以起病急、疼痛剧烈、变化迅速为特征。

急性腹痛涉及的病种广泛，若病因外感、虫石为患、饮食所伤等引起突然发病，痛势剧烈，伴发症状明显者，在排除外科手术治疗指征后，均可参照本节内容进行急救处理和辨证施护。

【病因病机】

急性腹痛的病因可分为外感和内伤两大类。外感六淫或疫疠之邪，内犯脏腑，以致气机失和，传导失职。内伤可因饮食失节，肠胃损伤；或情志不遂，气结不通；或跌仆创伤，瘀血内积；或脏腑虚损，内生诸邪，阻塞气机；或虫积腹中，于肠胆中乱窜，均可引起腹痛。

总的病机为"不通则痛"。寒凝、气滞、热郁、食积、血瘀、虫积等因素均可直接或间接影响腹内经脉气血的运行和脏腑气机的通畅，发为腹痛。发病多为邪气壅阻，病理性质以实为主，虽有本虚标实者，仍以标实为急。

【辅助检查】

1. **实验室检查**　血、尿、粪便常规检查、血液生化检查等。

2. **其他检查**　X 线、超声波、CT 检查等。

【急救要点】

1. 根据本病邪实内积，不通则痛的病理特点，救治应以通为法，祛除病邪，通调腑气，恢复脏腑功能。

2. 腹痛发作时可用外治法及针灸等镇痛，但在尚未明确诊断前，不可盲目使用镇痛剂，尤其是麻醉性镇痛剂，以免掩盖病情，造成严重后果。

【护理措施】

1. 一般护理

（1）起居护理　①保持病室安静，避免噪音及刺激因素；②腹痛剧烈，病情危重者应住单人房间，给予特别护理；③疼痛缓解后可适当活动，但不可剧烈活动。

（2）病情观察　①急性腹痛病情变化快，应密切观察患者生命体征的变化；②正确记录患者液体出入量，如输液、口服药、饮食、灌肠等入量和呕吐物、胃管抽吸液、各种引流液、大小便等出量，为诊断、治疗、护理提供可靠依据；③认真辨明腹痛的性质和部位，尤其在诊断尚未明确时，更应详细观察病情发展趋势，及时采取措施，防止病情变化。观察重点有以下几个方面：性质（虚实、气滞、血瘀、虫积、食积），病情是否急变（胃肠穿孔、肠结证、腹腔内出血）；④观察用药后的反应：排便次数、性状；腹痛有无减轻等。

（3）饮食护理　腹部剧痛患者可根据病情，若伴呕吐，可暂禁食，或进流质饮食，待疼痛后可逐步给予半流质或软食。食物宜清淡、易消化、营养丰富。饮食有节，定时定量，勿过冷过热，进食前稍事休息。忌食生冷不洁及辛辣、油腻、煎炸厚味食品。

（4）用药护理　寒邪内阻腹痛汤药宜热服，服后饮热粥以助药力，其他证型汤药可温服。

（5）情志护理　多给予患者心理上的疏导和安慰，尤其在腹痛剧烈时。

2. 辨证施护

（1）寒邪内盛

症状　痛势急，得温则减，遇冷更甚，口不渴，小便清利，大便正常或溏薄，舌苔白腻，脉沉。

治法　温中散寒。

方药　良附丸加味。

护理　①使用肉桂、细辛粉撒在暖脐膏上并敷于脐腹部；②使用花椒、葱白、盐、麸皮炒热后，布包敷痛处；③寒盛针刺足三里、气海、天枢、中脘，亦可加用灸法。

（2）湿热蕴结

症状　腹痛拒按，胸闷不舒，大便秘结或便溏不爽，烦渴喜饮，自汗，小便短赤，舌苔黄腻，脉濡。

治法　泄热通腑。

方药　大承气汤加减。

护理　①应嘱患者多饮水，控制饮食，必要时暂禁食，待疼痛缓解后逐渐由流质、半流质过渡到普食；②大承气汤煎煮时，大黄要后下，芒硝研粉冲服，以助攻下之力；③腑实重者可用汤剂进行大量不保留灌肠以泄热通腑；④大便泻下次数多时，保持肛周清洁；⑤实热可针刺内庭、曲池、巨虚、合谷等穴，采用强刺激手法。

（3）饮食积滞

症状　脘腹胀满疼痛，拒按，嗳腐吞酸，恶食，大便秘结或泄泻，舌苔腻，脉滑实。

治法　消食导滞。

方药　轻证用保和丸，重证用枳实导滞丸加减。

护理　食积腹痛者应暂禁食，同时指导患者平日勿暴饮暴食或过食不易消化的食物。

（4）气滞血瘀

症状　以气滞为主者，脘腹胀闷或疼痛，游移不定，痛引少腹，得嗳气或矢气则胀痛稍减，遇恼怒加剧，舌苔薄，脉弦。以血瘀为主者，多有外伤史，腹痛剧烈，痛处不移，舌青紫，脉弦或涩。

治法　①气滞为主者，舒肝理气；②血瘀为主者，活血化瘀。

方药　①气滞为主者选用柴胡疏肝散加减；②血瘀为主者选用少腹逐瘀汤。

护理　①可食萝卜、韭菜、大蒜等行气温中，山楂、酒酿可行气活血，少食土豆等壅阻气机的食物；②嘱患者如扪及腹部包块，应及时向医务人员汇报以尽早明确诊断。

（5）虫积证

症状　腹痛如钻，痛处多固定，时轻时重，时作时止，嗜食而面黄肌瘦，或鼻孔作痒，睡中磨牙。苔薄，脉弦紧或沉伏。

治法　祛虫止痛。

方药　乌梅丸加减。

护理　①虫积腹痛多见于小儿，家长应注意患儿的饮食卫生，指导患儿养成饭前便后洗手的习惯；②瓜果蔬菜应充分洗净，尽量不要生食。

第五节　暴　泻

暴泻是以突然暴迫下注如水，腹痛肠鸣，甚或抽搐、厥脱为主要临床表现的一类疾病，又称"暴注"、"注下"等。四季皆可发病，但以夏秋季节多见。

西医学中的急性肠炎、过敏性结肠炎、急性食物中毒等病均可参照本节内容进行治疗和护理。

【病因病机】

1. **外感湿邪**　湿邪易困脾土，寒邪和暑热之邪既可侵袭皮毛肺卫，从表入里，使脾胃升降失司，亦能夹湿邪为患，直接损伤脾胃，导致运化失常。脾困失运，水谷势必混杂而下为暴泻。

2. 饮食所伤　《景岳全书·泄泻》曾提及："饮食不节，起居不时，以致脾胃受伤，则水反为湿，谷反为滞，精华之气不能输化，乃致合污下降而泻痢作矣。"可见暴饮暴食或恣食肥甘辛辣、生冷或误食不洁之物皆能化生寒、湿、热、食滞之邪，使脾运失职，升降失调，清浊不分而发为暴泻。

3. 脾肾虚寒　平素脾胃虚寒，受纳失权，致使中阳不振，中气下陷，不能腐化水谷，运输精微，水谷与糟粕混杂而下，即发暴泻；若平素肾阳不足，命门火衰，火不生土，脾无肾阳的温煦，更易发生暴泻。

总之，外感湿邪，饮食内伤，或由脾肾虚寒，脾胃运化失权，水谷与糟粕混杂而下即发暴泻。暴泻病位在脾胃和大肠、小肠，与肝肾关系密切。病性以邪实为主。

【辅助检查】

1. 实验室检查　血常规、大便常规检查及大便培养致病菌、血气分析等检查。

2. 其他检查　内窥镜检查等。

【急救要点】

1. 卧床休息，密切监测患者生命体征的变化。

2. 建立静脉通道，及时补液，注意纠正水、电解质及酸碱平衡紊乱。

3. 因暴泻易伤津耗气，故应立即采取高效手段以祛邪止泻，保津补液。治疗重点在于调理中焦，分利湿浊。

4. 对于暴泻剧烈或延误治疗已出现津伤气脱的需采取急救措施，可先灸关元、气海、足三里数十壮。

【护理措施】

1. 一般护理

（1）**起居护理**　卧床休息，病室要求清洁、整齐、空气清新。

（2）**病情观察**　①密切监测患者生命体征及有无脱水症状。②便后及时擦拭并用温开水清洗肛门，注意保持肛门和臀部皮肤清洁、干燥；如肛门皮肤出现溃烂、出血，可在洗净后给少许外用油膏。③被污染的被褥、衣裤要及时更换清洗，注意防止交叉感染，必要时采取消毒隔离措施。

（3）**饮食护理**　①饮食宜细软、易消化、少渣、少油腻，重者可暂禁食；②鼓励患者多饮用淡盐水或糖盐水等以补津液；③津脱液伤者，可饮用乌梅汤、山楂汤，或用鲜芦根 30 克，煎汤代水饮用。

（4）**情志护理**　消除焦虑、急躁、恐惧等不良情绪，帮助其树立战胜疾病的信心。

2. 辨证施护

（1）寒湿证

症状　泄泻清稀，甚则如水样，脘闷纳少，腹痛肠鸣，或兼恶寒发热、头痛，肢体酸痛，舌苔白或白腻，脉濡缓。

治法　芳香化湿，解表散寒

方药　藿香正气散加减。常用药：藿香辛温散寒、芳香化浊；紫苏叶、白芷、桔梗解表散寒，疏利气机，加木香理气止痛；苍术、茯苓、半夏、陈皮、健脾祛湿，和中止呕。

护理　①注意保暖，患者脐腹部可用毛巾被包裹，并加以热敷；②中药宜热服；③饮食忌生冷、油腻、煎炸之物，多食大蒜、生姜、胡椒，可给予炒米粉、炒面粉以燥湿止泻；④若排泄量多，可增加饮水量或饮生姜红糖水；⑤观察患者腹泻症状是否缓解，是否出现眼窝凹陷、口舌干燥脱水等症状，有无呼吸深长、烦躁不安，少尿或无尿症状；⑥可艾灸中脘、气海、关元、足三里等穴，以缓解泄泻。

（2）湿热证

症状　泄泻腹痛，泻下急迫，或泻而不爽，粪色黄褐且臭秽，肛门灼热，烦热口渴，小便黄赤短少，舌质红，苔黄腻，脉滑数或濡数。

治法　清热燥湿，分利止泻。

方药　葛根芩连汤加减。常用药：葛根解肌清热，升清止泻；黄芩、黄连苦寒清热燥湿；加木香理气止痛，甘草甘缓和中；车前草、茯苓利水止泻。

护理　①保持病室空气清新，每日定时开窗通风；②中药宜偏温或凉服，饮食宜清淡、少油，忌肥甘厚味甜腻之品；③观察患者腹泻、腹痛症状是否缓解，是否出现脱水症状，观察小便量的变化；④若患者出现发热，应监测体温的变化，必要时予以物理降温；若汗出过多，应及时擦干身体，必要时可更换病员服；⑤可取中脘、天枢、足三里等穴针刺，用泻法。

（3）伤食证

症状　腹痛肠鸣，泻下粪便臭如败卵，泻后痛减，或泻而不畅，脘腹胀满，嗳腐酸臭，不思饮食，大便中夹有不消化食物，舌苔厚腻或垢浊，脉滑大。

治法　消食导滞，和中止泻

方药　保和丸加减

常用药：①神曲、山楂、莱菔子消食和胃；②半夏、陈皮和胃降逆；③茯苓健脾祛湿；④连翘解郁清热；⑤可加谷芽、麦芽增强消食功效。

护理　①泄泻重者应控制饮食，甚至可禁食数小时至一日，待腹中宿食泻净，再逐渐恢复进食，可从流质食物开始，宜少食多餐，可用焦米汤锅巴稀饭、萝卜汤以助消食，逐步指导患者恢复正常饮食；②观察患者腹痛、腹泻、肠鸣、脘腹胀满是否缓解，大便中夹有不消化食物是否改善，尿量有无减少等；③可针刺中脘、足三里穴，艾灸神阙、足三里等穴。

第六节　脱　证

脱证是因邪毒侵扰人体，导致气血受损，脏腑败伤，阴阳互不维系而致的以突然汗出淋漓，目合口开，手撒肢冷，二便自遗，脉微欲绝，甚则神昏为主要表现的急危病症。本证起病急骤，见于久病体虚、亡血脱液、暴吐暴泻、热毒内陷及严重烧伤者。《临证指南医案·脱》篇中提到："脱之名，惟阳气骤起，阴阳相离，汗出如油，六脉垂危，一时急迫之证，方名为脱。"本病为元气不足，营卫失和，邪毒内侵，或伤津耗液，损精亏血，脱气亡阳，以致五脏败伤，阴枯于下，阳尽于上，阴阳相离，五络俱衰。属急危重症。西医学各类休克均可参考本病进行救治。

【病因病机】

1. 外中邪毒、虫毒、金创　外感风热、暑湿、疫气之邪，以及猝中虫兽邪毒，不仅可因来势迅猛而遏阻阳气，扰乱气机，遏阻血脉，还可因邪热内盛而耗气、伤津、动血，从而导致阴阳之气不相顺接。而猝然金创，大出血更可造成阴阳相离之势。

2. 内伤七情与饮食　诸如惊恐、暴怒、饥饿、饱食、酗酒等因素，除了直接迫乱气机之外，还可借积食、停饮、蓄痰、留瘀而间接加剧气机逆乱之势，从而导致阴阳之气不相顺接。因长期内伤或先天禀赋较弱而形成的气血阴阳虚衰之体质，既易助长外邪而伤正，又易滋生饮、痰、瘀等病理产物而遏阳，从而为发脱证创造了条件。

3. 妄施汗、吐、下法　妄施汗、吐、下三法，可因伤津耗气而促成正气欲脱之势。

总之，阴寒之邪损伤阳气，温热之邪耗伤阴液，皆可致气机逆乱，阴阳之气不能顺接或维系而发脱证，其病性多属虚实夹杂，以虚为主。外感多为因实致虚，内伤则可虚中夹实。

【辅助检查】

1. **实验室检查**　血尿粪常规、脑脊液检查等。
2. **影像学检查**　超声波、颅脑 CT 及 MRI 等。
3. **其他检查**　心电图等。

【急救要点】

1. 本病乃为气机逆乱，阴阳不相维系或不能顺接，多属虚实夹杂，以虚为主。急救处理时应益气回阳救阴，急固其本。

2. 绝对卧床休息，密切观察生命体征、神志、尿量等变化。

3. 立即给氧并建立静脉通道，在扩容基础上可适当使用血管活性药物。

4. 可针刺关元、内关、气海、肾俞等穴，艾灸涌泉穴，以益气固脱、救阴扶元、回阳救逆；或加电针刺激（电压 6V，频率 100 次/分钟）。艾灸涌泉穴，每次 10 分钟。

【护理措施】

1. 一般护理

（1）紧急处理　①取平卧位，双下肢抬高；②保持呼吸道通畅，给予鼻导管或面罩吸氧；③迅速建立有效静脉通道，遵医嘱准确用药，并密切观察用药后的效果。

（2）病情观察　①密切观察神志、面色、体温、呼吸、血压、心率、尿量、舌苔及脉象的变化；②神志不清或特别烦躁者，应加床档，并派专人看护，防止意外伤害。

（3）饮食护理　急性期给予鼻饲饮食，恢复期指导患者进食营养丰富、易消化的流质或半流质，忌食生冷、肥甘厚味、油腻刺激之物，以防脾土受损，气血乏源。

（4）基础护理　①口腔护理：保护口腔黏膜，清洗口腔，有口疮时，可用冰硼散或养阴生肌散喷涂；牙龈出血、红肿者可用黄芩或五倍子或地骨皮等煎水清洗口腔；有假牙者应将假牙取下，置清水中浸泡；伴抽搐时应留置牙垫，以防止咬伤口舌。②保持二便通畅：如三天未解大便时可给缓泻剂或灌肠通便；尿潴留者，可行小腹热敷、按摩或针刺。取水道、膀胱俞、中极等穴，必要时可行导尿术。

（5）情志护理　主动关心及开导患者，做好患者及其家属的劝慰工作，防止其肝气郁结，化生肝火，动血伤阴。

2. 辨证施护

（1）气脱

症状　汗漏不止，面色苍白，神志淡漠，倦怠乏力，肢冷肤凉，息微声低，舌质淡白，苔白润，脉象微弱。

治法　益气固脱

方药　独参汤。药用人参，亦可以党参、黄芪代之。若喘脱，可加五味子；若汗漏，加煅龙牡、五味子、黄芪；若二便失禁，加附子、肉桂。

护理　①注重保暖，可按摩四肢或加盖衣被；②汗出较多应及时擦干并更换衣被；③针刺关元、内关、气海穴。

（2）阴脱

症状　神情恍惚，惊悸，躁动，面色潮红，心烦潮热，口渴欲饮，饮不解渴，便秘少尿，皮肤干燥而皱，舌红而干、无苔，脉虚，或细数。

治法　救阴固脱

方药　生脉散。药用人参、麦冬、五味子。若因热毒劫灼肝肾，阴精衰竭于下，阴不敛阳，可加用生牡蛎、鳖甲、五味子以滋阴摄阳；若便秘可加麻仁、玄参、生地增液润肠；口干咽燥加石斛、花粉、玄参养阴生津。

护理　①高热者遵医嘱给予物理降温或针刺退热，密切观察体温的变化。②尿少、尿闭者应密切观察尿量的变化；尿潴留者可行下腹部热敷、针灸或点按关元、中极穴。③便秘者可嘱医嘱给予润肠药剂。④烦躁不安者应加床档以防止其坠床，并做好患者及其家属的安抚工作。⑤可针刺关元、肾俞、三阴交等穴。

（3）阳脱

症状　突然大汗不止或汗出如油，神情淡漠、恍惚，面色苍白，四肢厥冷，息微唇绀，目闭口开，舌卷而颤，二便失禁，脉微欲绝。

治法　回阳救逆

方药　参附汤。常用药：人参、附子。若汗脱不止，加五味子、煅龙骨、煅牡蛎；若气促，可加五味子、黄芪、山萸肉；若四肢厥冷，可加桂枝、当归。

护理　①遵医嘱给予参附汤或艾灸；②尿失禁者，遵医嘱留置导尿管并定时冲洗膀胱，保持外阴清洁；③大便失禁者，保持肛周皮肤清洁、干燥并应及时更换内衣裤及床单，保持床单位整洁；④针刺关元、内关、肾俞、三阴交等穴。

第七节　痉　症

痉证是以项背强直，四肢抽搐，甚至口噤、角弓反张为主要临床表现的病症。《内经》对痉证的病因以外邪立论为主，如《素问·至真要大论》认为："诸痉项强，皆属于湿"，"诸暴强直，皆属于风"。本病各个年龄阶段均可发病，四季皆可发生，尤以冬春季多见。

西医学中各种原因引起的热性惊厥以及某些中枢神经系统病变，如流行性脑脊髓膜炎、流行性乙型脑炎、中毒性脑病、脑脓肿、脑寄生虫病、脑血管疾病、脑肿瘤等出现痉证表现者，均可按本节辨证施护。

【病因病机】

痉证的病因归纳起来一般可分为外感和内伤两方面。外感是由于风寒湿邪侵袭人体，壅阻经络，以致气血不畅，或热盛动风，或热灼津液而致痉。内伤是肝肾阴虚，肝阳上亢，阳亢化风而致痉，或阴虚血少，筋脉失常，虚风内动而致痉。

1. **邪壅经络**　外感风寒、风热之邪，壅阻脉络，遏阻营卫，致使营卫不通，气血不运，津液失布，筋脉失养，而发为痉病。

2. **热甚发痉**　《温热经纬·薛生白湿热病篇》曰："火动则风生而筋挛脉急"。外感火热之邪，或情志过甚，内生肝火等，邪热消灼津液，筋脉失养而挛急发痉。

3. **金创痉**　由于外伤拔牙、外科手术、分娩等金创后受风毒之邪，病邪由伤口内侵，使风气内动所致。《三因极一病证方论·痉叙例》说："风入为破伤风。……破伤风，危症也。"

4. **气血亏虚**　气血亏虚多由误诊或失治所致。误用或过用汗、吐、下法，如表证过汗及产后失血，风寒误下，疮家误汗等，导致阴精耗散；汗证、血证、体虚等病证失治，伤精损液，导致津伤液脱，忘血失精，筋脉失养，均可致痉证发生。

总之，痉证的基本病机为筋脉失养而挛急，多由风（外风和内风）、火、痰致使津液失布或耗损。本病与肝、脾（胃）、肾及督脉密切相关，广涉经络脏腑。

【辅助检查】

1. 可做脑部 CT、MRI 及脑脊液细胞学检查。
2. 肌电图（EMG）及神经传导速度（NCV）检查。

【急救要点】

1. 痉证的处理原则是急则舒筋解痉治其标，缓则补气养血治其本。
2. 抗惊厥、抗颅高压、抗休克。
3. 牙关紧闭者取下关、颊车、合谷、内庭穴，可用泻法；角弓反张者，可针刺风府、大椎、长强、承山、昆仑穴；四肢抽搐者，可针刺曲池、外关、合谷、阴陵泉、申脉、太冲穴。

【护理措施】

1. 一般护理

（1）起居护理　①病室应安静，避免声、光、风、振动等外界刺激；②安置患者在单人病房，检查、治疗及护理应尽量集中进行，以防诱发抽搐或加重病情；③对抽搐频繁发作或昏迷者，应在床边加床档，同时避免强行按压和捆绑，防止骨折。④康复期应注意劳逸结合，积极锻炼身体，增强体质，防止外邪侵袭和外伤感染。

（2）保持呼吸道通畅　痉证发作时应松解衣扣，去除假牙，及时吸出口腔内的分泌物或痰液，使用牙垫防止患者舌咬伤，持续吸氧。

（3）病情观察　①痉证发病前往往有先兆表现，如发现双目不瞬，眼球活动不灵活，口角肌肉抽动等症状，即可口服止痉药物，或配合针刺治疗，防止痉证发作。②用药后应注意观察患者情绪、意识、缺氧状态、肢体强直情况、舌苔、脉象等变化。

（4）饮食护理　合理饮食，食物宜新鲜清淡，忌辛辣肥甘之物，戒烟酒。平时注意劳逸结合，积极锻炼身体，增强体质，防止外邪侵袭和外伤感染。

（5）情志护理　做好患者的情志护理，减少对患者的不良情绪刺激，以免再次诱发痉证。

2. 辨证施护

（1）邪壅经络

症状　头痛，项背强直，恶寒发热，无汗或有汗，肢体酸重，甚至口噤不语，四肢抽搐。舌苔白腻或薄白，脉浮紧。

治法　祛风散寒，燥湿和营。

方药　羌活胜湿汤加减。常用药：羌活、独活、防风、藁本、川芎、蔓荆子祛风胜湿；葛根、白芍、甘草解肌和营，缓急止痉。

护理　①病室宜干燥、保暖、通风，但患者不宜直接吹风受凉，以防复感外邪。②发热者注意观察体温的变化，必要时可采取物理降温措施；无汗或汗出不畅者可服热粥以助发汗，取微汗，不宜大汗；出汗后要及时用干毛巾擦净汗液，更换内衣裤，注意保暖。③针刺大椎、风池、曲池、合谷、足三里等穴位,给予强刺激,泻法。

（2）热甚发痉

症状　发热胸闷,心烦急躁,项背强直,甚至角弓反张,手足挛急,腹胀便秘,咽干口渴,神昏谵语,苔黄腻,脉弦数。

治法　泄热存津,息风止痉。

方药　羚角钩藤汤。常用药为:羚羊角、钩藤、石决明、玄参、生地、麦冬等。

护理　①病室宜安静、凉爽通风。②高热者应及时给予降温措施,如额部冷敷、温水擦浴或酒精擦浴等,必要时可用冰水 200ml 加大黄粉 5g 保留灌肠;高热持续不退、神昏者应每 4 小时复测体温 1 次,并按高热、昏迷常规进行护理。③口噤不开、吞咽困难者,可行鼻饲管给药或流质饮食。④可配合针刺人中、十宣、涌泉等穴位,以止痉醒窍。

（3）金创痉

症状　①轻证:头晕乏力,烦躁不安,咀嚼无力,苦笑面容,四肢活动不利,反射亢进,苔腻,脉弦紧;②重证:全身肌肉强直性痉挛,牙关紧闭,苦笑面容,颈项强直,角弓反张,面色青紫,呼吸急迫,大汗淋漓,苔白腻,脉弦紧。

治法　祛风化痰定痉,或祛风解毒镇痉。

方药　①轻证:玉真散加减。药用天麻、钩藤、白芷、胆南星、防风、白附子、半夏等;②重证:五虎追风散合茱萸散加减。药用蝉蜕、全蝎、蜈蚣、僵蚕、白芷、胆南星、半夏、木瓜、吴茱萸、天麻、朱砂。

护理　①安置患者于隔离病室,派专人护理,避免声、光、风、振动等外界刺激。②遵医嘱及时准确使用解痉药物。③牙关紧闭者针刺下关、颊车、合谷、内庭等穴;角弓反张者,针刺风府、大椎、长强、承山、昆仑等穴;四肢抽搐者,针刺曲池、外关、合谷、阴陵泉、申脉、太冲等穴。

（4）阴血亏虚

症状　虚弱或失血,或汗下太过,以项背强直,四肢抽搐,头晕目眩为主,自汗神疲,气短,舌质淡红,苔薄而少津,脉象弦细。

治法　益气滋阴养血。

方药　四物汤合大定风珠。常用药有当归、川芎、白芍、阿胶、炙龟板、炙鳖甲、生地、何首乌、五味子、生牡蛎、麦冬、鸡子黄、炙甘草、生晒参。

护理　①患者宜常食甲鱼、猪肝等血肉有情之品。②根据病情需要做好输血及补液准备。③针刺气海、关元、足三里、三阴交、血海、曲池、气海、关元等穴。

第八节　超高热危象

发热是许多疾病所共有的病理过程。按体温升高的程度分为低热（37.5~38℃）、中度热（38.1~39℃）、高热（39.1~41℃）和超高热（41℃以上）。超高热危象（Extreme Pyrexin Crisis, EPC）是指体温升高至体温调节中枢所能控制的调定点以上（ >

41℃），同时伴有抽搐、昏迷、休克、出血等。若不及时处理，心、脑、肾等重要器官将会受到严重损害，进而危及生命。

【病因及发病机制】

1. 病因

（1）感染性发热

常见的病原体有：①细菌感染：由细菌引起的全身性感染，如脑膜炎、败血症、细菌性痢疾等，以及局部感染如扁桃体炎、中耳炎、化脓性胆管炎、肝脓肿、骨髓炎等；②病毒感染：如流行性感冒、乙脑、脊髓灰质炎等；③螺旋体感染：可见于钩端螺旋体病、回归热等；④其他：寄生虫、支原体、立克次体等。

（2）非感染性发热

由病原体以外的各种原因引起的发热。①体温调节中枢功能异常：体温调节中枢受到损害，体温调定点上移，导致发热。常见于脑外伤、脑出血、中暑、镇静催眠药及阿托品中毒等；②变态反应：变态反应时形成的抗原抗体复合物，激活自体细胞释放内源性致热原而引起发热，如输液反应、血清病、药物热和某些恶性肿瘤等；③内分泌与代谢疾病：如甲状腺功能亢进危象等。

2. 发病机制

发热发病学的基本机制包括三个环节。第一是信息传递，激活物作用于产致热原细胞，使后者产生和释放内生性致热原，后者作为"信使"，经血液将其传递到下丘脑体温调节中枢；第二环节是中枢调节，即内生性致热原以某种方式改变下丘脑温敏神经元的化学环境，使体温调节中枢的调定点上移，于是，正常血液温度变为冷刺激，体温中枢发出冲动，引起调温效应器的反应；第三环节是效应部分，一方面通过运动神经引起骨骼肌紧张度增高或寒战，使产热增加，另一方面，经交感神经系统引起皮肤血管收缩，使散热减少。于是，产热大于散热，体温升至与调定点相适应的水平。

【临床表现】

1. 体温 体温 >41℃

2. 多脏器功能受损害的表现

（1）中枢神经系统 体温越高对中枢神经系统损害越重，症状出现越早。包括嗜睡、谵妄、昏迷、抽搐、脑膜刺激征、瘫痪、大小便失禁、脑疝、视乳头水肿等。

（2）心血管系统 休克、心功能不全、心肌缺血及心律失常等。

（3）凝血障碍 早期出现凝血酶原时间延长、纤维蛋白原及血小板减少、出血及凝血时间延长；晚期常有广泛而严重的出血、DIC形成。这与超高热直接损害毛细血管使其渗透性增加、肝功能受损使凝血因子减少、骨髓受损使血小板减少有关。

（4）肾脏损害 可有管型尿、血尿、少尿、无尿、血肌酐升高等肾功能不全的表现。

（5）肝损害 肝功能异常，严重时可出现急性肝功能衰竭。

（6）水、电解质和酸碱平衡失调

（7）其他表现　如横纹肌溶解可致血肌酸激酶（CK）增高等。

3. 原发病的表现

如中毒性菌痢可有腹泻、脓血便，乙脑出现抽搐、昏迷等。

【辅助检查】

发热原因甚多，应结合病史及临床表现有针对性地进行检查。

1. 常规检查　包括血常规、尿常规、大便常规及血液生化检查，如血清电解质、血清酶、血沉、免疫学检查等。

2. 微生物检查　取咽喉部、尿道、肛门、阴道、子宫颈及血液等处标本的细菌或病毒培养。

3. 特殊检查　必要时应根据病情做胸腔、腹腔或心包腔积液检查，脑脊液检查，关节腔液或某些脏器"囊肿"穿刺液等特殊检查。根据病情选择心电图、X线和B超、磁共振等检查。

【急救要点】

超高热危象患者的预后如何，直接与诊断处理是否及时有关。迅速而有效的降温是救护超高热危象的关键，同时严密观察病情，加强护理，对症支持治疗，以防止并发症发生，积极寻找并及时处理原发病。

【护理措施】

1. 紧急处理

迅速降温。将体温降至38.5℃为宜，特别是小儿超高热、心脏病患者的超高热、妊娠期妇女超高热，均应及时降温。

（1）物理降温　常为首选降温措施，常用方法有：①冰水盆浴或擦浴：对中暑和某些麻醉药所致的恶性高热患者，可将患者放在冰水浴盆内，同时按摩四肢以促进血液循环，帮助散热，或用冰水擦浴以降温；②温水擦浴或酒精擦浴：对四肢厥冷、寒战的患者，为防寒冷刺激而加重血管收缩，可用32～35℃温水擦浴，也可在温水内加酒精配成30%～50%浓度后擦浴；③冰敷：将冰袋置腋窝、腹股沟、腘窝等处，亦可使用冰帽。

伴皮肤感染或有出血倾向者，不宜皮肤擦浴；降温时应注意补充液体，维持水、电解质平衡；降温效果不佳者或不适宜用物理降温者可辅以药物降温。

（2）药物降温　适用于高热中暑、术后高热、高热谵妄、婴幼儿高热，但必须与物理降温同时使用。常用药物有阿司匹林、吲哚美辛、地塞米松等。药物降温时患者常出汗较多，需防止患者虚脱。若上述措施不能使体温降至38.5℃以下，可加入人工冬眠药物全量或半量静脉滴注。常用的人工冬眠药有哌替啶、异丙嗪、氯丙嗪。使用该类药物，尤其是氯丙嗪，应注意观察血压，用药前补足血容量，纠正休克，用药后半小时内避免搬动患者，以防发生体位性低血压。

（3）针刺降温 取内关、大椎、合谷、曲池、百会等穴针刺，亦有一定的效果。

2. 病情观察

（1）注意患者生命体征的变化，尤其要密切监测体温的变化，观察物理和药物降温效果，避免体温骤降而引起虚脱。

（2）注意患者伴随症状如有无淋巴结肿大、结膜充血、关节肿痛、出血、皮疹等，及时向医生提供病情变化的信息，以助诊断和治疗。

（3）记录出入量，特别是大量出汗的患者，要准确记录液体出入量，以便正确补液。

3. 对症护理

（1）卧床休息 将患者置于安静、通风、温湿度适宜的环境中。

（2）做好皮肤护理 出汗患者的衣裤、床单要及时更换，保持皮肤清洁干爽，定时翻身，防止压疮。

（3）加强口腔护理 预防口唇干裂和口腔黏膜溃疡。注意补充营养和水分，给予高热量半流质饮食。

（4）保持呼吸道通畅 雾化吸入、翻身、拍背等，以协助排痰。

（5）做好高热惊厥的防护 必要时加用牙垫以防舌咬伤，适当约束四肢，加床栏以防止坠床。

4. 病因治疗

（1）感染病原菌已明确者，合理选用抗生素；颅内疾病所致者，加强抗脑水肿治疗；明确为输液反应所致高热者，应立即停止输液。

（2）对高度怀疑的疾病可做诊断性治疗。如有典型病史、热型、肝脾肿大、白细胞减少，高度怀疑疟疾者，可试用磷酸氯喹3日。注意诊断性治疗用药要有目的、有计划、有步骤进行，切忌盲目滥用。

（3）对原因不明的发热，应进一步观察和检查，若热型稳定而不超过38.5℃，可不必再做退热处理，以便观察热型，明确病因。

5. 健康教育

了解患者高热发生的原因，向患者及家属介绍预防措施，指导患者及家属正确判断体温的变化及降温的有效方法。高热期间应卧床休息，多饮水，进食富含营养、清淡的流质或半流质；告知患者不随意使用退热药，以防掩盖疾病的真相或由于出汗过多，造成虚脱。

第九节 高血压危象

高血压危象（Hypertensive crisis）是指在原发性高血压或继发性高血压病程中，由于某些诱因，外周小动脉发生暂时性的强烈收缩，血压急骤升高，影响重要脏器血液供应所产生的危急状态。此时舒张压可≥130mmHg，收缩压≥230mmHg。如不立即降压，将产生严重并发症，危及患者生命。

【病因及发病机制】

1. 病因

任何原因引起的高血压均可发生血压急剧升高，另外某些疾病如急性肾小球肾炎、妊娠期高血压、嗜铬细胞瘤和服用某些药物，可以使血压在短时间内突然上升，机体的某些器官来不及代偿，也比较容易发生高血压危象。

以下因素易诱发高血压危象：寒冷刺激、精神创伤、外界不良刺激、情绪波动和过度疲劳等；应用拟交感神经药物后交感神经末梢的儿茶酚胺释放；应用单胺氧化酶抑制剂治疗高血压，同时食用富含酪氨酸的食物，如干酪、扁豆、腌鱼、啤酒和红葡萄酒等；突然停服某些降压药，如可乐定等；内分泌失调等。

2. 发病机制

高血压早期无明显病理改变。长期高血压可引起全身小动脉病变，表现为小动脉中层平滑肌细胞增殖和纤维化，管壁增厚和官腔狭窄，导致重要器官如心、脑、肾缺血。高血压危象的发病机制主要涉及交感神经系统活性亢进，在某些诱因作用下，血液循环中肾素、去甲肾上腺素等缩血管活性物质急剧升高，引起全身小动脉痉挛，导致血压骤然升高。

【临床表现】

1. 一般表现　高血压危象起病迅速，患者出现剧烈头痛、头晕、可有恶心、呕吐、胸闷、气急、心悸、视物模糊、暂时失明、腹痛、尿频、排尿困难等，有的伴有自主神经功能紊乱症状，如口干、发热、出汗、皮肤潮红或面色苍白、异常兴奋、手足发抖等。血压在原来高血压基础上显著增高，收缩压常大于 200mmHg，舒张压大于130mmHg。

2. 靶器官功能障碍的表现　如高血压脑病、急性心肌缺血（心绞痛、心肌梗死）、急性肾功能衰竭、急性左心衰竭、急性脑血管病和视网膜病变等。

【辅助检查】

血常规、尿常规、血糖、血脂、血电解质、肝肾功能、血尿酸、胸片、心电图、超声心动图、24 小时动态血压监测等。

【急救要点】

高血压危象发生发展的主要因素是血压变化，迅速有效的安全降压是救护的关键，密切监测病情，妥善护理，待血压降低、病情稳定后再进一步检查以明确病因，并采取针对性治疗，防止复发。

【护理措施】

1. 紧急处理

（1）立即静脉注射降压药。最初 48 小时降压不要太快，舒张压不低于 100mmHg，收缩压不低于 160mmHg，一般将血压控制在 160～180/100～110mmHg 较为安全。选择作用快、副作用小、使用方便的药物。硝普钠为首选降压药。该药液对光敏感，每次用药应临时配制并注意避光，另外输液外渗可产生较强的刺激反应，输液过程中应注意避免药液外渗。

（2）为提高疗效，减少用药量及毒副作用，可联合应用其他降压药，根据不同病因和病情可选用硝酸甘油、乌拉地尔、尼卡地平、酚妥拉明、卡托普利等降压药。

2. 病情观察　有条件者立即将患者送入重症监护病房，严密监测血压、呼吸、心率、神志及心肾等器官功能，注意观察瞳孔变化。必要时，在降压的同时作股动脉或桡动脉插管以监测动脉压。

3. 基础护理

（1）绝对卧床休息，抬高床头 30°，以利体位性降压。

（2）保持呼吸通畅，立即给予氧气吸入。

（3）提供保护性措施，患者抽搐时加用牙垫以防舌咬伤，躁动时加用床档防止摔伤。

（4）安慰患者，使其保持情绪稳定，避免躁动，避免其他诱发因素。

4. 病因及对症治疗　高血压危象患者，待血压降低、病情稳定后，根据患者具体情况做进一步检查，明确病因，并采取针对性治疗，以防止高血压危象复发及靶器官损害。如嗜铬细胞瘤和夹层动脉瘤应选择相应手术治疗。高血压脑病时，需用甘露醇、山梨醇或呋塞米、利尿酸钠等，以减轻脑水肿；抽搐者可用地西泮、巴比妥类等镇静药物肌肉注射或水合氯醛保留灌肠；合并左心衰时给予强心、利尿及扩血管治疗；发生急性肾衰竭患者可考虑行血液净化治疗。

5. 健康教育

（1）以口头表达结合书面资料和图解，向高血压患者介绍高血压的各种相关知识，使患者本人及家属能够了解该病的临床表现、危险因素、可能的并发症及治疗措施等。

（2）教会患者进行自我心理调整、自我控制活动量，保持良好的心情，劳逸适度，尽量避免情绪大幅度的波动。

（3）指导患者及家属正确测量血压的方法，正确的高血压饮食，正确服用降血压药物。

第十节　血糖危象

血糖危象有两种，一是高血糖危象（Hyperglycemic crisis），为糖尿病昏迷，即在糖尿病的基础上，诱因导致病情加重，发生糖尿病酮症酸中毒和糖尿病高渗性非酮症昏迷；二是低血糖危象（Hypoglycemia crisis）。血糖危象是内分泌系统最常见的急危重症。

高血糖危象

高血糖危象由糖尿病引起，糖尿病是一种常见的内分泌代谢性疾病。其基本病理变化是胰岛素绝对或相对不足导致糖、脂肪、蛋白质等代谢失调，最突出的特征是"高血糖"。糖尿病若诊治不及时或控制不好，在应激之下可诱发酮症酸中毒、高渗性非酮症昏迷。

糖尿病酮症酸中毒

糖尿病酮症酸中毒（Diabetic Ketoacidosis, DKA）是糖尿病患者在某些诱因的作用下，由于体内胰岛素绝对或相对不足，引起糖、脂肪代谢紊乱，以高血糖、高酮血症和代谢性酸中毒为主要改变的临床综合征，是糖尿病急性并发症中最常见的一种，也是内科常见急症之一。多见于 1 型糖尿病，2 型糖尿病也可发生。

【病因及发病机制】

1. 病因

（1）感染　为最主要的诱因，尤其是肺部感染和泌尿道感染最常见。其他还有皮肤感染、胰腺炎、胆道感染等。

（2）应激状态　创伤、手术、麻醉、急性心肌梗死、妊娠、分娩、精神刺激等。

（3）胰岛素使用不当　用量不足或治疗中断。

（4）饮食失调或胃肠疾患　过多进食高糖或高脂肪食物，尤其伴有严重呕吐、腹泻、高热等。

（5）胰岛素拮抗激素增加　以大量使用糖皮质激素最常见。

2. 发病机制

上述诱因造成胰岛素相对或绝对不足，引起糖、蛋白质和脂肪代谢紊乱，是本症的病理基础。由于糖代谢紊乱，葡萄糖利用障碍，脂肪分解代谢加速，生成大量酮体。当酮体生成超过组织利用和排泄速度时，可出现酮体体内堆积——酮症。若代谢紊乱进一步加剧，血酮体浓度继续升高，超过体内酸碱平衡调节能力，则血 PH 值下降，引起酸碱平衡严重失调，造成酮症酸中毒，严重者出现昏迷。

【临床表现】

1. 早期表现

早期仅有多尿、多饮、乏力等糖尿病症状加重或首次出现症状。

2. 中期表现

随着酮症的加重，可逐渐出现食欲减退、恶心、呕吐、极度口渴、尿量显著增加，常伴有头痛、烦躁、嗜睡、呼吸深而促（Kussmaul 呼吸），呼气中有酮味（烂苹果味）。少数病例可有腹痛，易误诊为急腹症。

3. 晚期表现

随着病情进一步发展，出现严重失水、尿量减少、皮肤干燥、弹性差、眼球凹陷、脉搏细数、血压下降。严重时各种反射迟钝、消失，甚至昏迷。

【辅助检查】

1. **尿** 尿糖、尿酮体强阳性。当肾功能严重损害而阈值增高时，尿糖、尿酮体阳性程度与血糖、血酮体数值不相称。可有蛋白尿或管型尿。

2. **血** 血糖明显升高，多为 16.7～33.3mmol/L（300～600mg/dl），有时可达 55.5mmol/L（1000mg/dl）以上；血酮体升高，多在 4.8mmol/L（50mg/dl）以上；血 PH＜7.25；CO_2 结合力降低，轻者为 13.5～8.0mmol/L，重者在 9.0mmol/L 以下；白细胞计数升高，且以中性粒细胞增高为主。

【急救要点】

糖尿病酮症酸中毒的急救原则是：祛除诱因，预防为主，降低血糖，纠正酮症酸中毒及水电解质平衡失调，预防并发症，降低死亡率。

【护理措施】

1. **紧急处理** 补液是抢救 DKA 首要的、极其关键的措施。只有在组织灌注改善后，胰岛素的生物效应才能充分发挥。通常使用生理盐水，输液总量一般按原体重 10% 估计。如无心力衰竭，开始输液速度应较快，在 2 小时内输入 1000～2000ml，第 3 至 6 小时输入 1000～2000ml。第一个 24 小时输液总量约 4000～5000ml，严重失水者可达 6000～8000ml。如血糖已降至 13.9mmol/L 左右时改用 5% 的葡萄糖溶液或葡萄糖盐溶液。输液过程中要注意心功能情况，并根据血压、脉搏、每小时尿量、中心静脉压等情况调整输液量及输液速度。对老年、心血管疾患者，输液尤应注意不宜太多、太快，以免发生肺水肿。

2. **病情观察**

（1）严密观察体温、脉搏、呼吸、血压、瞳孔及神志的变化，并做好记录。

（2）严密观察疗效，及时采集标本，在输液及使用胰岛素过程中，需每 1～2 小时检查血糖、血钾、血钠和尿糖、尿酮体一次，及时了解用药效果，防止低血糖发生。

（3）准确记录 24 小时出入量。

3. **基础护理**

（1）做好生活护理，定时清洁口腔、皮肤，预防并发症。

（2）绝对卧床休息，注意保暖，必要时吸氧。

（3）建立两条静脉通道，为补液、使用胰岛素做准备。

（4）做好心理护理，消除紧张情绪。

4. **用药护理** 胰岛素是治疗本症必要的特效药物，遵医嘱及时准确用药，用药期间密切观察患者的血糖变化及不良反应，发现异常及时通知医生配合处理。

5. 健康教育

（1）告知患者及家属 DKA 的诱因、临床表现、救护措施，提高患者对治疗的依从性，使之以乐观的态度配合治疗。

（2）教育患者坚持正规治疗，保持血糖、尿糖良好状态，特别是胰岛素治疗患者。并发感染等应激情况及时就医。

高渗性非酮症糖尿病昏迷

高渗性非酮症糖尿病昏迷（Hyperosmolar Nonketotic Diabetic Coma，HONDC）简称高渗性昏迷，是糖尿病急性代谢紊乱的另一种临床类型。是高血糖引起血浆高渗性脱水和进行性意识障碍为特点的临床综合征。多发于老年人和 2 型糖尿病患者。特点是血糖高，没有明显酮症酸中毒。

【病因及发病机制】

1. 病因

（1）应激因素　如感染、外伤、手术、急性胃肠炎、胰腺炎、脑血管疾病、高热等。

（2）摄水不足　如口渴中枢敏感性下降的老人、不合理限制水分、胃肠道疾患或昏迷者、不能主动进水的幼儿或精神失常患者。

（3）失水过多　如严重的呕吐、腹泻、大面积烧伤、尿崩症以及利尿药、脱水剂、透析治疗等。

（4）摄糖过多　如大量服用含糖饮料、静脉输注过多葡萄糖、完全性静脉高营养、使用含糖溶液进行血液或腹膜透析等。

（5）药物影响　如使用糖皮质激素、噻嗪类利尿药、免疫抑制药、氯丙嗪、苯妥英钠、普萘洛尔等。

（6）其他　如心肾功能减退，合并皮质醇增多症、肢端肥大症、甲状腺功能亢进症等。

2. 发病机制

本症发病机制复杂，尚未完全明确。可能是诱因加重了代谢紊乱，尤其是糖代谢障碍，引起极度高血糖，高渗性利尿，严重脱水，血浆渗透压升高，血容量减少。低血容量又引起继发性醛固酮分泌增多，导致钠潴留，使血钠增高，以致血浆渗透压进一步升高。其结果是：组织细胞脱水，脑细胞功能减退，引起意识障碍甚至昏迷。酮症不明显的原因尚无满意解释，推测患者体内可能还有一定量的胰岛素抑制脂肪分解，故不出现或仅出现轻度酮症。

【临床表现】

1. 前驱期　指在出现神经系统症状至进入昏迷前的一段时间，为期数日至 2 周。表现为糖尿病原有口渴、多饮、多尿、倦怠乏力症状加重、表情淡漠、反应迟钝。

2. **典型期**　主要表现为重度脱水和神经精神症状，前者表现为口唇干燥、眼窝凹陷、皮肤无弹性、心率加快、血压下降甚至休克，晚期少尿、甚至无尿；后者表现意识模糊、烦躁、幻觉、嗜睡以至昏迷。还可有各种局灶性中枢神经功能障碍，如中枢性高热、定向障碍、失语、视觉障碍、病理反射、癫痫样抽搐和一过性偏瘫等。

【辅助检查】

1. **血常规及血生化检查**　监测血糖、血浆胶体渗透压、血钠、血尿素氮、肌酐。
2. **尿常规**　监测尿糖水平。

【急救要点】

1. 立即给予氧气吸入。
2. 建立静脉通道，迅速补充失水量，纠正血浆高渗状态，使用胰岛素降低血糖，纠正电解质紊乱等。
3. 消除诱因预防并发症。

【护理措施】

1. **紧急处理**　抢救成功的关键是迅速补液以恢复血容量，纠正高渗透压和脱水。补液可根据患者的脱水程度，一般前2小时先输注生理盐水1000～2000mL，然后再根据血钠和血浆渗透压作决定。前4小时内补液量为总量的1/3，前8小时内补液量为总量的1/2加尿量。在静脉输液的同时，可通过口服或胃管灌入温开水等以加大补液量。
2. **病情观察**　密切观察患者生命体征及神志变化，如发现患者咳嗽、呼吸困难、烦躁不安、脉搏增快，提示可能为输液过多过快所致，应立即减慢输液速度并及时处理。观察尿液颜色和尿量变化，若尿液颜色为粉红色，应停止输入低渗溶液并对症处理。
3. **用药护理**　当血糖降至16.7mmol/L（300mg/dl）时，改用5%葡萄糖液并加入胰岛素，按2～4g葡萄糖加1U胰岛素进行。病情改善、神志清醒后，根据血糖、尿糖及进食情况给予皮下注射胰岛素，然后再过渡到常规治疗。其余同糖尿病酮症酸中毒用药护理。
4. **健康教育**　同糖尿病酮症酸中毒健康教育。

低血糖危象

低血糖危象是指由各种原因导致血糖浓度低于正常（＜2.8mmol/L），引起以交感神经兴奋和中枢神经异常为主要表现的临床综合征。各年龄组均可发病，症状轻或抢救及时者，预后良好，严重而长期的低血糖可使脑细胞产生不可逆器质性损害，后果严重，若救治不及时可造成患者死亡。

【病因及发病机制】

1. 病因

低血糖的病因多种多样，根据发作特点可分为空腹低血糖和餐后低血糖。

（1）空腹低血糖

①药物性　可引起低血糖的药物有很多，主要药物有如下几种：

胰岛素：糖尿病患者应用胰岛素不当而致低血糖是临床最常见的原因，用量过大、用法不当、饮食配备不合理、剧烈运动等均可导致；口服降糖药：磺脲类口服降糖药，药量过大更易导致低血糖，格列本脲引起的低血糖在临床上多见，且严重而持久；其他药物：如酒精、水杨酸、β 阻滞剂、磺胺类等使用不当，亦可导致低血糖。

②内分泌性　引起胰岛素或胰岛素样物质过多的因素，如胰岛素瘤、胰外肿瘤（胸腹腔纤维肉瘤、间皮瘤等）；对抗胰岛素的内分泌激素不足，如垂体功能减退、肾上腺皮质功能低下、甲状腺功能减退、生长激素缺乏症等。

③主要器官衰竭　重症肝炎、肝硬变、肝癌、肝坏死；重度心肾功能不全；严重感染如脓毒血症、蜂窝组织炎、肺炎均可产生低血糖；营养障碍如小肠吸收不良综合征、克隆病、慢性肠炎等。

（2）餐后低血糖

①先天性糖代谢酶缺乏　包括遗传性果糖不耐受症和半乳糖血症。

②胃切除术后饮食性反应性低血糖　由于胃容积甚小，过甜饮食直接进入肠道，葡萄糖迅速吸收，刺激胰岛素过量分泌所致。

③特发性功能性低血糖　多见于有神经质的中年妇女，餐后 2 ~ 3 小时发生，表现为轻度交感神经症状，持续不足 30 分钟可自行缓解。因其体内肾上腺素分泌较多或肾上腺的餐后反应异常，特别是含糖高的饮食可刺激交感神经产生过强反应。

2. 发病机制

上述病因导致血糖下降到≤2.8mmol/L 时，一方面引起交感神经兴奋，大量儿茶酚胺释放，产生相应临床症状；另一方面，由于脑细胞本身没有糖原储备，血糖降低时导致能量供应不足而产生脑功能障碍的表现。若低血糖反复发作，严重而历时较久（超过6h）脑细胞可发生不可逆的形态学改变，即使后来血糖恢复正常，也会遗留痴呆等后遗症。

【临床表现】

1. 交感神经过度兴奋症状
低血糖刺激肾上腺素分泌增多，表现为周身乏力、冷汗、心悸、血压轻度升高、皮肤苍白、肢冷、手足颤抖、饥饿感。若不及时补糖，则可出现脑功能障碍表现。

2. 脑功能障碍症状
开始先是大脑皮质受抑制，表现为焦虑、精力不集中、头晕、迟钝、视物模糊、步态不稳，也可有幻觉、行为怪异、躁动等精神失常表现。以后皮层下中枢、中脑、延髓等顺序受累，可出现神志不清、吸吮、扮鬼脸等幼稚动作、舞蹈样动作甚至张力性、阵挛性痉挛,椎体束征阳性,乃至血压下降、昏迷。

【辅助检查】

发作时血糖<2.8mmol/L。

【急救要点】

动态监测血糖浓度,根据病情采取相应措施升高血糖,积极防治脑水肿及其他并发症,加强护理并积极寻找病因,对因治疗。

【护理措施】

1. 紧急处理

(1) 已明确为低血糖而神志清醒者,可口服葡萄糖液或其他糖类食物或饮料。

(2) 神志不清者,保持呼吸道通畅,立即静脉注射25%~50%葡萄糖40~60mL,并继以10%葡萄糖液静脉滴注,根据病情调节葡萄糖液体量,直至病情完全稳定。必要时可给高血糖素1g肌内或皮下注射。

(3) 严密观察病情,经以上处理血糖已恢复正常达30分钟以上,但意识仍不清者称为"低血糖后昏迷",说明已有脑水肿存在,应做相应检查和处理。

2. 病情观察

(1) 密切观察生命体征及神志变化,观察大小便情况,记录出入量。

(2) 测定血糖,对于怀疑低血糖危象的患者,应立即作血糖测定,并在整个治疗过程中动态观察血糖水平。

(3) 观察治疗前后的病情变化,评估治疗效果。

3. 对症护理

(1) 对于低血糖患者,在患者急诊同时,马上准备25%或50%高渗糖及脱水剂等抢救药,确诊后迅速按医嘱给药。

(2) 低血糖危象患者常有精神失常、异常行为等,应加以特殊保护及防护,避免发生意外。

(3) 抽搐者可酌情适量应用镇静剂,昏迷者按昏迷常规护理。

(4) 意识恢复后应注意观察有无出汗、倦怠、意识模糊等再度低血糖状态,一经发现,及时报告医生。

4. 健康教育

(1) 指导患者及家属了解糖尿病低血糖危象的病因、临床表现及紧急处理措施。

(2) 患者应随身携带一些糖块、饼干等食品,以便应急时食用。

第十一节　甲状腺危象

甲状腺危象（Thyroid storm or Thyroid crisis）是甲状腺功能亢进最严重的并发症，多发生在甲亢未治疗或控制不良患者，在感染、手术、创伤或突然停药后，出现以高热、大汗、心动过速、心律失常、严重呕泻、意识障碍等为特征的临床综合征。如抢救不及时，死亡率可达 50%，即使及时正确地抢救治疗，仍有 5%～15% 的死亡率。因此，必须避免诱因，早期发现，及时治疗，以最大限度的降低死亡率。

【病因及发病机制】

1. 病因

诱发甲状腺危象的因素较多，主要诱因有：①感染：为常见诱因，主要是上呼吸道感染，其次是胃肠道和泌尿道感染；②手术：甲状腺切除手术及其他各类手术时，由于应激、挤压甲状腺组织、出血、缺氧、麻醉不良、术前准备不充分等，均可诱发危象的发生；③不适当地停用抗甲状腺药物；④放射性碘治疗；⑤应激状态等。

2. 发病机制

目前认为危象的发生是由多种因素综合作用引起的：儿茶酚胺受体增多；急性疾病、感染、外科手术等应激状态引起儿茶酚胺释放增多；血清游离 T3、T4 增多；肾上腺皮质激素分泌不足：甲亢时肾上腺皮质激素的合成、分泌和分解代谢率加速，久之使其功能减退，对应激反应减弱。

【临床表现】

1. 活跃型危象

（1）发热　体温 >39℃，皮肤潮红，大汗淋漓。

（2）心血管表现　心动过速（140～240 次/分）、心律失常、脉压差增大，部分患者可发生心衰或休克。

（3）胃肠道症状　食欲减退、恶心、呕吐及腹泻，部分患者伴有黄疸和肝功损伤。

（4）神经精神症状　烦躁不安、激动、定向力异常、焦虑、幻觉，严重者可出现谵妄和昏迷。

2. 淡漠型危象

少部分中老年患者表现为神志淡漠，嗜睡，虚弱无力，反射降低，体温低，心率慢，脉压小，最后陷入昏迷而死亡。

【辅助检查】

同位素检查　测定 T_3、T_4、PBI 及甲状腺 2 小时吸碘率。

【急救要点】

积极治疗原发病，祛除诱因、支持治疗并加强监护。

【护理措施】

1. 紧急处理

（1）降低甲状腺激素浓度 ①抑制甲状腺激素合成，首选丙硫氧嘧啶；②抑制甲状腺激素释放，服复方碘口服液；③清除血浆内激素，采用血液透析、滤过或血浆置换。

（2）降低周围组织对甲状腺激素的反应 常用普萘洛尔、利血平、胍乙啶、氢化可的松等。

2. 病情观察

监测心电图、神志、体温、血压、动脉血氧饱和度等的变化，发现异常及时处理。

3. 基础护理

（1）绝对卧床休息，保持环境安静，减少不良刺激。对烦躁患者，可给予镇静剂。

（2）高热患者给予物理降温，避免用乙酰水杨酸类药物。

（3）纠正水和电解质紊乱，每日饮水量不少于 2000ml，给予高热量、高蛋白、高纤维素饮食。

（4）做好各种抢救准备，预防吸入性肺炎等并发症。

（5）以高度同情心，关怀患者，消除恐惧心理，树立战胜疾病的信心。

4. 健康教育

（1）告知患者要做到系统规范治疗，严格遵医嘱服药，不得自行停药。

（2）鼓励患者保持身心愉快，避免精神刺激或过度劳累，建立和谐的人际关系和良好的社会支持系统。

（3）告知患者预防和积极有效的控制各种感染。

【病案讨论】

患者，女，63 岁，因出现意识障碍急诊入院。

既往有糖尿病病史，一直口服降糖药治疗。半个月前由于感冒，出现肺内感染，同时自觉糖尿病加重，口渴明显，全身疲乏无力。查空腹血糖为 15.1mmol/L，尿糖（++++）。入院前三天咳嗽加重，体温升高达 39℃，伴食欲减退、恶心、呕吐，入院前一天出现意识障碍。查体：T 37.8℃，P 112 次/分，R 30 次/分，BP 98/64mmHg。神志不清，压眶反射存在。呼吸急促，无烂苹果味，查体不合作。扁桃体 I 度肿大，无脓性分泌物。双肺呼吸音粗，左肺中下叶可听到中小水泡音。实验室检查：血糖 36mmol/L。尿糖（++++），尿酮体（+）。血浆胶体渗透压高达 450mmol/L。

请思考：（1）该患者可能的医疗诊断是什么？

（2）应如何对该患者进行救护？

第十二章 常用中西医救护技术

第一节 止血、包扎、固定、搬运

止 血

止血是为防止创伤后出血过多、休克而危及患者生命所采取的紧急处理方法。

（一）适应证

凡出血伤口均需止血。体腔内出血需行外科手术探查止血，现场急救止血适用于体表出血，以四肢出血多见。

（二）用物准备

现场抢救中根据出血性质不同就地取材，可采用无菌纱布、纱布垫、绷带、三角巾（若现场缺乏这些材料，可用干净手绢、毛巾、衣物、布条代替）、止血钳、止血带（选择弹性较好的橡皮管，也可用较宽的布带、裤带代替）。

（三）操作方法

1. **加压包扎止血法** 较小的创伤性出血常能自行止血。严重创伤时由于出血速度较快，需尽快止血。加压包扎适用于各种伤口（伤口无异物），是一种可靠的非手术止血法。先用无菌敷料覆盖压迫伤口，再用三角巾或绷带以适当压力包扎（图 12 - 1），包扎范围应该比伤口稍大。其松紧度以能达到止血目的为宜，必要时可将手掌放在敷料上均匀加压，一般 20 分钟后即可止血。

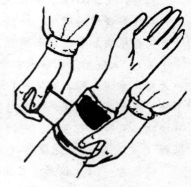

图 12 - 1 加压包扎止血法

2. **指压动脉止血法** 适用于头、面、颈部和四肢的外出血。用手指压迫伤口近心端的表浅动脉，将动脉压向深部的骨骼上，阻断血液流通，以达到临时止血的目的。必须注意本方法是一种临时止血措施，在指压止血的同时必须做好进一步处理的准备，常需与其他方法结合应用。

（1）头面部指压动脉止血法

①指压颞浅动脉　适用于一侧头顶、额部的外伤大出血，在伤侧耳前，一只手的拇指对准下颌关节压迫颞浅动脉，另一只手固定伤员头部（图12-2）。

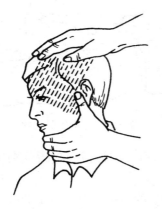

图12-2　指压颞浅动脉

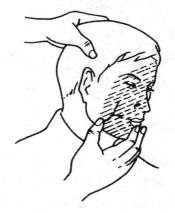

图12-3　指压面动脉

②指压面动脉　适用于颜面部外伤大出血，用一只手的拇指和食指或拇指和中指分别压迫双侧下颌角前约1cm的凹陷处，阻断面动脉血流。因为面动脉在颜面部有许多吻合支，所以必须压迫双侧（图12-3）。

③指压耳后动脉　适用于一侧耳后外伤大出血，用一只手的拇指压迫伤侧耳后乳突下凹陷处，阻断耳后动脉血流（图12-4）。

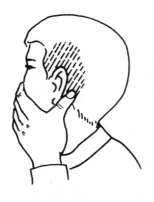

图12-4　指压耳后动脉

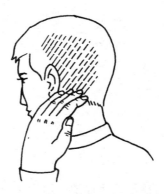

图12-5　指压枕动脉

④指压枕动脉　适用于一侧头后枕骨附近外伤大出血，用一只手的四指压迫耳后与枕骨粗隆之间的凹陷处，阻断枕动脉的血流（图12-5）。

（2）四肢部位指压动脉止血法

①指压肱动脉　适用于一侧肘关节以下部位的外伤大出血，用一只手的拇指压迫上臂中段内侧，阻断肱动脉血流，另一只手固定伤员手臂。

②指压桡、尺动脉　适用于手部大出血。用两手的拇指分别压迫伤侧手腕部的桡动

脉和尺动脉，阻断血流。因为桡动脉和尺动脉在手掌部有广泛吻合支，所以必须同时压迫双侧（图 12-6）。

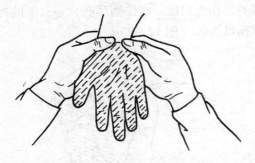

图 12-6　指压桡、尺动脉

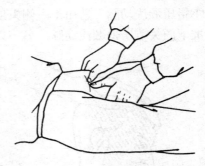

图 12-7　指压股动脉

③指压指（趾）动脉　适用于手指（脚趾）大出血，用拇指和食指分别压迫手指（脚趾）两侧的指（趾）动脉，阻断血流。

④指压股动脉　适用于一侧下肢的大出血，用两手的拇指用力压迫伤肢腹股沟中点稍下方的股动脉，阻断股动脉血流。患者应该处于坐位或卧位（图 12-7）。

⑤指压胫前、后动脉　适用于一侧脚的大出血，用两手的拇指分别压迫伤侧足背中部胫前动脉及足跟与内踝之间的胫后动脉（图 12-8）。

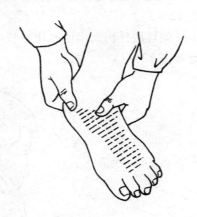

图 12-8　指压胫前、后动脉

3. 直接压迫止血法　适用于较小伤口的出血，用无菌纱布直接压迫伤口处。

4. 屈曲肢体加垫止血法　肘膝关节远端肢体出血时可根据情况选用。确认伤肢无骨折后，在腋窝、肘窝、腹股沟、腘窝等处垫以棉垫卷或绷带卷，将肘、膝关节尽力弯曲，借衬物压迫动脉，用绷带或三角巾将该肢体固定于屈曲位（图 12-9）。

5. 填塞止血法　适用于宽而深的伤口出血，或颈部、腋窝、肘窝、腹股沟、腘窝等处的出血，用无菌敷料填入伤口，外用大块敷料加压包扎。

6. 止血带止血法　只适用于四肢大出血，当其他止血法无效时才使用。止血带有橡皮止血带（橡皮条和橡皮带）、气性止血带（如血压计袖带）和布制止血带。其操作方法各不相同。

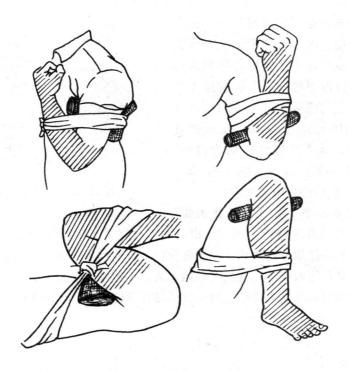

图 12 - 9　屈曲肢体加垫止血法

（1）**橡皮止血带**　使用止血带的部位首先用衣物或棉垫敷料垫好，取止血带的一端适当拉紧拉长，绕伤肢一圈半，将橡皮带末端压在紧缠的橡皮带下面固定，外观呈 A 字形（图 12 - 10）。

（2）**气性止血带**　常用血压计袖带或特制气囊止血带（图 12 - 11），操作方法比较简单，只要把袖带绕在扎止血带的部位，然后打气至伤口停止出血。

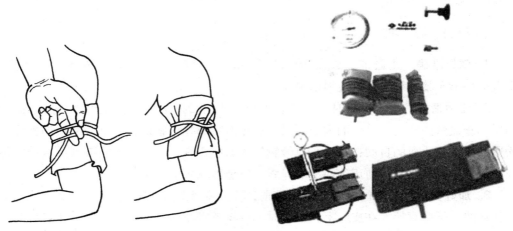

图 12 - 10　橡皮止血带止血法　　　　　　图 12 - 11　气性止血带

（3）布制止血带　若现场无专用止血
带，可用三角巾、围巾、领带、毛巾等替
代止血带用。将三角巾、围巾等撕拆成约
5cm 宽，在伤口近心端（腕、肘或膝关节
之上）紧紧绕上两圈绑紧（垫好衬垫或直
接在衣服上面绑扎），用硬棒、金属物置
于绑结上绞紧；或者绕肢体一周为衬垫，
第二圈压在第一圈上勒紧打结（图 12 -
12）。松紧度以伤口停止出血为宜。

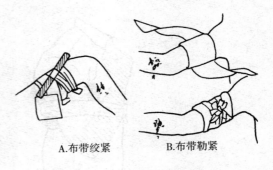

A.布带绞紧　　B.布带勒紧

图 12 - 12　布制止血带止血法

（4）绞紧止血法　如无橡皮止血带，
可根据当时情况，就地取材，如三角巾、绷带、领带、布条等均可，折叠成条带状使
用。上止血带的部位加好衬垫后，在出血伤口上方绕肢体一周，然后做一活结，再用一
短棒、筷子、笔杆等做绞棒，将其一端插入活结一侧的止血带下，并旋转绞紧至停止出
血，再将绞棒的另一端插入活结套内，将活结拉紧即可（图 12 - 13）。

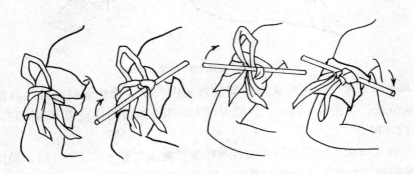

图 12 - 13　绞紧止血法

（四）注意事项

1. 部位准确　止血带应放在伤口的近心端。上臂和大腿都应绑在上 1/3 的部位，
上臂的中 1/3 禁止绑扎，以免损伤神经。

2. 压力适度　指压止血时，施压要平稳；止血带压力大小根据患者年龄、血管收
缩压、止血带的宽度、肢体的大小而决定；止血带绑扎松紧适宜，过紧易损伤神经，过
松则不能达到止血的目的；气性止血带充气压力应适宜，一般以不能摸到远端动脉搏动
或出血停止为度。禁止使用细而窄的绳索，以免破坏皮下组织与神经。

3. 加好衬垫　加压包扎及扎止血带前，先要用无菌敷料或毛巾、其他布片、棉絮
等作衬垫，不要直接扎在皮肤上；紧急时，可将裤脚或袖口卷起，止血带扎在其上。

4. 标记明显　要有上止血带的标志，注明结扎的时间和部位，并安放在醒目的位
置以便于观察。同时尽快将患者转送医院处置，防止出血处远端的肢体因缺血而导致

坏死。

5. 控制时间　结扎时间过久，可引起肢体缺血坏死。因此要每隔30分钟至1小时放松2~3分钟。放松期间，应用指压法暂时止血。结扎时间超过2小时者，应更换比原来较高位置结扎。指压止血施压时间切勿超过15分钟，其后应根据具体部位及伤情配合其他止血措施。

包　扎

包扎的目的是保护伤口，减少污染，固定敷料，帮助止血，便于转运和治疗。

（一）适应证

用于因创伤或手术造成的伤口的包扎，特别是体表各部位伤口，除需采用暴露疗法外，均需包扎。

（二）用物准备

常用的包扎材料有创可贴、尼龙网套、三角巾、弹力绷带、纱布绷带、多头带、纱布、棉垫、胶条等。现场应急时可采用洁净的毛巾、领带、丝巾、围巾、长袜、衣服、床单等临时性包扎材料。

（三）操作方法

1. 卷轴绷带基本包扎法　绷带常用材质有纱布、弹性绷带、石膏绷带等多种类型，长度和宽度有多种规格。包扎时要掌握"三点一走行"，即绷带的起点、止点、着力点（多在伤处）和走行方向顺序。常用的包扎方法有六种，根据包扎部位不同而采用合适的方法。

（1）**环形包扎法**　包扎手腕、胸、腹部等粗细大致相等的部位时，可将绷带作环形重叠缠绕，每一环均将上一环的绷带完全覆盖，为防止绷带滑脱，可将第一圈绷带斜置，环绕第二或第三圈时将斜出圈外的绷带角反折到圈内再重叠环绕固定（图12－14）。此法亦适用于绷带包扎开始与结束时。

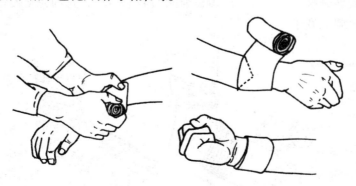

图12－14　环形包扎法

（2）蛇形包扎法　起始将绷带以环形缠绕数圈，然后以绷带宽度为间隔，斜形向上缠绕，各圈互不遮盖。适用于需将绷带由一处迅速延伸到另一处时，如固定夹板。

（3）螺旋包扎法　包扎四肢时，将绷带作一定间隔的向上或向下螺旋状环绕肢体，每旋绕一圈将上一圈绷带覆盖 1/3 或 2/3（图 12 – 15）。此法常用于固定四肢夹板和敷料。

（4）螺旋反折包扎法　包扎粗细差别较大的前臂、小腿时，为防止绷带滑脱，多用螺旋反折法，此法与螺旋包扎法基本相同，只是每圈必须反折绷带一次，反折时用左手拇指按住反折处，右手将绷带反折向下拉紧绕缠肢体，但绷带反折处要注意避开伤口和骨突起处（图 12 – 16）。

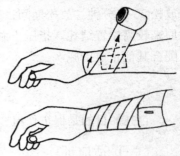

图 12 – 15　螺旋包扎法

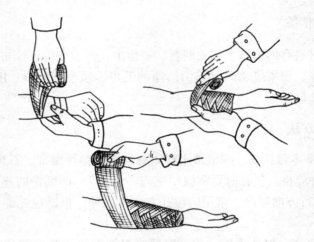

图 12 – 16　螺旋返折包扎法

（5）"8"字包扎　适用于手掌、肘、膝、踝部关节及附近部位的伤口。先用绷带的一端在伤口的敷料上环绕两圈，然后在伤处上下将绷带由下而上，再由上而下，重复作"8"字形旋转缠绕，每缠绕一圈覆盖前圈的 1/3 ~ 1/2，直到完全覆盖伤口（图 12 – 17）。选用弹力绷带最佳。

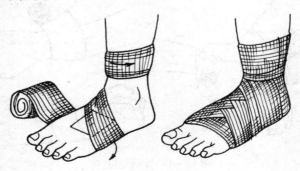

图 12 – 17　"8"字形包扎法

（6）回返包扎法　第一圈常从中央开始，来回返折，直到该端全部包扎后再做环形固定（图12-18）。此法多用来包扎有顶端的部位，如头部、肢体末端、断肢残端。

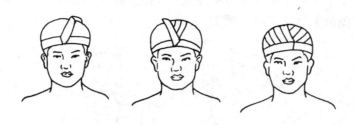

图12-18　回返包扎法

2. 三角巾包扎法　三角巾具有制作简单、应用方便、包扎范围广等特点。制式三角巾底边长130cm，侧边长85cm，高65cm，顶角有一条45cm的系带。在应用时可按需要折叠成不同的形状，使用时注意边要固定，角要拉紧，中心伸展，敷料贴实。适用于不同部位的包扎，亦可做悬吊带用。

（1）头面部包扎

①头部帽式包扎法　将三角巾从底边3cm处向外折，折好后盖在患者头部，三角巾中心在眉毛中心上方，将三角巾两端绷紧拉至耳后，向内拧紧后交叉，再绕至前额打结固定。此法适合于额部、枕部及头顶部受伤。

②风帽式包扎法　将三角巾顶角打一结，置于前额部，头部套入风帽内，将两底角拉紧包绕下颌至枕骨结节下打结像风帽状，此法整个头部均被包住。

（2）胸背包扎法

①单胸三角巾包扎　将三角巾顶角对准受伤一侧肩部，底边向外侧折3~5cm，与胸部大小相当。三角巾底边两端绕背包扎，在背后打结。将结好的三角巾方向向上的一端底角和三角巾顶部结扎（图12-19）。

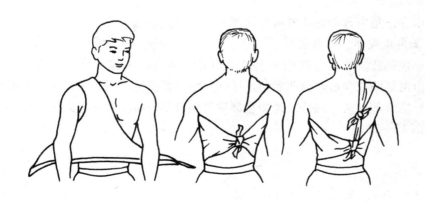

图12-19　单胸三角巾包扎法

②双胸三角巾包扎法　将三角巾一底角对准肩部，顶角系带围腰在对侧底边中央打

结，上翻另一底角盖住胸部，在背后 V 字形打结固定（图 12 –20）。

③燕尾巾单肩包扎法　将三角巾折成夹角为 90°的燕尾巾，夹角朝上，向后的一角压住向前的角，放于伤侧肩部，燕尾底边绕上臂在腋前方打结固定，将燕尾两角分别经胸、背部拉到对侧腋下打结固定（图 12 –21）。

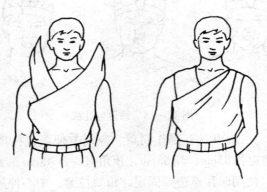

图 12 –20　双胸三角巾包扎法

④三角巾双肩包扎法　将三角巾底边放在两肩上，两侧底角向前下方绕腋下至背部打结，顶角系带翻向胸前，在两侧肩前假扣扎紧固定（图 12 –22）。

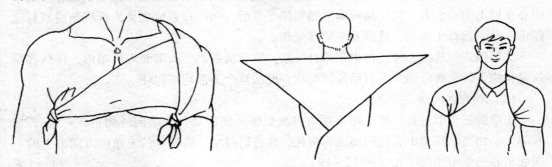

图 12 –21　燕尾巾单肩包扎法　　　　　图 12 –22　三角巾双肩包扎法

燕尾巾、三角巾背部包扎方法与胸部相同，只是位置相反，结打于胸前。

（3）三角巾腹部、臀部包扎

①腹部包扎法　三角巾底边向上，顶角向下横放在腹部，两底角围绕到腰部后打结，顶角由两腿间拉向后面与两底角连接处打结。紧急情况下，可用患者衣服包扎：将衣领放在一侧腰部，两衣袖分别经腰腹部到对侧打结，将衣襟向上翻折包绕一侧大腿根部打结（图 12 –23）。

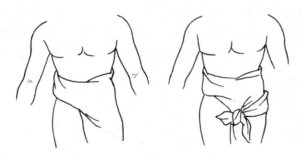

图 12 - 23 腹部包扎法

②单臀包扎法 将三角巾顶角盖住臀部，顶角系带在裤袋底处围绕住，下侧底角上翻至对侧腰部和另一底角在健侧髂上打结固定。紧急情况下，将患者衣底襟放在伤侧腰部，衣角拉到健侧打结，上衣内面盖住伤侧臀部，两衣袖绕伤侧股骨在内侧交叉至外侧打结（图 12 - 1 - 24）。

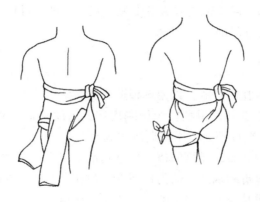

图 12 - 24 单臀上衣包扎法

③双臀包扎法 将两条三角巾的顶角打结，放在双臀缝的稍上方，然后把上面两底角由背后绕到腹前打结，下面二底角分别从大腿内侧向前拉，在腹股沟部与三角底边做一假扣结（图 12 - 25）。

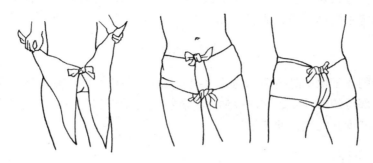

图 12 - 25 双臀包扎法

（4）四肢包扎

①肘、腕、膝、踝关节包扎 将三角巾折成适当宽度，盖住关节和手脚掌，在腘

（肘）窝和腕踝关节处交叉后，两端返绕关节，在外侧打结（图12-26）。

②手、足部包扎法　以三角巾作全手（足）包扎时，置手（足）于底边之前，将顶角反转，盖过手（足）背，使两垂端环绕腕（踝）关节后作结（图12-27）。

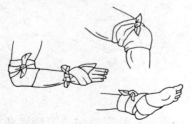
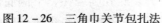
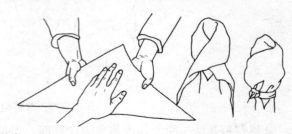

图12-26　三角巾关节包扎法　　　　图12-27　全手三角巾包扎法

3. 多头带包扎法　包括胸带、腹带、四头带和丁字带等，多用于不规则以及面积较大部位的包扎，如头顶、眼、鼻、下颌、肘、膝、会阴、乳房、胸腹部等处。胸带包扎胸部；腹带包扎腹部；四头带是多头带中最方便的一种，可包扎形状不规则部位；丁字带常用于包扎会阴和肛门部。

（四）注意事项

1. 包扎前要明确包扎的目的，以便选择适当的方法。
2. 尽可能带上医用手套，用敷料等做隔离层，封闭伤口，防止污染；如必须用裸露的手进行伤口处理，在处理前，用肥皂清洗双手。
3. 脱去或剪开患者衣服，暴露伤口，检查伤情。
4. 对嵌有异物或骨折断端外露的伤口勿直接包扎，以免再损伤。
5. 包扎材料打结或其他方法固定的位置要避开伤口和坐卧受压的部位。
6. 为骨折制动的包扎应露出伤肢末端，以便观察肢体血液循环情况。
7. 包扎时要求快、准、轻、牢。快：动作要敏捷而迅速；准：部位要准确；轻：包扎动作要轻，不要触碰伤口，以免增加患者的疼痛和伤口出血；牢：伤口包扎要牢固，松紧适宜，过紧妨碍血液流通和压迫神经，过松移动会脱落。无论何种包扎法，均要求包扎后固定不滑动，松紧适度。

固　定

固定的目的在于保护骨折周围的软组织如皮肤、肌肉，特别是血管、神经和重要脏器；限制受伤部位的活动度，减轻疼痛；使骨折的骨质得到休息和正确固定，防止变形引起再损伤，减少并发症；便于搬运。

（一）适应证

颈椎和四肢骨折、脊髓损伤、骨盆骨折以及四肢广泛软组织损伤。

（二）用物准备

各种类型夹板（现场急救可就地取材，如可用健侧肢体、木棍、厚纸板、报纸卷、雨伞、枪托等代替）、三角巾、棉垫、纱布、绷带、胶布、颈托、颈围或器具、硬板担架等。

（三）操作方法

1. 颈椎骨折　患者取仰卧位，颈后垫一小软垫，头的两侧各垫一软枕（或沙袋、衣物等）固定，头部用绷带轻轻固定，如有条件可用特制头部固定架、颈托等固定，限制头部晃动。

2. 锁骨骨折

（1）一侧锁骨骨折　用三角巾把患侧手臂悬挂在胸前，限制上肢活动即可（图12-28）。

（2）双侧锁骨骨折　用两条叠成带状三角巾分别环绕两个肩关节，在肩背部打结，再分别将三角巾的底角拉紧，在两肩过度后张的情况下，在背部将底角拉紧打结（图12-29）。亦可用绷带（折成带状三角巾、毛巾等）在挺胸、两肩后张下作"8"字形固定；或在患者背部放"T"型夹板，分别在两肩及腰部用绷带包扎固定。

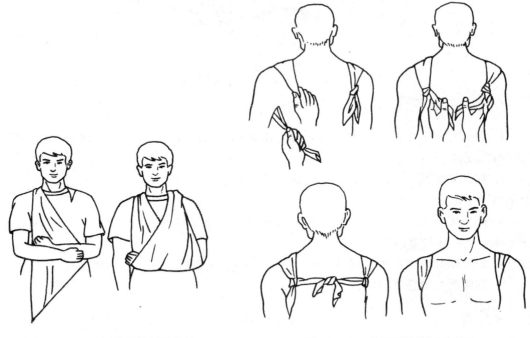

图12-28　一侧锁骨骨折臂悬挂　　　　图12-29　双侧锁骨骨折固定法

3. 胸腰椎骨折　患者两上肢垂于身体两侧，双下肢伸直平卧在硬质木板或其他板上，在伤处垫一薄枕，用带子分段将患者固定，使之不能左右转动。

4. 肱骨骨折　屈肘90°，上臂以夹板固定，前臂成中立位，用三角巾将上肢悬吊于胸前。若现场没有夹板，可用三角巾折叠成 10～15cm 宽的条带，其中央正对骨折处，将上臂固定在躯干上，于对侧腋下打结，再用小悬臂带将前臂悬吊于胸前（图 12 – 30）。

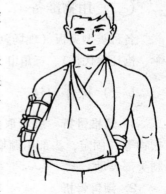

5. 前臂及腕部骨折　患者屈肘 90°，拇指向上。用两块夹板在掌侧和背侧固定前臂，两端分别超过肘关节和腕关节，用绷带将两端固定，再用三角巾将前臂成功能位旋吊于胸前。

6. 股骨骨折　合理移动伤腿，两下肢并列对齐，取一长夹板放在伤腿的外侧，长度为自足跟至腰部或腋窝部，另用一短夹板置于伤腿内测，长度为自足跟至大腿根部，在关节、腰部及空隙处垫棉垫，用绷带或三角巾分段将夹板固定（图 12 – 31）。

图 12 – 30　肱骨骨折固定法

7. 小腿骨折　适当牵引使小腿伸直，空隙及关节处垫棉垫。选用长度相同的夹板（超过上下两关节）两块，分别放于小腿的内外侧，用绷带或三角巾分段将夹板固定。无夹板时，可将两下肢并列对齐，分段将两腿固定。

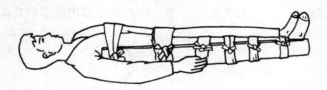

图 12 – 31　股骨骨折固定法

（四）注意事项

1. 遇有呼吸、心搏骤停者先行复苏，出血休克者先止血、包扎、抗休克，病情稳定再行固定。

2. 院外固定时，对骨折后造成的畸形禁止整复，不能把骨折断端送回伤口内，只要适当固定即可。

3. 固定用夹板要长于两端的关节并一起固定。夹板应光滑，夹板靠皮肤一面，最好用软垫垫起并包裹两头。

4. 固定四肢时应尽可能暴露手指（足趾）便于观察指（趾）血循环情况。

5. 固定时松紧适度且牢固。

搬　运

搬运是指用人工或简单的工具用合适的方法将患者从发病现场移动到能够治疗的场所，或经过现场救治的患者移动到运输工具上。基本原则是及时、迅速、安全地将患者转移，防止再次损伤。

（一）用物准备

最常用的工具为各种类型的担架（帆布担架、铲式担架、四轮担架、绳索担架、被服担架、充气式担架等）、现场急救时也可就地制作简单的搬运工具，如门板、床板、椅子、床单等。

（二）适应证与操作方法

1. 徒手搬运

在现场找不到任何搬运工具，而伤情又不太重时，可用此法搬运。但是，如若处于比较危险的环境中，如地震、火灾、火线救护等情况下，一般应先采用徒手搬运使患者脱离危险。此法又分单人、双人和多人搬运法。

（1）单人搬运法

①扶持法　此法适用于伤病较轻，能行走的伤员，如头部外伤、锁骨骨折、上肢骨折、胸部骨折、头昏等患者。扶持时救护者与患者同侧，将其臂放在自己肩、颈部。救护者一手拉其手腕，另一手扶住患者腰部行走（图12-32）。

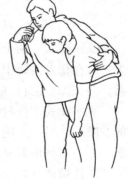

图12-32　扶持搬运法

②抱持法　适用于不能行走的患者如较重的头、胸、腹及下肢伤以及昏迷的患者。抱时救护者蹲于一侧，一手托伤者背部，一手托大腿将其轻轻抱起，如果患者是清醒的，双手可互握于救护员的颈后。

③背负法　抢救者蹲在患者的前面，呈同一方向，微弯背部将患者背起，胸腹受伤的患者不宜采用此法。如患者卧于地上，不能站立，则救护者和患者同方向侧躺，一手反向紧握其肩部，另一手抱腿用力翻身，慢慢站起来。

④拖拉法　用于一人在房屋垮塌、火灾现场或其他不便于直接抱、扶、背的现场急救，不论神志清醒与否均可使用。救护者站在患者背后，两手从其腋下伸到胸前，先将其双手交叉，再握紧其双手，使患者背部紧靠在救护者的胸前，慢慢向后退到安全的地方。如是昏迷患者，救护者站在患者身后，双手伸进患者腋窝拖行（图12-33），如果患者体型瘦小，可以拉起拖行；如果患者体型巨大，救护者双手伸至患者胸前，一手握另一手腕拖行。

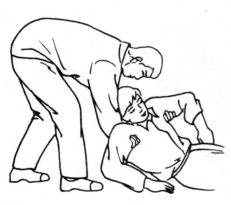

图12-33　拖拉搬运法

（2）双人搬运法

①椅托式　两救护员在患者两侧对立，各以右和左膝跪地，并以一手伸入患者大腿之下互相握紧，另一手交替扶住患者背部抬起（图12-34）。

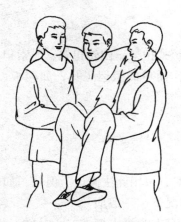

图 12 - 34 椅托式搬运法

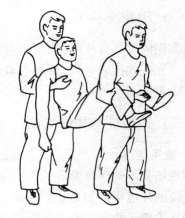

图 12 - 35 拉车式搬运法

②拉车式 两个救护者一个站在患者身后,两手从腋下将其抱在胸前,随后另一个人先跨在伤者两腿中间,用双手抓住其两膝关节,慢慢将患者抬起,两人同步前行(图 12 - 35)。

③平拖式 两救护者站在患者同侧,一人用手臂抱住患者肩部、腰部,另一人用手抱住患者臀部,齐步平行走。亦可一前一后一左一右将患者平抬搬运。

④扛轿式(四手抬式) 两个救护员相对,四手互握于手腕部(图 12 - 36),患者坐于其上(双手可搭于救护者肩上)抬起前行。

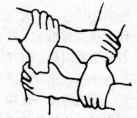

图 12 - 36 扛轿抬式

(3)三人或多人搬运法 救护人员站在患者的一侧,分别将患者颈部、背部、臀部、膝关节、踝关节等部位同时水平抬起。若搬运人员有四人或以上,可相对站在患者两侧,步调一致地将患者抬起(图 12 - 37)。

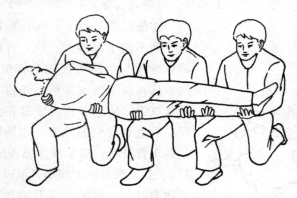

图 12 - 37 三人搬运法

2. 担架搬运

担架是院前急救搬运中最常见的工具,使用时搬运人员互相配合将患者水平托起,轻轻放入担架上并适当固定。转运时患者的脚在前头部在后,这样便于观察;行进中抬担架者应步调一致，防止担架前后左右摆动，上下颠簸而增加患者痛苦；上楼梯或上坡时头在前脚在后，下楼梯或下台阶时脚在前头部在后，但仍然要维持平抬；担架放在车上时，患者宜头前脚后（因车后较颠簸）。注意保持担架平衡，防止患者再损伤。

3. 车辆搬运

车辆搬运受气候影响小，速度快，能及时送到医院抢救，尤其适合较长距离运送。轻者可坐在车上，重者躺在车里的担架上。重伤患者最好用救护车转送，缺少救护车的地方，可用汽车运送。上车后，胸部受伤患者取半卧位，颅脑受伤者应使头偏向一侧。

4. 特殊患者的搬运

（1）昏迷 患者应侧卧或俯卧于担架上，平卧患者头应偏向一侧，以免呼吸道分泌物阻塞而影响呼吸。

（2）腹部内脏脱出 脱出的内脏严禁送回腹腔，可用大小适当的容器如碗、盆扣住脱出物，或自制一环状物围住再包扎固定。包扎后患者取仰卧位，双腿屈曲以放松腹部，防止内脏继续脱出，注意腹部保暖。

（3）骨盆骨折 用三角巾或大块包扎材料将骨盆做环形包扎，仰卧于硬质担架或有脊椎板的担架上，患者膝部微曲，腘窝处加垫。

（4）脊柱损伤 应选用木板或硬担架抬送，不可任意搬动或扭摆、屈曲头部及躯体搬运时先将患者双两下肢伸直，两上肢也伸直放于身体两侧，硬板（木板、铁板均可）放在患者一侧。2～3人扶患者躯干使其成一整体滚动移至木板上，注意不要使躯干扭转（滚动法）。或3人同时用手将患者平直托离地面至木板上（平托法）。对疑有颈椎损伤的患者，需专人托扶头部，使头、颈随躯干一同移动。用沙袋或垫子放在颈两侧加以固定。如背部有伤口，则取俯卧位，在两肩及腹部加软垫，再将患者固定于硬板上。

（5）身体带有刺入物 应包扎好伤口，固定好刺入物再行搬运。刺入物外露部分较长者，应有专人负责保护。搬运过程中应避免挤压碰撞，转运途中严禁震动，以免刺入物深入或脱出。

（三）注意事项

1. 搬运患者应根据现场具体情况选定合适的方法。

2. 必须先急救，妥善处理后才能搬运，切忌随意搬动。

3. 运送时尽可能不摇动患者的身体。若遇脊椎受伤者，应将其身体固定在硬板担架搬运，严禁强行搬动头部，禁止一人抱持、背负，或2～3人徒手抬送伤员，以免加重脊髓损伤。

4. 运送患者时，密切观察呼吸、体温、出血、面色变化等情况。

5. 维持呼吸道通畅，必要时给氧气吸入或人工呼吸。

第二节　呼吸道控制技术

口咽通气道

口咽通气道（Oropharyngeal Airway，OPA）可用于保持气道通畅，也可当作牙垫防止牙齿咬合。目前使用的口咽通气道主要由翼缘（防止吞咽和插入过深）、牙垫部分和咽弯曲三部分组成。

（一）适应证

适用于上呼吸道完全性（或部分性）梗阻的患者；需要牙垫的意识不清的患者；需利用口咽通气道进行口咽部吸引的患者。

（二）禁忌证

清醒或浅麻醉患者以及门牙可能折断或有脱落危险的患者。

（三）用物准备

口咽通气道有多种型号，大小不等（图12－38），使用时应根据患者的具体情况选择合适的型号。测量患者嘴角至耳后下颌角连线的长度，据此选择合适的口咽通气道（图12－39）。

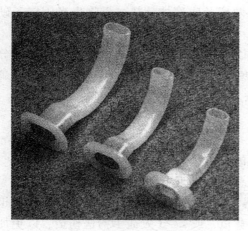

图12－38　不同型号口咽通气道

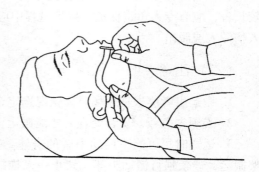

图12－39　选择口咽通气道合适型号

（四）操作方法

放置方法分两种，一种为直接放置，将通气道的咽弯曲沿舌面顺势送至上咽部，将舌根与口咽后壁分开（图12－40）。另一种为反向插入法（凸面朝向舌）；把口咽通气道的咽弯曲部分向腭部插入口腔，当其内口通过悬雍垂接近口咽后壁时，将其旋转

180°，借患者吸气时顺势向下推送，弯曲部分上面抵住口咽后壁，弯曲部分下面压住舌根（图 12 -41）。

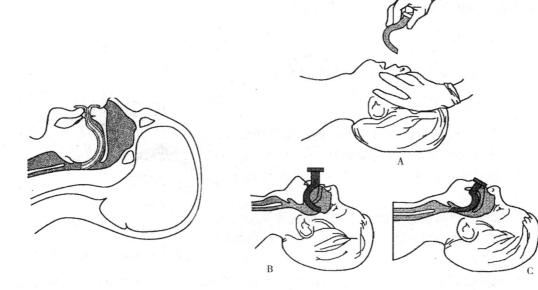

图 12 -40　直接置入口咽通气道　　　　　　图 12 -41　反向置入口咽通气道

（五）注意事项

1. 动作轻柔，防止口咽部创伤导致口咽部黏膜的溃疡和坏死。

2. 保持气道通畅，置入口咽通道时避免因刺激口咽和喉引起喉痉挛或支气管痉挛造成气道的高反应性。

鼻咽通气道

鼻咽通气道（Nasopharyngeal Airway，NPA）是治疗上呼吸道梗阻的一种气道装置。主要由管体、接头组成。其鼻端有一翼缘或可移去的圆盘，可防止其意外进入鼻腔内（图 12 -42）。

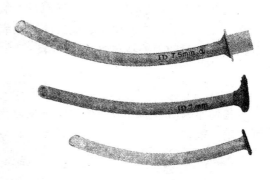

（一）适应证

缓解清醒、半清醒或浅麻醉患者发生的上呼吸道梗阻；张口困难、牙齿松动或牙齿易受损、口咽肿瘤等不适宜置入口咽通气道的患者。

图 12 -42　鼻咽通气道

（二）禁忌证

鼻腔气道阻塞；鼻骨折；明显的鼻中隔偏曲；凝血功能异常；颅底骨折、脑脊液鼻漏的患者；腺体肥大的患者。

（三）用物准备

选择合适型号的鼻咽通气道，长度为从鼻尖至外耳道口的距离。

（四）操作方法

1. 评估　使用前检查患者鼻腔的大小、通畅性，是否有鼻息肉或明显的鼻中隔偏曲等。

2. 收缩鼻腔黏膜血管　滴入丁卡因或去氧肾上腺素。

3. 置管　将鼻咽通气道的的弯曲面对着硬腭放入鼻腔，随颚骨平面向下推送至硬腭部，直至在鼻咽部后壁遇到阻力。

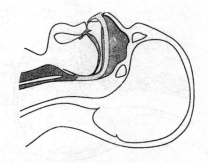

图12-43　鼻咽通气道置入位置

4. 调整位置　将鼻咽通气道插入足够深度后，如果患者咳嗽或抗拒，应将其后退1~2cm（图12-43）。

（五）注意事项

1. 鼻出血　前丛鼻出血可用鼻孔加压治疗；如果是后丛出血，可保留通气道，吸引咽部，进行通气。如果出血不能立刻停止要考虑气管内插管或请耳鼻喉科会诊。

2. 口咽部黏膜下窦道　应立即退出鼻咽通气道。

简易呼吸器

简易呼吸器由面罩、球体、储氧袋、氧气连接管四大部分和单向阀（鸭嘴阀）、进气阀、呼气阀、压力安全阀、储气阀、储氧安全阀六个阀组成，具有使用方便，便于携带，无需氧源动力等特点（图12-44）。

（一）适应证

各种原因所致的呼吸暂停或呼吸抑制的患者；尤其是病情危急来不及气管插管时，可利用面罩直接加压给氧，使患者得到充分氧气供应，改善组织缺氧状态。

（二）禁忌证

饱胃的患者；活动性咯血；心肌梗死；大量胸腔积液等。

（三）用物准备

简易呼吸器、氧气源、必要时备口咽通气道。

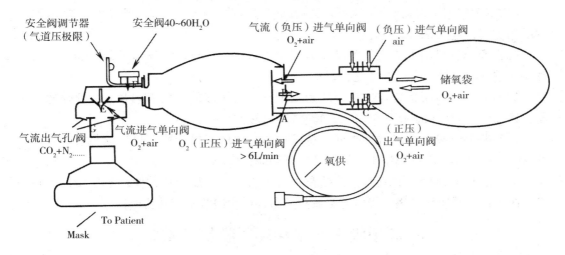

图 12 – 44　简易呼吸器结构图

（四）操作方法

1.　**开放气道**　去枕平卧、头向后仰，开放气道，清除口、鼻腔分泌物及异物。

2.　**连接氧气**　将连接面罩的简易呼吸器与氧气导管相连，调节氧气流量 > 10L/min，根据病情可待储氧气袋充满氧气后再使用。有储氧袋时，氧浓度可达 99%，无储氧袋时氧浓度为 45%，如无氧气源，应该取下储气袋和氧气连接管（此时氧浓度为大气氧浓度 21%）。

2.　**固定面罩**　将面罩罩住患者口鼻，正确使用"E–C"手法，单人使用时左手拇指和食指分别按压面罩的上、下边各 1/3 处，中指、无名指和小指分别放在患者下颌角处，将下颌向前托起，用右手挤压气囊。二人操作时使用"E–C"手法，一人固定面罩，一人挤压气囊。

4.　**挤压气囊**　一般潮气量为 8 ~ 12ml/kg（通常成人 400 ~ 600ml 的潮气量就足以使胸壁抬起），以通气适中为好，有条件时测定二氧化碳分压以调节通气量，避免通气过度。频率：成人 10 ~ 12 次/分，婴儿及儿童 12 ~ 20 次/分。

5.　**观察**　胸廓有无起伏、口唇与面部颜色变化。

6.　**记录**　记录患者生命体征及反应。

（五）注意事项

1. 保证患者气道畅通，必要时可使用口咽通气道。

2. 根据患者脸型和面部大小选择合适的面罩，以充分罩住患者口鼻为佳。备用时充气面罩内的气体不能太满，以 1/2 ~ 2/3 满为宜。

3. 观察和评估通气效果　在使用过程中，应密切观察患者对呼吸器的适应性，如胸廓起伏、皮肤颜色、呼吸音变化、生命体征、血氧饱和度等。

4. 简易呼吸器的检测方法

（1）挤压球体，球体易被压下，鸭嘴阀张开；将手松开，球体很快自动弹回原状，说明鸭嘴阀、进气阀功能良好。

（2）将出气口用手堵住并关闭压力安全阀，挤压球体时，球体不易被压下，说明球体、进气阀、压力安全阀功能良好。

（3）将出气口用手堵住并打开压力安全阀，挤压球体，鸭嘴阀张开，使储氧袋膨胀，堵住储氧袋出口，挤压储氧袋，检查储氧袋是否漏气。

（4）将储氧袋接在患者接头处，挤压球体，使储氧袋膨胀，挤压储氧袋，可见呼气阀打开，气体自呼气阀溢出，说明呼气阀功能良好。

（5）将储氧袋接上储氧阀，并接在患者接头处，挤压球体，使储氧袋膨胀，堵住储氧阀出口，挤压储氧袋，气体自储氧阀溢出，说明储氧安全阀功能良好。

环甲膜穿刺术和环甲膜切开术

通过穿刺或切开环甲膜建立新的呼吸通道，缓解呼吸困难和窒息。

（一）适应证

适用于各种原因所致的急性喉阻塞，如患者呼吸未停止，可行环甲膜穿刺术；呼吸已停须行人工呼吸时，则行环甲膜切开术；环甲膜穿刺术失败时也应及时行环甲膜切开术。

（二）禁忌证

有出血倾向者禁用，在作为抢救患者生命所必须采取的抢救措施时，均无绝对的禁忌证。

（三）用物准备

1. 环甲膜穿刺术　环甲膜穿刺针或 16 号抽血用粗针头，无菌注射器，1% 利多卡因溶液，所需的治疗药物，给氧装置。

2. 环甲膜切开术　无菌手术刀，止血钳。

（四）操作方法

1. 体位　患者仰卧位，头尽量后仰。

2. 定位　在甲状软骨与环状软骨之间确定环甲膜位置（见图 12 - 45）。

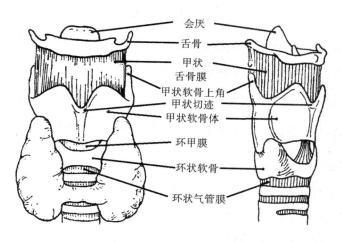

会厌
舌骨
甲状
舌骨膜
甲状软骨上角
甲状切迹
甲状软骨体
环甲膜
环状软骨
环状气管膜

图 12 - 45 环甲膜解剖结构

3. 穿刺或切开

（1）环甲膜穿刺术

①用手在两软骨之间定位，用 16 号针头与皮肤成 35°～45°向足部方向刺入环甲膜，有落空感并有气体溢出，上呼吸道梗阻缓解，证明环甲膜穿刺成功；

②经环甲膜套管针穿刺后将针取出，外套管留置于气管内，外套管露于皮肤外端连接高频喷射通气，呼出气体经喉自然气道排出，当上呼吸道完全阻塞难以排气时，再插入一根粗针头进入气管排气。

（2）环甲膜切开术

①消毒与局麻：常规消毒颈部皮肤，紧急情况下可不用消毒；用 1% 利多卡因加肾上腺素局部麻醉；

②切开：左手拇指和中指分别固定甲状软骨和环状软骨，于甲状软骨和环状软骨间做 2～3cm 的横切口，必要时可延长切口；

③撑开环甲膜：切开皮肤达颈阔肌，食指摸清环甲膜间隙后，用止血钳直接穿透环甲膜至喉腔，有落空感，撑开止血钳与气管纵轴一致；

④置管：置入气管套管，吸痰、给氧、辅助呼吸，然后根据病情需要改行气管切开术。

（五）注意事项

1. 实施环甲膜穿刺术时，穿刺针不宜过长，穿刺针的前端应面向足侧，进入气道内不宜再深入，以免贯穿气管而进入食管，造成食管 - 喉头瘘。

2. 若穿刺部位皮肤出血较多，应注意止血，避免血液返流入气管内。

3. 环甲膜切开术进刀时，用力不可过猛，以免损伤气管后壁结构。

4. 环甲膜穿刺和环甲膜切开术只是应急手术，有条件时应尽早行气管切开术。

气管插管术

气管插管术的主要目的是：维持气道通畅；保障有效的气体交换；减少呼吸做功；防止误吸；便于进行机械通气；实施吸入麻醉。

（一）适应证

所有的全麻手术和需要给予呼吸支持的复苏治疗均是气管内插管的适应证。

（二）禁忌证

1. 喉头水肿、气道急性炎症、喉头黏膜下血肿等。
2. 咽喉部烧灼伤、肿瘤或异物存留者。
3. 主动脉瘤压迫气管者，插管易造成动脉瘤损伤出血。

当气管内插管作为抢救患者生命所必须采取的抢救措施时，均无绝对的禁忌证。

（三）用物准备

1. 喉镜　喉镜是最为常用的插管器械，主要用途是显露声门并进行照明。主要由喉镜柄和喉镜片组成。镜片有弯、直两种，分成人、儿童、婴幼儿三种规格，成人常用弯型。

2. 气管导管　标准的气管导管管腔内径（Internal Diameter，ID）为 2.5mm ~ 11mm，每间隔 0.5mm 设定为不同型号。

（1）管径和长度的选择　通常成人男性应选用 ID 为 7.5 ~ 8.0mm，长度为 25cm 的导管，成人女性应选用 7.0 ~ 7.5mm，长度为 25cm 的导管。小儿则根据以下公式进行推算：导管内径（mm）＝4 + 年龄（岁）/4；导管长度（cm）＝12 + 年龄（岁）/2。经鼻腔插管选用导管的管径应较经口腔插管小 0.5 ~ 1mm，长度则较经口腔插管长 1 ~ 2cm。

（2）充气套囊的应用　目前大多采用高容量低压型充气套囊，容量可达 30ml 以上，能耐受 30mmHg 以下的囊内压。套囊注气应以刚好不漏气为佳，一般不超过 8ml，压力不超过 22mmHg。

3. 其他物品　其他常用的插管用物还有导管芯、牙垫、胶布、插管钳、喷雾器、面罩、吸引器等。

（四）操作方法

1. 经口明视插管术　操作关键在于用喉镜暴露声门，若声门无法暴露，易导致插管失败或出现较多并发症。

（1）体位　喉镜下插管的最佳头位应为"鼻吸气体位"，包括两部分：①颈部向胸部轻度前屈约 35°角；②头部后仰至脸平面与水平面相交成 15°夹角，使寰椎关节伸展达到 80° ~ 85°。

（2）张口、暴露声门　右手提颏、张口并拨开上、下唇。左手持喉镜沿右侧口角置入，将舌体推向左侧，移至正中位再向前推进，镜片前端到达会厌根部后即向上、向前提起喉镜，挑起会厌显露声门（见图12－46）。

（3）插管　声门显露后左手固定好喉镜，右手持气管导管，斜口对准声门轻轻插入至所需深度（如果使用导管芯，应在导管进入声门后及时退出导芯）。导管的末端应位于隆突上方3～5cm，通常对于男性约在门齿下23cm，女性则为门齿下21cm（见图12－47）。

（4）固定　导管插入后应塞入牙垫，退出喉镜，用胶布固定导管和牙垫。

（5）气囊充气　用注射器向导管的气囊内注气，以气囊恰好封闭气道不漏气为准。

（6）吸引　用吸引器吸引气道分泌物，保证呼吸道的通畅。

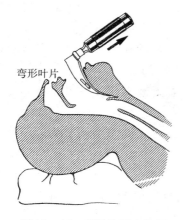

图12－46　喉镜片置入位置

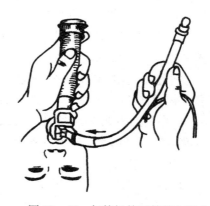

图12－47　气管插管时持管与插入方法

2. 经鼻明视插管术　喉镜下经鼻插管的操作方法如下：

（1）评估　检查患者鼻腔有无鼻中隔偏曲、息肉及纤维瘤等，选择合适的鼻孔。

（2）润滑　插管前先在气管导管前端涂上医用液状石蜡。

（3）鼻腔准备　必要时鼻腔内滴数滴呋麻滴鼻液，并作表面麻醉（2%利多卡因或1%地卡因喷雾剂）。

（4）插管　将导管轻轻插入鼻孔后略向后移，沿与面部垂直方向推进，使导管从下鼻道经鼻后孔穿出到达口咽部。

（5）暴露声门　左手持喉镜显露声门，右手持导管在明视下继续向前推进入声门，如遇困难，可用插管钳持导管前端协助送入声门（图12－48）。

（6）固定　退出喉镜后固定导管。

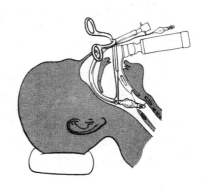

图12－48　经鼻气管插管

（五）注意事项

1. 对呼吸困难或呼吸停止者，插管前应先行人工呼吸、吸氧、简易呼吸器通气等，避免因插管耗时而增加患者缺氧时间。

2. 在导管插入后及给患者进行呼吸支持时应随时检测导管的位置。方法如下：挤压呼吸囊，观察胸部有无起伏运动；听诊器听两肺呼吸音，注意是否对称，呼吸音不对称，可能为导管插入过深，进入一侧支气管，可将导管稍后退，直至两侧呼吸音对称；最可靠的方法是连接呼气末二氧化碳监测仪和进行支气管镜检查。

3. 长期机械通气患者应选用高容量、低压型气囊套管，气囊充气应遵守"最低密闭容积"的原则，即充气刚能密闭气管不漏气，呼吸机能正常工作为宜。气管插管后气囊每 4~6 小时放松 1 次，5~10 分钟后再次充气，充气量 3~5ml，通常囊内压维持于 17~22mmHg 可保证与气管壁充分地密封，又不影响气管黏膜的血流。

4. 妥善固定气管导管，避免导管随呼吸运动上下滑动和意外脱管，定期测量导管的外露末端距离门齿或鼻孔的长度并准确记录，做好交接班。

5. 气管内吸引的正确操作 气管内吸引时，注意无菌操作，一般先吸引气管导管内的分泌物，然后吸引口、鼻腔内分泌物。

6. 加强呼吸道湿化 呼吸机应有加温湿化装置，湿化器温度调节为32~36℃，湿化器内液体使用蒸馏水，经常观察湿化效果。

7. 加强口腔护理。

8. 导管留置时间一般不宜超过 72 小时，72 小时后病情不能改善，可考虑行气管切开术。

9. 拔管后护理 注意观察患者的反应，保持呼吸道通畅。重症患者拔管后 1 小时应查动脉血气变化。

气管切开术

气管切开术是切开颈段气管前壁并插入气管套管，从而解除窒息，保持呼吸道通畅的急救手术。

（一）适应证

1. 因上呼吸道阻塞、狭窄、头面部外伤等无法进行气管插管者。
2. 已行气管插管，但仍不能顺利清除支气管内分泌物者。
3. 口腔颌面部和咽喉部大手术的预防性气管切开者。
4. 需要长时间使用呼吸机者。

（二）禁忌证

严重出血性疾病或气管切开部位以下占位性病变引起的呼吸道梗阻者。

（三）用物准备

气管切开包（手术刀、剪刀、切口拉钩、止血钳、针线、镊子、敷料）、吸引器、注射器等，根据患者需要选用合适的气管套管，另备氧气、气管导管、麻醉喉镜及抢救药品。

（四）操作方法

1. 体位　患者仰卧，肩下垫一小枕，下颌对准颈静脉切迹（胸骨上切迹），保持正中位，以便暴露和寻找气管。

2. 消毒　颈部皮肤常规消毒，操作者戴无菌手套，铺洞巾。

3. 麻醉　用1%普鲁卡因于颈前中线做局部浸润麻醉，自甲状软骨下缘至颈静脉切迹，小儿可沿胸锁乳突肌前缘及甲状软骨下缘，做倒三角浸润麻醉。如情况紧急或患者深昏迷，麻醉可不必考虑。患者躁动、抽搐或不配合者以及儿童，可酌情使用全麻、基础麻醉。术前一般不用镇静剂或阿托品。

4. 切口　操作者用左手拇指及中指固定环状软骨，食指置于环状软骨上方，右手持刀自环状软骨下缘至颈静脉切迹做纵切口（图12-49）。

5. 分离组织　切开皮肤、皮下组织和颈浅筋膜，分离颈前组织，分离舌骨下肌群，即可见甲状腺覆盖在气管前壁，大致相当于气管第1~4环处。

6. 确认气管　用食指触摸有一定弹性及凹凸感，不能确认时，可用注射器穿刺，抽出气体即为气管，对儿童尤为重要。

7. 切开气管　在第3、4或4、5软骨环之间，用尖刀头自下向上挑切开气管，注意刀尖不宜插入过深，以免刺穿气管后壁，并发气管-食管瘘。

8. 插入气管套管　撑开气管切口，插入气管套管。

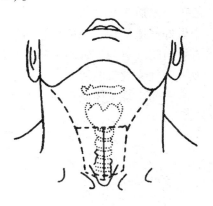

图12-49　气管切开方法

9. 固定气管套管　用系带缚在患者颈部，于颈后正中打结，如有气体及分泌物喷出，用吸引器吸出分泌物。如皮肤切口较长，在切口上方缝合1~2针。套管下方创口不予缝合，以免发生皮下气肿，便于伤口引流。用剪开的纱布块，夹于套管两侧，覆盖伤口。

（五）注意事项

1. 湿化气道　对于不接呼吸机的气管切开患者在套管外口接人工鼻，选用无菌蒸馏水和0.45%盐水作为湿化液可起到预防呼吸道水分丢失，防止痰痂堵管，保证气道通畅的作用。选择加热导线型湿化器，可以调节吸入管道气体的温度，使之保持在32~36℃的范围内，避免气体在管道内形成冷凝，降低了呼吸机相关性肺炎（VAP）的发生率。保证机体充足的液体入量。

2. 脱管的预防及处理 气管切开早期应加强观察，气管切开后缚带一定要结死扣，松紧度以通过一指为宜，并且随着颈部变化情况及时调整缚带松紧。对使用呼吸机的患者在翻身、拍背、吸痰时至少应由两人合作，以保持其头颈部与气管导管活动的一致性，注意将气管套管的压力减少至最低，尤其应注意螺纹管长度应适宜，并辅以有效的支架扶托，及时倾倒集水管内积水，以预防脱管发生。对于烦躁不安的患者可给予适当的约束或使用镇静剂。一旦发生脱管，应沉着冷静，立即采取相应措施，重新安放气管套管。

3. 预防感染

（1）气管切口的护理

①使用一次性无纺布气管纱布垫使滞留的痰液易于被清除。对气管切开口采用氧疗法，同样也可预防和治疗切口感染；②控制口咽部细菌定植及误吸，加强机械通气患者的口咽部护理，每日 2~3 次。合理使用抗生素，避免耐药菌株的繁殖。其他参见 ICU 的感染控制。

（2）气管套管的护理

①内套管消毒可选用煮沸消毒法、消毒剂浸泡法和高压蒸汽灭菌法；②气管切口一般于手术后 7~10 天形成窦道，此后每 2~4 周可更换 1 次气管套管。在更换套管操作中做好气道护理，保持气道通畅，减少更换次数，避免机械刺激；③理想的气体压力为有效封闭气囊与气管间隙的最小压力，可利用气囊测压表为机械通气患者进行气囊充、放气。气囊放气时要求患者取平卧位，先吸净套管内痰液，再吸口鼻分泌物，以避免由于痰多而出现气体测压不准的高压力显示或由于漏气造成坠积性肺炎的发生。

第三节　机械通气

一、工作原理

正常肺通气的动力是肺泡内压与大气压之间的压力差。在自然呼吸状态下，吸气时呼吸肌主动收缩，膈肌下降，胸廓上抬，胸腔内负压增加，使肺泡压低于气道口压力，气体进入气管、支气管和肺泡内；呼气时则靠肺和胸廓的弹性回缩力，将气体排出。

机械通气是利用机械装置建立肺泡–气道口压力差，从而产生肺泡通气的动力。吸气时，吸气控制开关打开，通过对气道口施加正压将空–氧混合气体压入呼吸道内，使肺间歇性膨胀；撤去压力停止送气后，胸廓、肺弹性回缩，使肺或肺泡自动地萎陷，排出气体，产生呼气，也可以在呼吸机的帮助下排出气体。

二、呼吸机的类型

（一）按照吸气向呼气的切换方式分类

1. 定压呼吸机（Pressure – cycled Ventilator） 呼吸机产生的气流进入呼吸道使

肺泡扩张，当肺泡内压达到预定压力时气流即终止，胸廓、肺泡弹性回缩将肺泡内气体排出，待呼吸道内压力降到预定参数，呼吸机再次供气。气道压力的高低以能维持有效满意的潮气量，同时又不影响循环为原则。优点是气道压力恒定，不易发生肺气压伤。缺点是在气道压力恒定的情况下，通气量与肺、胸廓顺应性呈正相关，容易造成通气量不够恒定。

2. 定容呼吸机（Volume – cycled Ventilator）　呼吸机将预定量的气体压入呼吸道，又依赖胸廓、肺泡弹性回缩排出肺泡内气体。优点是通气量较恒定。缺点是在通气量恒定的情况下，气道阻力与肺、胸廓顺应性呈负相关，当肺顺应性下降或气道阻力增加时，气道压力增加，易产生肺气压伤。

3. 定时呼吸机（Time – cycled Ventilator）　呼吸机按预设呼吸时间送气。常用于新生儿和婴幼儿。

4. 微电脑控制呼吸机（Microprocessor Ventilator）　包含定容、定压、定时成分，可持续监测通气功能、报警情况和患者状况。

（二）按用途分类

1. 急救呼吸机　用于现场急救的呼吸机。结构较简单，一般具有基本的间歇正压控制通气功能，携带方便，操作较容易。

2. 治疗呼吸机　对呼吸功能不全的患者进行长时间通气支持和呼吸治疗的呼吸机。

3. 麻醉呼吸机　专用于麻醉管理的呼吸机。

（三）按照使用对象分类

1. 成人呼吸机　专为成人使用而设计，通气范围适合成年人。

2. 婴幼儿呼吸机　通气范围适合婴幼儿。

三、机械通气对生理功能的影响

（一）对呼吸功能的影响

1. 影响呼吸肌　机械通气一方面全部或部分替代呼吸肌做功，使呼吸肌得以放松、休息；另一方面，通过纠正低氧和CO_2潴留，使呼吸肌做功环境得以改善。但长期使用呼吸机替代呼吸肌肉做功，可发生呼吸肌失用性萎缩，甚至产生呼吸机依赖。

2. 影响肺内压力　控制通气时均为正压通气，若压力过高，可破坏肺组织和间质，发生纵隔、皮下气肿或气胸等。

3. 影响肺容量　正压通气可使气管、支气管和肺泡扩张，导致肺毛细血管受压，肺血流量减少，肺气体容量相对增加。

4. 影响肺泡通气量　肺泡通气量=（潮气量－无效腔量）×通气频率。建立气管插管或气管切开等人工气道后，可使解剖无效腔减少，而机械通气可增加潮气量，进而使肺泡通气量增加。

5. 影响肺内通气　机械通气时，近中央气道周围的肺组织通气量增多，而边缘肺组织通气量减少，易发生肺内气体分布不均。若存在周围小气道痉挛或痰液黏稠阻塞，则加重肺内气体分布不均。

6. 影响通气/血流比率　一方面，机械通气增加肺泡通气和复张萎陷肺泡，使肺血管扩张，肺血流增加，改善通气/血流比率，进而纠正缺氧状况；另一方面，由于气体容易进入健康的肺区使该区肺泡过度扩张，扩张的肺泡压迫血管，使通气/血流比率恶化，加重缺氧。

7. 影响气体弥散　适当的机械通气可增加气道及肺内压，使萎陷的肺泡复张，肺泡和间质水肿减轻，气体弥散面积增加，从而改善弥散功能。

（二）对循环功能的影响

正常吸气时，胸腔和肺内平均压力为负压，有利于胸腔外静脉血回流至心脏。正压通气时，吸气时胸腔和肺内平均压力为正压，使静脉回心血量、右心充盈血量减少，心排血量降低，血压下降。通常认为平均气道压力 $>7cmH_2O$ 或 $PEEP>5cmH_2O$ 即可引起血流动力学改变。正压通气使回心血量减少，肾血流量也会随之减少。对于原有肾功能损害者，会进一步影响肾血流量而加重病情。

四、机械通气的类型和模式

（一）机械通气的类型

根据呼吸机与患者的连接方式，机械通气分为无创通气（Noninvasive Ventilation，NIV）和有创通气（Invasive Ventilation，IV）。无创通气是指不需要建立人工气道如气管插管、气管切开等而能增加肺泡通气的一系列方法的总称，包括体外负压通气、经鼻/面罩正压通气、胸壁震荡及膈肌起搏等。通常是指通过鼻、面罩与患者相连的正压机械通气。优点是不影响进食与声带功能，患者可以说话、咳嗽、咳痰和进食。有创通气是指通过气管插管或气管切开，与患者连接进行通气的方式。危重患者一般采用有创通气。有创通气与患者连接的方式有三种：经鼻气管插管、经口气管插管和气管切开。

（二）机械通气的模式（Mode of Ventilation）

呼吸机通气模式有很多种，目前普遍认为，理想的通气模式应能最大限度地允许患者自主呼吸。常用的通气模式有以下几种：

1. 控制通气（Controlled Mechanical Ventilation，CMV）　是指呼吸机完全代替自主呼吸的方式，包括容量控制通气和压力控制通气。主要用于无自主呼吸或呼吸较弱的患者。适应证：呼吸停止、神经肌肉疾患引起的通气不足、麻醉和手术过程中应用肌松药后。

（1）容量控制通气（Volume Controlled Ventilation，VCV）　即不管患者自主呼吸如何，潮气量、呼吸频率、呼吸比及吸气流速完全由呼吸机来控制。该模式能保证潮气量的供给，完全替代自主呼吸，有利于呼吸肌休息。

（2）压力控制通气（Pressure Controlled Ventilation，PCV）　预先设置气道压力控

制水平和吸气时间。吸气开始后，呼吸机提供的气流很快使气道压力达到预置水平，之后送气速度减慢，以维持预置压力到吸气结束，呼气开始。递减吸气流速使峰压较低，能改善气体分布和通气与血流灌注比（V/Q），有利于气体交换。

2. 辅助通气（Assisted Mechanical Ventilation，AMV）　机械通气依靠患者自主吸气（压力感知或流量感知）触发，通气频率取决于患者的自主呼吸，潮气量取决于呼吸机预设值的大小。呼吸机工作与患者吸气同步，可减少呼吸做功。辅助/控制呼吸（A/C）可自动转换，当患者自主呼吸触发呼吸机时，进行辅助呼吸；当患者无自主呼吸或自主呼吸微弱不能触发呼吸机时，呼吸机自动切换到控制呼吸。适用于自主呼吸存在，但分钟通气量不足的患者。

3. 同步间歇指令性通气（Synchronized Intermittent Mandatory Ventilation，SIMV）　SIMV 是 AMV 和患者自主呼吸相结合的通气模式，是一种重要的撤机模式。在同步触发窗内，若患者自主呼吸触发呼吸机，则行 AMV；若无自主呼吸或自主呼吸较弱不能触发时，在触发窗结束后呼吸机自动给予 CMV。触发窗一般为 CMV 呼吸周期的 25%。若预调 CMV 在 10 次/min，其呼吸周期为 6 秒，触发窗为 1.5 秒。临床上可根据患者自主呼吸潮气量（VT）、呼吸频率（RR）、分钟通气量（MV）的变化，适当调节 SIMV 的 VT、RR，有利于呼吸肌的锻炼。

4. 分钟指令性通气（Minute Mandatory Ventilation，MMV）　是保证分钟通气量恒定的通气模式。当患者自主呼吸降低时，该系统主动增加机械通气水平；相反，恢复自主呼吸的患者，无需改变呼吸机参数即会自动将通气水平降低。因此无论患者自主呼吸如何改变，总能得到恒定的 MV，用于呼吸运动不稳定和通气量有变化的患者，可充分保证撤机的安全。

5. 压力支持通气（Pressure Support Ventilation，PSV）　属于部分通气支持，是一种接近生理状态的通气模式。患者每次自发吸气，呼吸机开始送气，使气道压快速上升到预设的压力值，并维持气道压在这一水平。当自主吸气流速降低到最高吸气流速的 25% 时，送气停止，患者开始呼气。PSV 允许患者以接近生理和自然的方式进行呼吸，人机协调好，可作为撤机的辅助方法。

6. 呼吸末正压（Positive End–Expiratory Pressure，PEEP）　吸气由患者自主呼吸触发或呼吸机发生，而呼气终末借助于装在呼气管路中的阻力阀使气道压高于大气压。PEEP 使萎陷的肺泡扩张，改善通气和氧合，治疗低氧血症。但 PEEP 增加胸膜腔内压，影响心血管功能。PEEP 的选择原则是达到最好的气体交换而对心排血量影响越小越好。

7. 持续气道正压（Continuous Positive Airway Pressure，CPAP）　在整个呼吸周期施以一定程度的气道正压的通气方式，可以防止肺与气道塌陷，改善肺顺应性，减少呼吸阻力。吸气时正压气流大于吸气气流，使潮气量增加，吸气省力；呼气期气道内正压，起到 PEEP 的作用。适用于肺不张、阻塞性睡眠呼吸暂停综合征的患者。

五、呼吸机参数的调节

1. 通气参数　成人潮气量（VT）8～12ml/kg，分钟通气量（MV）90～120ml/kg，

呼吸频率（f）12 ~16 次/分。儿童潮气量为 5 ~6ml/kg，呼吸频率为 20 次/分。

2. 气道压力（Airway Pressure，Paw） 气道内压是指气道开口处的压力。定压型呼吸机可以靠调节气道压力来获得适当的潮气量，气道压力的高低以能维持满意的潮气量又不影响循环功能为原则。一般成人为 15 ~ 20cmH₂O，小儿为 12 ~ 15cmH₂O。如果患者呼吸道阻力高、肺顺应性低，可适当将气道压力提高到 20 ~ 30cmH₂O，但一般不超过 35cmH₂O。在应用呼吸机过程中，如气道压力突然下降，可能是通气管道系统漏气；如突然升高可能是通气导管系统堵塞。

3. 吸呼时间比（Inspire/Expire，I/E） 常规 I/E 为 1∶1.5 ~ 1∶2。限制性通气障碍的呼吸衰竭患者，如肺水肿、胸膜增厚等，应选用较快频率 I/E = 1∶1 ~ 1.5，以减轻心脏负担；对哮喘、阻塞性通气障碍的呼吸衰竭患者，应适当延长呼气时间，I/E = 1∶2 ~ 3，有利于二氧化碳的排出；对于心功能不全的患者，应选用较小潮气量、稍快频率，缩短吸气时间，减少正压通气对心脏的影响；对呼吸窘迫的患者可适当延长吸气时间，保持肺泡张开较长时间以改善弥散。

4. 吸入氧分数（Fraction of Inspired Oxygen，FiO₂） 吸入氧分数是输送给患者的氧浓度，以 40% ~ 50%（0.4 ~ 0.5）为宜。初用呼吸机治疗时，为迅速纠正低氧血症，可适当在短时间内使用较高浓度的 FiO₂（ >60%），最高可达 100%，但时间应控制在 0.5 ~ 1 小时。随着低氧血症的改善，逐渐下调 FiO₂ 至正常范围。长时间吸入高浓度氧会致氧中毒，因为高浓度氧使肺泡表面活性物质分泌减少，纤毛活动被抑制，肺泡壁增厚，肺毛细血管充血，通透性增加，导致肺组织水肿，透明膜形成，肺泡上皮增生，毛细血管内皮肿胀。同时，氧在细胞内代谢后，产生大量氧自由基，损害细胞膜和线粒体，产生氧中毒。紧急情况下，可短时间使用高浓度的氧。

5. 吸气峰压（PIP） 吸气峰压是指在吸气阶段，呼吸机在输送预先设置的潮气量过程中所产生的最大压力。成人理想的吸气峰压应 <40cmH₂O。高压报警的设定应比吸气压力高 5 ~ 10cmH₂O，高压报警常提示呼吸机管路扭曲、患者咳嗽或呼吸机管路积水。

6. 呼气末正压（PEEP） 原则为从小渐增，达到最好的气体交换和最小的循环影响。PEEP 常用于 FiO₂ 为 50% ~ 70% 或以上，PaO₂ < 60mmHg 时。PEEP 可改善肺的顺应性和肺泡通气。生理性 PEEP 为 3 ~ 5cmH₂O，治疗性 PEEP 为 5 ~ 15cmH₂O。应尽量避免过高的 PEEP，以免减少回心血量及心排血量和（或）引起肺气压伤。

7. 同步触发灵敏度（Trigger Sensitivity） 是指吸气开始到呼吸机开始送气之间的一段时间差，分为压力触发和流速触发。当呼吸机的启动由患者的自主呼吸触发时，需设置触发灵敏度，一般为 −1 ~ −2cmH₂O 或 1 ~ 2L/min。灵敏度过高，患者吸气努力以外的微小压力或流速变化即可触发呼吸机，使通气频率增加，导致通气过度；灵敏度过低，呼吸肌无力时难以触发呼吸机，使自主呼吸与机械通气不同步，增加呼吸肌疲劳。

8. 常用的报警参数 设置报警参数有利于保证呼吸机使用的安全。①无呼吸报警：当超过预设的时间（一般为 10 秒 ~ 20 秒），而呼吸机未感知到患者呼吸时，即可启动。呼吸机管路脱开、气道阻塞、患者无呼吸努力等都可启动无呼吸报警；②高呼吸频率报警：当患者自主呼吸过快时可启动；③低容量报警：当呼出气体少于预设水平时报警；④压力限制报警：可预防气道压力过高引起的气压伤。

六、呼吸机的使用

（一）适应证与禁忌证

1. 适应证

（1）阻塞性通气功能障碍的患者，如慢性阻塞性肺部疾病急性加重、哮喘急性发作等。

（2）限制性通气功能障碍的患者，如神经肌肉疾患、间质性肺疾病、胸廓畸形等。

（3）肺实质病变的患者，如急性呼吸窘迫综合征、重症肺炎、严重的心源性肺水肿等。

（4）任何原因引起的心跳、呼吸骤停进行心肺复苏的患者。

（5）为保持呼吸道通畅、防止窒息和使用某些呼吸抑制药物需加强气道管理。

（6）心、胸外科大手术需短期保留机械通气的患者。

2. 使用指征 尚无统一的标准。有下列情况时及早建立人工气道，实施机械通气。

（1）严重呼吸衰竭、急性呼吸窘迫综合征患者经积极治疗，情况无改善甚至恶化者。

（2）呼吸形态严重异常（成人 RR >35~40 次/分或 <6~8 次/分），或呼吸不规则或自主呼吸微弱或消失。

（3）意识障碍。

（4）严重低氧血症，$PaO_2 \leqslant 50mmHg$，高浓度给氧后仍 $\leqslant 50mmHg$。

（5）$PaCO_2$ 持续升高，pH 值动态下降。

3. 禁忌证 机械通气不存在绝对禁忌证。在某些特殊情况下，在使用机械通气前先给予必要的处理，或采用特殊的机械通气方法，以免给患者带来不利影响，称之为相对禁忌证。

（1）大咯血、呼吸道异物阻塞、窒息的患者。气道被血块或异物堵塞，正压通气可能把血块或异物压入小支气管而发生阻塞性肺不张，因此，应立即清除呼吸道内血块或异物，气道畅通后再给予机械通气。

（2）肺大疱有发生气胸或纵隔气肿可能的患者。正压通气可使肺大疱内压力增高，引起破裂发生自发性张力气胸。

（3）外伤致气胸、血气胸或纵隔气肿患者。气道压力增加可能导致更严重的气胸或张力性气胸的发生，进而损伤已受伤的肺组织或剩余的健康肺组织。因此，在使用正压通气前先给患者作胸腔闭式引流。

（二）操作步骤

1. 试机 连接一次性或消毒过的呼吸管路，吸入和呼出端安装细菌过滤器，湿化罐装滤纸，用注射器加灭菌注射用水至标准水位线，接模拟肺。检查气源压力、电源压力，连接氧源、电源，开机自检试机，打开加温湿化器开关，呼吸机自检通过，显示上次患者使用的呼吸机参数。

2. 确定机械通气的模式 AMV 或 CMV 如患者呼吸完全停止，选用 CMV；自主呼吸存在，但 MV 不足，可根据患者情况选用 AMV、SIMV、PSV、CPAP 等。

3. 调节呼吸机参数 根据患者病情、体重、年龄、性别和选择的通气模式调节呼吸机参数，包括分钟通气量（MV）、呼吸频率（f）、潮气量（VT）、吸气时间（IT）等。吸入氧浓度（FiO_2）一般从 0.3 开始，常用 0.4 ~ 0.5，长时间通气不超过 0.5。当 $FiO_2 > 0.6$，而 $PaO_2 < 60mmHg$，应加用 PEEP，使 FiO_2 降至 0.5。PEEP 一般为 3 ~ 10cmH_2O。应根据患者自主吸气力量大小调节同步触发灵敏度（Trigger），压力触发一般为 -1 ~ -2cmH_2O，流速触发为 1 ~ 2L/分。

4. 确定报警范围和气道压安全阀 报警范围为正常值上下限 20%，气道压安全阀应高于吸气峰压 5 ~ 10cmH_2O。

5. 设置湿化器温度 调节湿化器温度档在 4 ~ 6 档之间，以保证气道口温度在 32 ~ 34℃之间。

6. 连接患者气道 ①面罩连接，适用于神志清醒、能合作并间断使用呼吸机的患者；②气管导管连接，适用于短时间神志不清的患者；③气管套管连接，气管切开后放置气管套管与呼吸机连接，适用于长期使用呼吸机的患者。

7. 观察患者病情变化、呼吸机运转情况及动脉血气变化 观察患者神志及生命体征变化，面色、口唇等缺氧状况有无改善；观察人机是否同步，如患者两侧胸廓运动对称，双侧呼吸音一致，提示呼吸机进入正常运行状态；使用呼吸机 15 ~ 30 分钟，监测患者动脉血气变化。

（三）撤机

1. 条件 导致呼吸衰竭的原发病因解除，自主呼吸增强，咳嗽反射良好；FiO_2 降至 40%；血气分析结果无异常。

2. 方法

（1）直接撤机法 患者自主呼吸良好，且不耐受气管插管，可以直接撤离呼吸机，让患者自主呼吸。必要时经面罩或鼻导管吸氧。适用于全麻后患者、短时间术后呼吸机辅助呼吸患者。

（2）SIMV 撤机法 从 12 次/分逐渐减少到 2 ~ 5 次/分，患者呼吸平稳，通气及氧合指标正常，可撤机。

（3）PSV 撤机法 当压力支持 <5cmH_2O 可撤机。

3. 注意事项

（1）做好心理护理。使用呼吸机的患者常担心撤机后出现呼吸困难，甚至窒息死亡，因此撤机前要告诉患者撤机步骤及撤机中可能产生轻度气促等感觉，使其做好撤机的思想准备.

（2）加强营养支持。机械通气时，机体处于高分解状态，耗能增加 20% ~ 30%，因此要积极补充营养，增强呼吸肌活动耐力。

（3）撤机时间一般选择在上午，以便于观察。最初的 1~2 天夜间仍可用呼吸机，辅助至少 2 天后，患者呼吸良好再完全撤机。

（4）撤机过程中密切监测患者的神志、生命体征、末梢循环变化；⑤撤机后应继续吸氧。

七、呼吸机治疗期间的护理

1. 严密监测患者全身状况 严密监测患者意识、血压、心率、呼吸、体温、皮肤黏膜及末梢循环状况

2. 加强呼吸道管理

（1）加强呼吸道湿化 湿化量以确保痰液稀薄易于吸出、咳出，同时肺底不因湿化过度而出现啰音为最好。每日湿化液量不少于 250ml。可采用蒸汽加温湿化、气管直接滴入法等方法。调节湿化蒸发器的温度在 34~36℃ 之间。注意湿化罐内只能用灭菌注射用水，不能用生理盐水，以免在罐内形成沉淀。注意防止湿化器内水蒸干，因为干热的气体比冷空气进入气道更为有害。气管直接滴入法是在气管导管或套管内直接滴入生理盐水或灭菌注射用水，每次 2~5ml，每 0.5~1 小时一次缓慢注入气管，以能吸出患者分泌物为目标。

（2）保持呼吸道通畅 注意观察有无气道分泌物潴留的临床表现如烦躁不安、脉搏和呼吸增快；人工通气管中可见黏液泡；肺部听诊闻及痰鸣音；呼吸机出现气道高压报警。

3. 常见报警原因与处理

（1）气道高压报警 ①气管、支气管痉挛。常见于哮喘、过敏、缺氧、湿化不足或湿化温度过高、吸痰、更换气管套管等。应用解痉药物、支气管扩张剂等可解除报警；②气道内黏液潴留。应充分湿化，及时吸引，加强翻身、叩背和体位引流，应用祛痰剂等；③气管导管或套管紧贴气管壁。适当变换导管或套管位置可解除报警；④刺激性咳嗽或肺部发生合并症，如肺炎、肺水肿、肺不张、张力性气胸等。合理调整有关参数，如吸氧浓度、PEEP 等，气胸者行胸腔闭式引流；⑤气道高压报警上限设置过低。处理方法是适当调高气道高压报警上限。

（2）气道低压报警 ①接管脱落或漏气。处理方法是牢固固定管路，及时更换漏气的气管导管或套管；②气道低压报警值设置太高。适当下调低压报警值可解除报警。

（3）通气不足报警 常见原因是管道连接不好或人工气道漏气，患者与呼吸机脱离等。正确连接管道，保持管道通畅，可解除报警。

（4）氧浓度报警 氧气压力不足，氧气连接管漏气，氧电池消耗，空气－氧气混合器发生故障，均可造成氧浓度报警。处理方法是更换氧气瓶，牢固连接氧气管道，更换氧电池和空氧混合器。

第四节　心脏电除颤与起搏

心脏电除颤

心脏电除颤是利用生物允许量的瞬间电流使所有心肌细胞在同一时间全部除极化，以消除心脏任何部位的异位兴奋灶，由窦房结恢复正常的搏动，纠正各种心律失常。电除颤分为同步电除颤和非同步电除颤两种治疗模式。同步电除颤多选择性地应用于心房颤动、心房扑动、室上性心动过速和室性心动过速等快速性心律失常，由 R 波触发放电。非同步电除颤则在心室颤动和心室扑动等急救状态下应用，可在心动周期的任何时期放电。心脏除颤仪开机后默认为非同步状态，室颤、室扑急救时切记采用非同步模式。这里主要介绍非同步电除颤。

（一）适应证

非同步电除颤主要适用于心室颤动、心室扑动的患者。

（二）用物准备

除颤仪、导电膏、弯盘、手电筒、氧气、吸引器、纱布等。

（三）操作方法

1. 在准备电击除颤同时，作好心电监护以确诊室颤。

2. 有交流电源（220V，50Hz）时，接上电源线和地线，并将电源开关转至"交流"位置，若无交流电源，则用机内电池，将电源开关转至"直流"位置。临床以直流电除颤常用。

3. 按下胸外除颤按钮，确认为非同步除颤状态。将电极板涂好导电膏，并涂抹均匀。

4. 选择除颤能量级别，推荐成人首次除颤能量单相波为360J，双相波为200J。

5. 安放电极板，电极放置位置应能产生最大的经心脏电流。标准的部位是一个电极置于胸骨右缘锁骨下方，另一个电极置于左乳头外侧，电极的中心在腋中线上。另一种电极放置方法是将心尖电极放于心前区左侧，另一个电极（胸骨电极）放在心脏后面、右肩胛下角区。两个电极板应该很好地分隔开，其间的导电膏不能沿胸壁外流，否则可能会形成一个经胸壁的电流，而不流经心脏。对安有永久性起搏器的患者行电除颤，电极勿靠近起搏器，否则会造成起搏器功能障碍。

6. 按下充电按钮，注意电功率数的增值，当增加至所需数值时，松开按钮，充电停止。

7. 嘱其他人离开患者床边。操作者两臂伸直固定电极板，使自己的身体离开床缘后，双手同时按下放电按钮，进行除颤。

8. 放电后立即观察心电示波，了解除颤效果。如除颤未成功，应立即行 5 个循环的 CPR，看有无除颤指征，若有，可行第 2 次和第 3 次除颤。重复相同能量水平的除颤，能增加成功除颤的可能性，因为在重复除颤中经胸电阻抗值下降，在随后的除颤过程中将会形成更强的电流。如果室颤终止后再次出现室颤，则给予此前成功电除颤的能量除颤。

（四）注意事项

1. 电极板的放置位置要准确，并应与患者皮肤密切接触，保证导电良好。

2. 电击时，任何人不得接触患者及病床，以免触电。

3. 对于细颤型室颤者，应先进行心脏按压、氧疗及药物等处理，使之变为粗颤，再进行除颤，以提高成功率。

4. 电击部位皮肤可有轻度红斑、疼痛，也可出现肌肉痛，约 3~5 天后可自行缓解。

5. 除颤仪使用完后应详细检查是否完好，按时充电，使其处于备用状态。

附：自动体外除颤仪（Automated External Defibrillator，AED）

AED 是一种便携式、易于操作，稍加培训即能熟练使用，专为现场急救设计的除颤仪器。AED 有别于传统除颤仪，可以经内置电脑分析和确定发病者是否需要予以电除颤。除颤过程中，AED 的语音提示和屏幕显示使操作更为简便易行。AED 非常直观，对多数人来说，只需几小时的培训便能操作。美国心脏病协会认为，学用 AED 比学 CPR 更为简单。

使用 AED 前必须确定被抢救者具有"三无征"，即：无意识、无脉搏、无呼吸。具体操作步骤：打开电源开关，将两个电极固定在患者胸前，机器自动采集和分析心律失常，操作者可获得机器提供的语音或屏幕信息。一经明确为致命性心律失常（室性心动过速、心室颤动），语音会提示急救人员按除颤按钮进行除颤。

体外心脏起搏

体外心脏起搏操作快速、方便，是心脏复苏时的首选。心脏起搏器系利用电子装置，节律性地发放一定频率的脉冲电流，通过导线和电极传导，刺激心肌，使其发生节律性收缩。一些严重心动过缓的患者发生宽大逸搏可突发室速甚至室颤，当常规抗心律失常药物不能抑制这些逸搏时，通过起搏增加固有心率可消除这些逸搏。但在心跳完全停止时，包括心室静止和心电-机械分离，起搏通常无效。

（一）适应证

高度房室传导阻滞、严重窦房结功能障碍、窦性静止的患者；各种原因导致心动过缓，引起血流动力学或电生理恶化的患者。

（二）相对禁忌证

没有绝对禁忌证，相对禁忌证为严重低体温和心脏停搏过久的患者。

（三）用物准备

体外起搏器、心电图机、抢救物品及药品（如异丙肾上腺素）、普通注射盘、无菌长针或针灸针 2 根。

（四）操作方法

1. 安放好心电图各电极导联，打开心电图机，严密监测患者的心律情况。

2. 将起搏器接上电源，并将转换开关指向"交流"按钮位置，如无交流电源，可将开关指向"电池"按钮位置，由机内电池供电。

3. 常规消毒皮肤。将起搏器的两个电极连接长针分别刺入心尖外侧和胸骨左缘第 4 肋间心室外膜上。如用皮肤电极起搏，则将起搏电极直接安置在胸壁上即可。

4. 将起搏方式选择按钮转至"按需"上。

5. 将起搏频率"起搏次数/分"调至所需刻度上，一般用 60~80 次/分。

6. 将"起搏电压"指示刻度调至"0"位置。

7. 插入"起搏输出线"，按下"起搏按钮"。

8. 逐步升高起搏电压，直至有血压、脉搏为止。

（五）注意事项

1. 使用前及使用过程中均应注意检出和排除故障，如导线断裂、接触不良、电极脱落、插头焊接处脱落等。

2. 起搏过程中严密观察血压、脉搏等情况。如发现有缺脉，说明起搏电压不足，应予提高。

3. 当起搏阈值增高时，常表现为起搏失灵或仅部分起搏有效。此时可将正负极对调或加大输出幅度，常可恢复起搏。心电图上出现心室综合波表示起搏成功。

4. 体外起搏时，电刺激作用可引起肌肉抽动、疼痛。此方法只作为临时紧急措施，不宜较长时间应用。有条件且有必要时，可通过静脉导管放置临时心内起搏器。

5. 中止使用起搏器时，频率一定要在数分钟内逐渐减慢，但不改变电压。继续观察脉搏和心电图，待心室自搏性节奏点控制心跳后，再关心脏起搏器。

第五节　洗　胃　术

洗胃术是将胃管插入患者胃内，反复注入和吸出一定量的溶液，以冲洗并排出胃内容物，减轻或避免吸收中毒的胃灌洗方法。

（一）适应证

非腐蚀性毒物中毒，如有机磷农药、安眠药、重金属类、生物碱及食物中毒等。

（二）禁忌证

1. 强腐蚀性毒物（如强酸、强碱）中毒.

2. 肝硬化伴食管胃底静脉曲张，胸主动脉瘤，近期内有上消化道出血及胃穿孔、胃癌等。

（三）用物准备

1. **口服催吐法** 量杯（或水杯）、压舌板、水温计、弯盘、塑料围裙或橡胶单、水桶两只（分别盛洗胃液、污水）、洗胃溶液（按医嘱根据毒物性质准备洗胃溶液，一般用量为 10000~20000ml，将洗胃溶液温度调节到 25~38℃ 范围内为宜）。

2. **胃管洗胃法** 备有一次性洗胃管、液状石蜡、纱布、弯盘、治疗碗、压舌板、开口器、水温计、50ml 注射器、标本容器或试管、听诊器、治疗巾和水桶 2 只、洗胃溶液（同口服催吐法）。

根据洗胃方式备相应的设备：如漏斗洗胃管、全自动洗胃机、电动吸引器。

（四）操作方法

1. **口服催吐法**

（1）体位 协助患者取坐位。

（2）准备 围好围裙、取下义齿、置污物桶于患者坐位前或床旁。

（3）自饮灌洗液 指导患者每次饮液量约 300~500ml。

（4）催吐 自呕或（和）用压舌板刺激舌根催吐。

（5）洗胃结束 反复自饮、催吐，直至吐出的灌洗液澄清无味。

2. **全自动洗胃机洗胃**

（1）检测机器 将已配好的洗胃液倒入水桶内，连接各管道，开机，检查机器功能完好。

（2）体位 取左侧卧位，昏迷患者可取平卧位头偏向一侧。

（3）开口 用压舌板、开口器撑开口腔，置牙垫于磨牙之间，舌后坠者用舌钳将舌拉出。

（4）测量长度 既往插入胃管长度为前额发迹到剑突，研究证实此插入长度仅能保证胃管前端到达贲门处，胃管的侧孔还在食道内，因此建议插入测量的长度后再插入 5~10cm。

（5）润滑 液状石蜡润滑胃管前端 15~20cm。

（6）插入胃管

（7）检测位置 通过抽吸胃液、听气过水声、清水检验是否有气泡三种检测方法确定胃管是否在胃内。

（8）洗胃　将机器胃管端与患者胃管连接，按"洗胃"键，机器即开始对胃进行自动冲洗，直至洗出液澄清无味为止。

（9）观察　洗胃过程中，随时观察洗出液的性质、颜色、气味、量及患者面色、脉搏、呼吸和血压变化。

（10）拔管　洗毕，反折胃管，拔出。

（11）清理用物　协助患者漱口、洗脸，帮助患者取舒适体位，整理床单位。

（12）清洗、消毒洗胃机　将全自动洗胃机的三管（进液管、接胃管、排液管）依次放入清水 – 含氯消毒剂 – 清水中反复清洗消毒。将机器内水完全排尽后，按"停机"键关机。

（13）记录　记录灌洗液名称、量，洗出液的颜色、气味、性质、量和患者反应。

（五）注意事项

1. 清醒的患者可先催吐，以防食物残渣堵塞胃管。

2. 吞服强酸、强碱等腐蚀性毒物和煤油、汽油等，切忌洗胃。

3. 估计服毒时间在 6 小时以内者要进行洗胃，但目前临床上均不受此时间限制，虽超过 6 小时仍洗胃，对于洗胃不彻底者应重新洗胃。

4. 洗胃过程中如有阻碍、腹部疼痛、洗出液有较多鲜血时，均应停止洗胃。

5. 洗胃液每次注入量不宜过大。

6. 幽门梗阻患者洗胃后须记录胃内滞留量，以供静脉补液参考。

7. 全自动洗胃机应水平放置，妥善接地，以防电击伤。

8. 洗胃完毕应反折胃管迅速拔出，认真清洗机器的管道。

第六节　指压穴位急救法

指压穴位疗法属于中医外治法的范畴，是以中医脏腑经络和营卫气血理论为指导，根据患者、病情、穴位等施以不同的手法，即以手指代替扎针治疗疾病的方法，又称指针、点穴。指压法简便、迅捷，又不需要任何条件和设备，是用于现场急救的有效方法。

（一）适应证

指压法的适应范围广泛，临床各科都有适用病症。在急救中多用于各类疼痛性和功能性急症。其特点是接触面积小，刺激强弱容易控制，具有开窍通闭、通经活络、散寒止痛或麻醉止痛等作用。适应于全身的经络穴位。例如：手掐人中、合谷急救各种昏迷、晕厥等危重疾病；手掐太阳、风池、合谷治疗头痛；点压三阴交治疗咯血、鼻衄；按压下关、颊车、合谷治疗牙痛；点压内关穴治疗落枕、恶心呕吐、胃痛等病症；按压阿是穴和肌腱治疗软组织扭伤等。

（二）禁忌证

下列情况应禁用或慎用：

1. 各种出血性及有出血倾向的疾病，或指压部位有出血者。

2. 外伤至骨折移位或关节脱位的部位。

3. 皮肤破损、瘢痕及烧伤、烫伤部位。

4. 内脏器质性病变、恶性肿瘤的局部。

5. 各种感染、化脓性疾病及结核性关节炎。

6. 月经期及孕妇的腰腹部不宜用重手法按压。有些穴位可引起子宫收缩，应慎用，如合谷、三阴交、昆仑、至阴穴。

7. 婴儿不宜按压穴位，幼儿头部囟门区不宜用指压法。

（三）指压动作要领

指压法即用拇指、食指或中指的指端或指腹按压患者体表特定穴位以治疗疾病。一般来说，拇指按压的力量大于食指、中指，指端的力量又大于指腹。按压时手指固定于穴位上不动，着力向下加压，先轻后重。按压时间每穴数秒钟，以患者感到酸麻胀痛为佳。按压法可分为单指法和双指法两种。单指是用拇指或中指按压在穴位上，多用于胸腹部和四肢部的穴位，如膻中、关元、内关、足三里等穴位；双指为两手指同时按压两个穴位，多用于头面、颈项及腰背部的腧穴，如迎香、风池、风府、肺腧、肾腧等穴。

指压穴位疗法要求持久、有力、均匀、柔和，以达到渗透皮下脏器和组织的目的。按压方向要垂直，逐渐用力深按，达到"按而留之"使患者自觉有"得气感"，似有针刺一样的酸、麻、胀、痛的感觉。根据病之寒热虚实，应用时要轻重适宜，快慢得当，分平、浅、深、陷四种劲力。平劲在皮肤，浅劲在筋肉，深劲达筋骨，陷劲达内脏。单侧或双侧均可进行。压法力量稍轻，点掐法深透内达。由于本法的刺激较强，临床应用时常与揉法结合使用，组成按揉复合手法，即在按压力量达到一定深度时再作小幅度的缓缓揉动，使手法刚中兼柔。按压的具体方法很多，《厘正按摩要术》中有"大指面直按之，或用大指背屈而按之，或两手对过合按之，其余于胸腹，则又以掌心按之。"只有熟练掌握各种手法，自如运用才能获得最佳的治疗效果。

（四）操作方法

1. 指掐法

用指甲按压穴位称掐法（图12－50），又称爪法或切法，有以指代针之意，因此也称指针法。常用于晕厥、惊风、昏迷、虚脱、癫痫发作、中暑等急性病症和痛症，具有回阳救逆的功效。指掐法是以大拇指指甲或与食、中指指甲着力与穴位或治疗部位上，手指用力下压，力度由浅入深，并保持数秒，反复操作4~5次或苏醒即止。掐压时间不宜过长，以免刺伤皮肤。适合于头面、四肢部穴位。常用穴位有人中、十宣、十二井穴（商阳、少商、中冲、少泽、少冲、至阴、厉兑等）、合谷、曲池、会阴等穴。

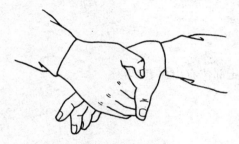

图 12－50　指掐法示意图

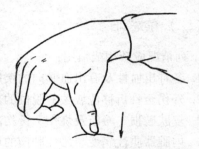

图 12－51　单拇指按压法

2. 单手大拇指压法

大拇指伸出，其余四指并拢紧贴于大拇指腹，或四指成空拳，用大拇指指峰、螺纹或整个指腹按压在穴位或局部患处，腕关节屈曲 40°～60°，拇指垂直向下用力持续按压（图 12－51），用力由轻到重，到最大力时停顿片刻，渐减压力，再重复加压，使整个动作既平稳又富有节奏性。大拇指按压力度较大。

3. 双手大拇指压法

双手大拇指一起按压于某一治疗部位，适用于脊柱两侧华佗夹脊穴，以及臀部、下肢等肌肉丰厚的部位（图 12－52）。

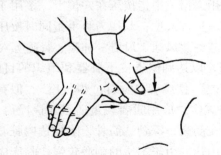

图 12－52　双拇指按压法

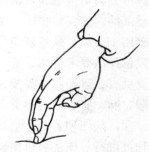

图 12－53　中指按压法

4. 中指点压法

掌指关节微曲，中指伸出，食指、无名指放在中指背上侧，大拇指前端抵住中指腹，三指如钳形夹持住中指节，以协助中指用力。前臂上抬，肘部微曲，指端垂直穴位，力透中指（图 12－53），在穴位上反复点按，即有节奏地一松一按一揉，用力应平衡持续，逐渐增加。

5. 指端关节按压穴位法

用拇指、食指或中指屈曲的近节指间关节背侧着力于操作部位，其余手指自然屈曲握实拳，肩肘放松，上臂主动用力下压，通过肘、腕关节传导，使指间关节屈曲面持续向下点压（图 12－54），逐渐加力，采用一松一点一揉的方法。

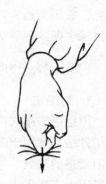

图 12－54　指端关节按压法

（五）常见急症的按压

1. 心绞痛

（1）取穴 内关 膻中 心俞 至阳

（2）操作 治疗心绞痛急性发作，关键在一个快字，可先取左内关穴，在其压痛敏感处用力按压，使之产生酸胀重感，同时另一手拇指顶压环揉左心俞穴，按压持续3~5分钟。如仍无缓解，再用一手拇指按压膻中穴，另一手按压至阳穴，以酸胀感能忍受为度，直至心绞痛缓解。亦可用拇指指甲掐按患者中指甲根部，让其有明显痛感，亦可一压一放，坚持3~5分钟。其中对初发劳累性心绞痛效果最好。心绞痛缓解后，可以继续采用以上方法巩固数日。

2. 休克

（1）取穴 人中 内关 涌泉 足三里 三阴交

（2）操作 先以指掐压人中、内关、涌泉穴，再以拇指重力按压足三里和三阴交等穴，以局部有酸痛感为度。如有亡阳症状者，除按压上述腧穴外，还应速灸百会、神阙，不计时间，以脉起汗收肢温为度。

3. 昏迷

（1）取穴 人中 十宣 涌泉 曲池 合谷等

（2）操作 患者仰卧位，术者以指掐法掐按人中、十宣和涌泉穴各1分钟。如伴有高热者加按曲池、合谷穴；痰浊上蒙者，加揉内关、中脘、丰隆穴；阳虚欲脱或阴盛格阳者，加揉内关、足三里、气海、关元等穴。

4. 昏厥

（1）取穴 人中 内关 百会 印堂 合谷 曲池 膻中等

（2）操作 患者仰卧取头低足高位，松解衣领和腰带。施术者以手指掐患者人中、内关；指压百会、印堂，并从印堂抹向太阳，往返十余次；如喉中有痰，应先吸痰，然后拿捏肩井；指压合谷、曲池、委中等穴。经上述治疗，如患者苏醒后，用滑动指压法按揉患者胸腹部的膻中、中脘穴等穴。

5. 惊厥

（1）取穴 印堂 人中 中冲 涌泉 合谷 太冲

（2）操作 在印堂、人中、中冲 涌泉等穴上施以掐法，以患者苏醒为度，然后掐按合谷、太冲，以缓解抽搐。高热患者用指推患者十指螺纹各2分钟，推压大椎、曲池、合谷、复溜各2分钟。

（六）注意事项

1. 治疗前应详细询问病史，仔细检查，明确诊断，根据病情制订治疗原则，选准穴位和指压部位。

2. 患者和施术者的体位要相适应，既要使患者安全、舒适，又要便于施术操作，让术者省力。

3. 根据患者年龄、病情及取穴部位，选用合适的手法和刺激强度。

4. 指压时的方向要垂直向下，用力一定要逐渐加压，应由轻到重，从重到轻，既要稳、准、狠，又要刚柔相济，做到稳而持续。禁止突发突止，暴起暴落，以防患者出现压伤，医者的手指受伤。

5. 要有足够的指压强度和持续时间，达到一定的刺激量，才能起到治疗作用。对痛证患者可在治疗后半小时左右加强指压一次，以巩固疗效；除了颈部周围实施按压每下不要超过 3 秒之外，身体其他部位每一按压点施压的持续时间应不少于 5~7 秒。

6. 如遇治疗后局部留有刺痛感，可用手指轻揉几下，即可解除。

7. 施术者的指甲应干净整洁长短适中。过长，容易刺伤患者皮肤、过短会影响疗效。

8. 急救过程中，应及时总结治疗方案、刺激强度、指法等是否正确、恰当，必要时可作调整或配合其他疗法，以免延误治疗。

附：取穴方法

人体的腧穴很多，这些腧穴定位的准确与否，可以直接影响治疗的效果。因此，历代医家非常重视腧穴的定位与取法，如《千金方》说，腧穴多当"筋肉纹理节解缝会宛陷之中，及以手按之，病者快然。"此处所说的肌肉和骨节就成为腧穴体表定位的主要标志，尤其是骨节比较固定，可作为取穴的基准。《灵枢·骨度》篇就是以这些体表标志为依据，将人体各部的长度和宽度测量为一定的分寸，来确定腧穴的位置。现代临床常用的腧穴定位方法有骨度分寸、解剖标志、手指同身寸和简便取穴四种方法。医者应熟练掌握取穴方法，急救时方可做到快速定位，不要因寻找穴位而耽误治疗时间。

1. **骨度分寸** 骨度分寸法，古称"骨度法"，始见于《灵枢·骨度》。是以骨节为主要标志测量周身各部的大小、长短，并依其比例折算尺寸作为定穴标准的方法。

2. **解剖标志** 体表的各种解剖标志是腧穴定位的基本方法，可分为固定标志和动作标志两类。

（1）固定标志 是指不受人体活动影响而固定不移的标志。如两眉中间取印堂；两乳中间取膻中；腓骨小头前下缘取阳陵泉。

（2）动作标志 是指必须采取相应的动作姿势才能出现的标志。如张口于耳屏前方凹陷处取听宫；握拳于掌横纹头取后溪等。

3. **手指同身寸** 又称"指寸法"。是以患者的手指为标准，进行测量定穴的方法（图 12 –55）。

4. **简便取穴法** 是临床上常用的一种简便易行的取穴方法。如两手虎口交叉取列缺（图 12 –56），两耳尖直上取百会，垂手中指端取风市等。

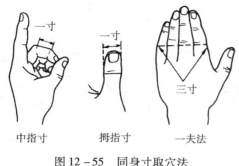

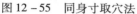

中指寸　　　　　拇指寸　　　　　一夫法

图 12－55　同身寸取穴法

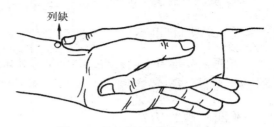

图 12－56　列缺穴简便取穴法

第七节　针刺急救法

针刺法用于救治急症，早在《内经》中就有记载，《素问·缪刺论》云"邪客于足少阴之络，令人卒心痛，暴胀，胸胁支满，无积者，刺然骨之前出血，如食倾而已……"。在《输穴性赋》中有云"少商喉科要穴，平小儿抽搐，委中腰腿之穴，愈痔症出血"。急症初期，邪正相争，往往邪偏盛而正未衰，及时应用针灸之法，常可顿挫其锋，防止变症发生。即使一些不适于单一针刺治疗的急症，通过及时处置，亦能转急为缓，为进一步的中西医治疗提供良好的基础。现代急症针刺法是在古代针刺法基础上发展起来的，又结合了现代的某些成果。急症刺法当以毫针为主，此法几乎适宜于各种急症的救治。

（一）适应证

适用于内、外、妇、儿及五官等各科急症。

（二）禁忌证

1. 重要脏器所在处，如胁肋部、背部、肾区、肝区不宜直刺、深刺；大血管走行处及皮下静脉部位的腧穴如需针刺时，则应避开血管，使针斜刺入穴位。《素问·刺禁论》指出："脏有要害，不可不察。"《素问·诊要经终论》中也说："凡刺胸腹者，必避五脏。"

2. 患者在过度饥饿、暴饮暴食、醉酒后及精神过度紧张时，禁止针刺。体质虚弱者，刺激不宜过强，并尽可能采取卧位。

3. 妇女怀孕期，不宜针腹部、腰骶部腧穴；经期亦不宜针三阴交、合谷、昆仑、至阴等通经活血的腧穴（若非调经需要）。

4. 常有自发性出血或损伤后出血不止的患者，不宜针刺；肝肾或心脏有严重疾患、年老体弱者慎用刺血法。

5. 小儿囟门未闭时头顶部禁止针刺。

6. 对于儿童、破伤风、癫痫发作期、躁狂型精神分裂症发作期等，针刺时不宜留针。

7. 皮肤有感染、溃疡、瘢痕或肿痛的部位，不宜针刺。

（三）用物准备

根据需要准备不同种类、各种型号无菌针灸针，75%酒精或0.5%碘伏消毒液，治疗盘、弯盘、镊子，必要时备毛毯，屏风等常规操作物品。

（四）操作方法

1. 进针前准备 进针前诊疗环境应安静，医者要聚精会神，专心致志；患者的体位尽量采取舒适体位（多取卧位）并保持患者情绪的稳定。毫针的操作不同于其他急救项目，环境一定要安静，在刺针的过程中，患者的注意力必须集中在针感上，施术者的精力必须集中在手感上，如《标幽赋》所述："凡刺者，使本神朝而后入；即刺也，使本神定而气随，神不朝而勿刺，神已定而可施。"说明患者神志安定才能施针，未安而勿刺。《灵枢·邪客》篇中对医生的要求是："持针之道，欲端以正，安以静，"《灵枢·终始》篇还强调："专意一神，精气之分，毋闻人声，以收其精，必一其神，令志在针，"急救环境嘈杂纷乱，医者要意念专注，思想集中，细心体察患者的病情变化趋势，将神志集中在手下的针上，进针之前对所选穴位施以适当的循切弹按手法，可促使"气至病所"，此乃行气的主要目的，得气的最高表现，循经感传的最佳效果，具体步骤是：先循经用拇指指腹适当按揉1～2遍，再以左手拇指指甲对需针刺穴位均匀地切压，直至出现酸麻胀等感觉沿经向所应气至部位传导，再以合适的角度进针。

2. 行针手法 进针后，将针尖指向病所，缓缓送至一定深度，向周围探寻提插，幅度稍大，频率宜快，多可得气。再以小幅度捻转提插、震颤抖动之法，促使针感向病所放射。与此同时，以拇指压迫该经所循之肌肤，使针感不朝反方向传导。须注意针感不能过强或过弱，以出现酸、麻或涨的得气感为度。

3. 补泻法 针感传导或到达病所之后，就应结合病情，继续施行补泻手法。如施泻法，采取慢按紧提法，即插针时，慢捻缓插，提针时，紧捻重提，反复施行，幅度宜大，强度宜强；施补法，则用紧按慢提法，插针时，紧捻重插，提针时，轻捻缓提，幅度宜小，强度中等。适用于虚实夹杂、寒热并存而症情较复杂的急症。具体施行，可分两种情况：一种是于同一穴位上进行，先行补法后行泻法，补多于泻者，称补中有泻；反之，则称泻中有补。另一种是在不同穴位上操作，主穴或多数穴位上行补法，配穴或少数穴位上行泻法，亦可称补中有泻；反之，则为泻中有补。在临证时，可根据需要选择运用。

4. 留针法 急症邪重势急，要求持续运针，延长留针时间。一般每次须持续运针2～3分钟。急性病症，还可稍长。休克、昏厥等患者，更须持续至脉回神清。留针20分钟至1小时不等。留针期间须间隔运针。

（五）常见急症针刺方法

1. 中风

（1）取穴　中经络：内关　水沟　三阴交　极泉　尺泽　委中

中脏腑：内关　水沟

配穴：闭症加十二井穴、太冲、合谷；脱症加关元、气海、神阙。

（2）操作　内关用泻法；水沟用雀啄法，以眼球湿润为佳；三阴交用补法；刺极泉穴时，避开动脉，直刺进针，用提插法，以患者上肢有麻涨和抽动感为度；尺泽、委中直刺，用提插法使肢体有抽动感。十二井穴用三棱针点刺出血，《乾坤生意》（转引自《针灸大成》）："凡初中风跌倒，卒暴昏沉，痰涎壅滞，不省人事，牙关紧闭，药水不下，急以三棱针，刺手十指十二井穴，当去恶血。"；太冲、合谷用泻法，强刺激；余穴按虚补实泻法操作。

2. 晕厥

（1）取穴　主穴：水沟　中冲　涌泉　足三里

配穴：虚证者，加气海、关元、百会；实证者，加合谷、太冲

（2）操作　水沟、中冲用泻法；涌泉用平补平泻法；足三里用补法。余穴按虚补实泻法。

3. 虚脱

（1）取穴　主穴：素髎　百会　神阙　关元　内关

配穴：神志昏迷者，加中冲、涌泉。

（2）操作　素髎用泻法；内关用补法。配穴中冲、涌泉用点刺法。余穴按虚补实泻法操作，

4. 高热

（1）取穴　主穴：大椎　十二井　十宣　曲池　合谷

配穴　风热者，加鱼际、外关；肺热者，加尺泽；气分热盛者，加内廷；热入营血者，加内关、血海；抽搐者，加太冲；神昏者，加水沟、内关。

（2）操作　毫针泻法。大椎刺络拔罐放血，十宣、井穴点刺出血。余穴按虚补实泻法操作。

5. 抽搐

（1）取穴　主穴：水沟　内关　合谷　太冲

配穴：发热者，加大椎、曲池；神昏者，加十宣、涌泉；痰盛者，加阴陵泉、丰隆；血虚者，加血海、足三里。

（2）操作　主穴用毫针泻法。配穴按虚补实泻法操作。

6. 肾绞痛

（1）取穴　主穴：肾俞　三焦俞　关元　阴陵泉　三阴交

配穴：血尿者，加血海、太冲；湿热重者，加委阳、合谷。

（2）操作　毫针泻法。

7. 咯血

（1）取穴　主穴：列缺　尺泽　肺俞　鱼际　孔最

配穴　肺热者，加大椎、少商；肝火者，加行间、太溪。

（2）操作　毫针泻法。大椎、少商点刺出血。

8. 吐血

（1）取穴　主穴：足三里　公孙　膈俞　内关

配穴：胃热者，加内庭；肝火者，加行间；久病体虚者，加关元、气海。

（2）操作　足三里、公孙用补法；膈俞、内关用泻法。配穴按虚补实泻操作。

（六）注意事项

1. 严密观察病情变化。急症病情变化较快，而目前针灸取穴配方及操作规程多未定型及系统化。所以急症针刺治疗必须根据病情变化，及时改进措施，并做好记录。

2. 应遵循"诊治并重，急救为先"的原则，发病之初，病势凶猛，常牵涉全身，为争取时机，应边诊断边治疗，不得因诊断而贻误抢救时机。

3. 全面考虑抓住重点，快速判断急症针灸的适应证和适合此证的针灸方法。

4. 辨病尽量准确；配穴处方要少而精；针刺技术应熟练。

5. 急症本属危急，因此必须避免针刺意外。

第八节　刮痧急救法

刮痧疗法古称"砭法"，它是以中医皮部理论为基础，遵循"急则治其标"的原则，利用边缘钝滑的器具，如瓷匙、硬币、木梳背、有机玻璃扣、小蚌壳或用制式刮痧板等物在人体表面特定部位上刮动，使局部出现痧斑或痧痕，让脏腑污浊之气经腠理通达于外，从而起到调节阴阳、醒神救厥、清热解表、行气止痛等功效，是一种内病外治，对人体无毒副作用的自然疗法。

（一）适应证

刮痧疗法集诊断、预防、治疗、保健于一体，可以治疗内科、外科、妇科、儿科、五官科、皮肤科等多种疾病，在急救中主要用于治疗感冒、发热、中暑、急性胃肠炎、其他传染性疾病和感染性疾病的初起，肩、背、臂肘、腿膝疼痛等一类症证，特别是对疼痛性疾病疗效显著。

（二）禁忌证

1. 体型过于消瘦、有出血倾向的患者。

2. 醉酒、过饥、过饱、过劳的患者。

3. 孕妇的腹部和腰骶部；小儿囟门未闭合时头部。

4. 刮痧恐惧或过敏者。

5. 久病、年老、极度虚弱者。

（三）用物准备

治疗盘，刮痧板（图12－57）、润滑剂（可用温开水、植物油、润肤剂、润肤膏、刮痧油、中药汤剂等）、治疗碗、纱布、棉签、弯盘。必要时备浴巾、屏风等物。

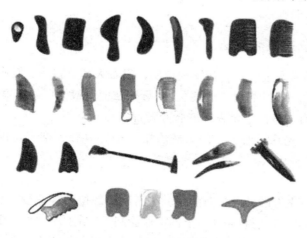

图12－57　各种刮痧板

（四）操作方法

1. 评估患者主要临床表现、相关因素、体质、既往史及心理状态等，做好解释，取得合作。

2. 根据病情或医嘱，确定刮痧部位。常用部位有头部的眉心处、太阳穴，颈部喉头两侧和项部，胸部沿肋间隙方向及胸骨中线，两侧肩背部，脊柱两侧，上臂内侧，下肢大腿内侧、委中穴上下，足后跟肌腱处等。

3. 根据刮痧部位协助患者选择舒适体位，充分暴露刮痧部位，冬季注意保暖，并用温水洗净局部，使患者放松，用棉签蘸取润滑剂润滑刮痧部位和刮痧板。

4. 刮痧方法

（1）持板方法　以指实掌虚法持刮具，使其与皮肤呈45°斜角。

（2）刮拭顺序　先头面后手足，先背腰后胸腹，先上肢后下肢，逐步按顺序刮擦皮肤。

（3）刮拭方向　头部一般采用梳头或散射法，面部一般由里向外，由下向上方向刮拭，胸部正中由上向下，双侧则由内向外，背部、腰部、腹部则常采用由上向下，逐步从里向外扩展，四肢常向末梢方向刮拭，如刮背部，应在脊柱两侧沿肋间隙呈弧线由内向外刮，每次刮8～10条，每条长6～15cm。

（4）刮痧的范围　一般都以"点"、"线"结合而达到"面"的效果，并根据临床病情的变化而定。通常以尽量拉长其刮拭的范围为佳。

（5）总的原则　手法应从轻到重、自上而下，由内向外，顺肌肉纹理单方向刮拭，不要来回刮，一般一个部位刮擦 20 下左右，用力要均匀，禁用暴力。刮拭部位皮下微现红色或紫红色充血淤点即是痧痕，应停止刮拭。

5. 刮痧时随时询问患者有无不适，观察病情及局部皮肤颜色变化，及时调整手法和力度，评价是否达到治疗效果。

6. 刮痧结束清洁局部皮肤后，协助患者穿衣并安置舒适卧位，整理用物，洗手，记录，注意刮痧板的收藏。

（五）常见急症刮痧方法

盛夏季节，容易发生中暑。在发病初期，患者大都有腹痛、脘腹胀闷、头晕头痛以及口干舌燥的感觉，中医谓之"痧症"。刮痧疗法应用最为广泛的就是治疗中暑。

1. 选穴　风府、哑门、足太阳膀胱经背部穴位、合谷、内关、大椎。

2. 刮拭顺序　先刮风府、哑门，然后用三棱针放痧大椎穴，再刮背部膀胱经，最后刮内关、合谷、委中穴。

3. 刮拭方法

（1）第一步　患者端坐，头向前俯，在需刮痧部位涂抹适量刮痧油，术者持刮具从风府、哑门两穴开始，沿脊柱两侧自上而下徐徐刮之，刮拭面尽可能拉长，待表皮出现斑点（痧），色鲜红或紫红，有明显疼痛时，再寻痛点短刮加强至皮色变得更深暗为止；再让患者俯卧位，在两侧肩胛下第七、八、九肋间隙处，各刮出一道紫黑色痧斑即可。

（2）第二步　大椎放痧，针刺前先推按被刺部位，使血液积聚于针刺部位，经常规消毒后，左手拇、食、中三指夹紧被刺部位或穴位，用三棱针直刺，随即将针退出，轻轻挤压针孔周围，使少量出血，然后用消毒棉球按压针孔。

（3）第三步　刮拭背部膀胱经穴，分别为背部正中线旁开 1.5 寸和旁开 3 寸二线，用刮板角部由上至下刮拭至出痧。

（4）第四步　最后分别刮上肢内侧内关穴和手背部合谷穴，各 20 下，出痧为度。

（5）第五步　采用拍法拍击委中穴至出痧，委中穴为膀胱经合穴，可泄血分热毒。

（六）注意事项

1. 刮痧用具边缘要光滑无缺损，以免划伤皮肤。

2. 操作时宜取单一方向，用力均匀，轻重以患者能忍受为度。

3. 体位应舒适，如感觉疲劳，可随时更换体位。

4. 治疗中，应随时观察患者情况，局部皮肤变化等，如出现面色苍白、出冷汗、皮肤损伤等情况，应及时处理。

5. 刮痧出痧后 30 分钟以内忌洗凉水澡，注意保暖，尤其应注意避风，勿使患者复感风寒，最好给予适量饮料或温开水以助疗效，并休息 20 ~ 30 分钟。

6. 刮痧后，禁食生冷、油腻、刺激之品，以免影响脾胃运化，使邪气不能外泄。

7. 前一次刮痧部位的痧斑未退之前，不宜在原处进行再次刮试出痧。再次刮痧时间需间隔 3 ~ 6 天，以皮肤上痧退为标准，3 ~ 5 次为 1 个疗程。

主要参考文献

1. 周秀华．急危重症护理学（第二版）．北京：人民卫生出版社，2006

2. 孙菁．急危重症护理学（第一版）．北京：人民卫生出版社，2004

3. 刘化侠．急危重症护理学（第一版）．北京：人民卫生出版社，2007

4. 周秀华．急救护理学（第一版）．北京：人民卫生出版社，2003

5. 尤黎明，吴瑛．内科护理学（第四版）．北京：人民卫生出版社，2006

6. 周秀华，牛德群．急救护理学（第一版）．北京：中国中医药出版社，2005

7. 钟清玲．急危重症护理学（第一版）．北京：人民卫生出版社，2009

8. 陶红．急救护理（第一版）．北京：人民卫生出版社，2003

9. 曾因明．危重病医学（第一版）．北京：人民卫生出版社，2000

10. 宋洁．急救护理学．北京：中国医药科技出版社，2009

11. 宋洁．急危重症护理学．北京：中医古籍出版社，2009

12. 张淑香，赵玉敏，于鲁欣等．重症监护．北京：中国科学技术出版社，2010

13. 王一镗，茅志成．现场急救常用技术．（第二版）．北京：中国医药科技出版社，2010

14. 王平．急危重症护理学（第一版）．北京：人民军医出版社，2007

15. 江观玉．急诊护理学（第一版）．北京：人民卫生出版社，2005

16. 徐腾达，于学忠．现代急症诊断治疗学（第一版）．北京：中国协和医科大学出版社，2007.1-52.

17. 张松峰．急危重症护理学．江苏：江苏科技出版社，2011

18. 许虹．急危重症护理学．北京：人民卫生出版社，2007

19. 刘化侠，王桂明，陈惠珍等．危重病监护学．北京：人民军医出版社，2008

20. 王丽华，李庆印．ICU专科护士资格认证培训教程（第二版）．北京：人民军医出版社，2011

21. 王志红，周兰殊．危重症护理学（第二版）．北京：人民军医出版社，2007

22. Frederic S. Bongard，Darryl Y. Sue原著，刘玉村主译．现代重症监护诊断与治疗（第二版）．北京：人民卫生出版社，2006

23. 谢天麟．急危重症监护．北京：人民卫生出版社，2006

24. 刘均娥．急诊护理学．北京：北京大学医学出版社，2000

25. 李映兰．急救护理学．湖南：湖南科学技术出版社，2005

26. 周秀华．急救护理学．北京：北京科学技术出版社，1996

27. 吕青，刘珊，霍丽莉．现代急重症护理学．北京：人民军医出版社，2007

28. 关青．急危重症护理学．北京：人民卫生出版社，2009

29. 沈洪．急诊医学（第七版）．北京：人民卫生出版社，2008

30. 曹伟新.外科护理学.北京:人民卫生出版社,2009

31. 熊云新.外科护理学.北京:人民卫生出版社,2008

32. 方海云.临床常见急症护理程序(第一版).广东:广东科技出版社,2003.1-5

33. 王志红,周兰姝.危重症护理学(第一版).北京:人民军医出版社,2003

34. 曹伟新,李乐之.外科护理学(第四版).北京:人民卫生出版社,2006

35. 陆再英,钟南山.内科学(第七版).北京:人民卫生出版社,2011

36. 国家中医药管理局医政司.中医护理常规、技术操作规程(第一版).北京:中医古籍出版社,1999

37. 郭雨水.简明实用电工手册.上海:上海科学技术出版社,1986

38. 王庸晋.急救护理学.上海:上海科学技术处版社,2001

39. 中华医学会心血管病学分会,中华心血管病杂志编辑委员会.急性心力衰竭诊断和治疗指南.中华心血管病杂志,2010,38(3):198-208

40. 杨宝峰.药理学(第六版).北京:人民卫生出版社,2005

41. 李端.药理学.上海:复旦大学出版社,2005

42. 周仲瑛.中医内科学(第二版).北京:中国中医药出版社,2007

43. 周仲瑛.中医内科学护理学.北京:中国中医药出版社,2010

44. 姜良铎.中医急诊学.北京:中国中医药出版社,2007

45. 韩丽沙.中医护理学.北京:北京医科大学出版社,2009

46. 周仲瑛.中医内科急症学(第一版).北京:中国中医药出版社,2004

47. 王祥瑞,于布为.重症监测与治疗技术.北京:人民卫生出版社,2011

48. 徐丽华,钱培芬.重症护理学.北京:人民卫生出版社,2008

49. Richard S. Irwin, James M. Rippe.危重症医学的操作、技术和微创监测.北京:人民卫生出版社,2008

50. 张登本,孙理军.全注全译·黄帝内经.北京:新世界出版社,2008

51. 石学敏.针灸学(第二版).北京:中国中医药出版社,2007

52. 宋一同.中国推拿治疗学.北京:人民卫生出版社,2002

53. 杨继洲著,刘从明点校.针灸大成.北京:中医古籍出版社,1998

54. 清·程鹏程著.赵建新,田元祥点校.急救广生集.北京:人民军医出版社,2009

55. 肖德明.实用临床包扎学.广东:广东科技出版社,2002

56. 徐桂华.中医护理学.北京:人民卫生出版社,2009

57. 张仁.使用急症针灸学(第二版).北京:人民卫生出版社,2005

58. 王玲玲.中国针灸穴位图谱.南京:江苏科学技术出版社,2006

59. 付立萍,何艳凛,李瑞星.急诊科实用护理手册.上海:第二军医大学出版社,2010

60. 夏治平,吉传旺.实用临床针灸推拿学.上海:复旦大学出版社,2003

61. 清·张振鋆编纂.盛维忠,李桂荣校注.厘正按摩要术.北京:中国中医药出版社

62. 王维亮,刘意榕.中医急症奇方妙术.广西:广西民族出版社,1991

63. 罗才贵.实用中医推拿学.四川:四川科学技术出版社,2004

64. 温木生.25种常见病穴位疗法秘验.北京:中国中医药出版社,1996

65. 马烈光.养生康复学.北京:中国中医药出版社,2005

66. 刘虹.中医护理学基础.北京:中国中医药出版社,2005

67. 杨继军.刮痧疗法.北京:中国中医药出版社,2011